U0121576

新文京開發出版股份有限公司

新世紀・新視野・新文京 ― 精選教科書・考試用書・專業參考書

New Wun Ching Developmental Publishing Co., Ltd.

New Age · New Choice · The Best Selected Educational Publications—NEW WCDP

Medical
Series

全方位護理
應考*e*寶典

書中QR碼
下載試題

2024

必勝秘笈 考前衝刺

精神科護理學

徐瑩嫩 李怡賢◎編著

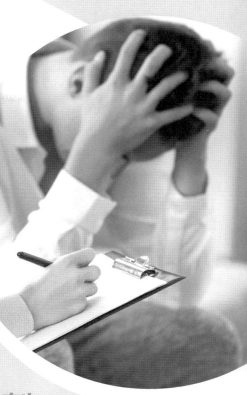

★ 護理、助產相關科系升學及執照考試專用

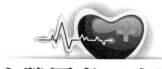

完勝國考三步驟

　　按照下面三個步驟練習，《全方位護理應考e寶典》就能幫你在考前完整複習，戰勝國考！挑戰國考最高分！

✔ Step 1　了解重點

　　詳讀「重點彙整」**黑體字國考重點**，學會重要概念。♥標示點出命題比例，考前先知得分區。

✔ Step 2　訓練答題技巧

　　讓專家為你解析考題，藉由「題庫練習」歷屆考題，複習考試重點，找到自己的弱點。

✔ Step 3　模擬試題

　　考前的實戰練習，讓你應考更得心應手。

　　覺得練習不足嗎？《全方位護理應考e寶典》還**收錄歷屆考題QR code**，不管是「升學、考照、期中期末考」，《全方位護理應考e寶典》永遠能幫你在最短時間內，做好最佳的準備！

　　考選部於2022年啟動國家考試數位轉型發展及推動計畫，將國家考試擴大為電腦化測驗，以順應數位化趨勢。有關國家考試測驗式試題採行電腦化測驗及各項應考注意事項請至考選部應考人專區查詢。

　　應考人專區　QR code

❤ **新文京編輯部祝你金榜題名** ❤

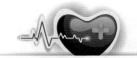

編·者·簡·介

| 徐瑩媺 |

學歷　國立台灣大學護理研究所精神科組碩士

現職　長庚科技大學護理系專任講師

| 李怡賢 |

學歷　國立臺北護理健康大學護理研究所博士

現職　耕莘健康管理專科學校護理科專任講師

CONTENTS 目錄

掃描QR code

或至reurl.cc/nNmQ1n下載題庫

精神醫學及護理發展史

出題率：♥ ♥ ♥

精神醫學的發展史

精神衛生護理的發展史

精神科護理的基本概念 ── 對精神病人的基本概念

└─ 精神衛生護理臨床應用模式

精神衛生護理的倫理及法律觀 ── 倫理原則

└─ 法律觀

Psychiatric Nursing

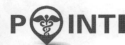

重｜點｜彙｜整

1-1　精神醫學的發展史

　　綜觀整個精神醫學的發展史來看，精神醫學革命共可分為四次發展。

1. **第一次精神醫學革命：畢乃爾**(Pinel)：倡導卸下精神病人的鐵鏈，病人不再被囚禁，使精神醫學走向人道治療。

2. **第二次精神醫學革命：佛洛依德**(Freud)**創立精神分析學說**，利用潛意識、性心理發展、心理防衛機轉等理論來解釋精神疾病的病因，將精神醫學帶入心因性病因論的研究範疇。

3. **第三次精神醫學革命：瓊斯**(Jones)**提出治療性社區概念**，重視病人回歸社會，**推廣去機構化運動**，醫院紛紛成立康復之家、日間留院等單位。

4. **第四次精神醫學革命**：70 年代後，**生物精神醫學蓬勃發展**，著重精神疾病生物病因的探討，開發各種精神治療藥物。

1-2　精神衛生護理的發展史

1. 監禁式護理（1860 年以前）：嚴格殘酷的管理精神病人。

2. 管理式護理（1860~1890 年）：受畢乃爾人道治療影響，提供精神病人良好生活環境。

3. 描述性護理（1890~1930 年）：受克雷佩林描述性精神醫學概念影響，開始觀察和紀錄病人的精神症狀。

4. 肌體性護理（1930~1950 年）：運用內外科技術協助治療病人。

1-3　精神科護理的基本概念

一、對精神病人的基本認識

1. **正常與否僅程度不同，勿以道德標準衡量精神病人的行為表現**。若能控制精神症狀，精神病人外觀、行為將如常人一般。

2. 即使進步緩慢，精神病人仍有成長的潛力，**行為可以經再學習而成長**，護理師必須認識病人的優點與特質，尊重其自我價值，並寄予希望。

3. 精神病人**常是家庭問題的代罪羔羊**，仔細觀察病人症狀，或可發現其癥結所在。

4. **精神病人的行為都有其意義與目的，為滿足某種需要而表現**，護理師必須試著接受並了解其病態行為實屬疾病的一部分。

5. **精神病人是敏感的**，但並非毫無防備能力，其可以經得起挫折的考驗和感受他人的關懷；成功的經驗亦可影響病人。

二、精神衛生護理臨床應用模式

表 1-1　精神衛生護理臨床應用模式

模式	偏差行為意涵	治療過程
精神分析模式／佛洛依德	1. 早期發展衝突未獲妥善解決 2. 自我防衛機轉未能因應焦慮 3. 個體因未解決之衝突及焦慮的影響而產生症狀	運用自由聯想及夢的解析解釋偏差行為，鼓勵個案發展轉移關係，並藉以修正早期的創傷經驗。藉個案的阻抗來確認問題

表 1-1	精神衛生護理臨床應用模式（續）	
模式	偏差行為意涵	治療過程
人際關係模式／沙利文、佩普洛	1. 人際相處時會引發焦慮 2. 當自我安全受威脅時，產生症狀 3. 基本害怕為被拒絕	1. 以同理心體認個案感受，鼓勵個案分享焦慮及感受 2. **藉由建立治療性人際關係，使個案獲得安全感及滿足感** 3. 幫助個案發展治療情境以外的人際關係及人際能力
社會模式／薩茲、卡普蘭	因環境及社會壓力造成壓力而引發疾病	1. 協助病人了解自身之社會系統 2. 運用危機處置尋求解決之道
溝通分析模式／伯恩、瓦茲拉威克	1. 言語及非言語表達不一致時，即可能產生行為偏息 2. 語言溝通常會扭曲訊息意義	1. 分析個案或家庭的溝通型態 2. 治療者清楚地表達並確認個案傳達的訊息 3. 協助個案澄清自己的溝通方式 4. 協助學習良好溝通方式，改善與他人之溝通
行為治療模式／史金納	1. 偏差行為是學習而來的 2. 可藉由另一個可以減輕焦慮的適當行為替代	1. 治療過程即是教育的過程 2. 應用行為治療增強好的行為 3. 協助個案以能減輕焦慮、且可被接受的行為取代偏差行為
醫療模式／佛洛依德、史賓賽	1. 偏差行為可能是由中樞神經系統的疾病所引起 2. 症狀因遺傳、生心理、環境和社會等因素造成 3. 偏差行為與個案本身的壓力耐受度有關	根據個案症狀、病史及診斷提供處方，如肌體治療、藥物等
護理模式／奧蘭多、羅伊	1. 行為與壓力源有關 2. 對壓力的反應因人而異 3. 偏差行為會影響個人、家庭及社會	1. 完整收集個案的訊息，透過護理過程提供照護 2. 個案參與計畫，並與團隊成員及照顧者合作設定目標

表 1-1	精神衛生護理臨床應用模式（續）
模式	治療過程
個案管理模式	進行全面性需求評估，**整合個案需求訂定照顧目標**，**提供多元、跨專業、持續性的照護**，如藥物治療、疾病管理、復健活動等
復元模式	**透過賦能**(empowermernt)**協助個案了解自己的問題**、**激發行為改變動機**，**並享有自決能力**，促進其投入社會角色、建立人生目標

1-4　精神衛生護理的倫理及法律觀

一、倫理原則

1. **公平原則**：將醫療中的利益和負擔平均分給病人。

2. **不傷害原則**：在醫療過程中提供任何護理、檢查或治療，應盡量不傷害病人。

3. **自主原則**：**衍伸出誠實及知情同意原則**，醫療人員應尊重病人的自主權，誠實告知病人所有的護理、檢查或治療過程，並應於事先說明目的、過程與可能結果，以讓病人做出對自己最有利益的決定。

4. **行善原則**：護理職業中盡量以幫助病人獲得最大的利益為準則。例如：**當精神病人的行為可能嚴重到無法自我照顧，甚至有自傷、傷人之虞，應予以強制住院。**

5. **保密原則**：醫護人員應盡量幫病人的病情保密，**不得將得以辨識出病人的資訊公布於網路或社群軟體。**

二、法律觀

(一) 聯合國：保護病人權益及促進精神健康照護要則

聯合國針對精神病人的保護與照顧通過該要則（表 1-2）。

表 1-2　精神衛生護理臨床應用模式

權益	要則
基本自由與基本權利	1. 人人都有權利接受且得到最佳的精神健康照護 2. 所有精神病人都應該受到人類與生俱來應有的尊重與人道的待遇 3. 精神病人如無法實行法律行為，應依法律規定指定代理人代為行使其權益 4. 任何病人都有權利在法律規定程序內提出控告及訴訟 5. 在精神病治療場所的每一個病人，絕對充分享有隱蔽、通信的自由、宗教或信仰的自由
未成年保護	於必要時亦可指派家庭成員以外代表人保護之
治療	1. 任何病人都應受保護，免於不當用藥、及他人不當行為所造成的心理沮喪或身體不適 2. 在合乎病人健康及他人身體安全的需要，任何病人有權在不受限制或不受騷擾的環境中接受治療 3. 應保護受刑人或拘留者免於刑求，或其他殘忍非人道的待遇或懲罰。心理衛生的知識或技術絕對不能予以濫用 4. 不可要求病人或是誘導病人放棄被告知後同意的權利，沒有獲得病人被告知後的同意是不能夠進行治療的 5. **不得對未經過知情同意權的病人進行臨床試驗或實驗研究**，除非不能夠表達通知後同意的病人經過合格、獨立所組成的特別單位批准，經過接受臨床試驗或實驗治療

表 1-2	精神衛生護理臨床應用模式（續）
權益	**要則**
照護	1. 心理疾病治療場所的環境或生活條件應該盡可能接近他們同年齡正常生活的條件 2. 不得強迫病人勞動，應順應病人的需要，配合醫療處所的行政管理，病人能選擇他所願意從事的工作 3. **精神病人應盡可能有權在社區中居住、生活、工作及接受治療照護** 4. 在精神科醫院或精神療養院接受治療之病人，在可能範圍之內應有機會在自己或親友的住家附近接受治療或照護，並且能盡快回歸其生活的社區
保密	**病人所有相關資料都應受保密**

(二) 精神衛生法

表 1-3	精神衛生法重點	
分類		**條文**
精神病人的權利	第 29 條	對病人不得有：遺棄；身心虐待；留置無生活自理能力之病人於易發生危險或傷害之環境；強迫或誘騙病人結婚；其他對病人或利用病人為犯罪或不正當之行為
	第 34 條	經專科醫師診斷或鑑定屬嚴重病人者，應置保護人一人，專科醫師並應開具診斷證明書交付保護人。**保護人由其法定代理人、監護人或輔助人擔任，未能由該等人員擔任者，應由配偶、父母、家屬或與病人有特別密切關係之人互推一人為之**
	第 37 條	**病人之人格與合法權益應受尊重及保障，不得予以歧視。關於其就醫、就學、應考、僱用及社區生活權益，不得以罹患精神疾病為由，有不公平之對待**

表 1-3	精神衛生法重點（續）

分類	條　文
精神病人的權利（續）	**第 38 條** 傳播媒體之報導，**不得使用與精神疾病有關之歧視性稱呼或描述**；並不得有與事實不符，或誤導閱聽者對病人產生歧視之報導
	第 39 條 未經病人同意者，**不得對病人錄音、錄影或攝影，並不得報導其姓名或住（居）所**。精神照護機構於保障病人安全之必要範圍內，設置監看設備，不受前項限制，但應告知病人
	第 40 條 住院病人應享有**個人隱私、自由通訊及會客之權利；精神醫療機構非因病人病情或醫療需要，不得予以限制**。精神照護機構因照護、訓練需要，安排病人提供服務者，機構應給予病人適當獎勵金
	第 41 條 嚴重病人依本法相關規定接受緊急安置、強制住**院治療之費用，由中央主管機關負擔**。嚴重病人接受強制社區治療之費用，其不屬全民健康保險給付範圍者，由中央主管機關負擔
協助就醫、通報及追蹤保護	**第 46 條** 矯正機關、保安處分處所及其他以拘禁、感化為目的之機構或場所，其有病人或有精神疾病狀態之人，應由該機關、機構或場所提供醫療，或護送協助其就醫。社會福利機構及其他收容或安置民眾長期生活之機構或場所，如有前項之人，應由機構或場所協助其就醫
	第 48 條 **警察機關或消防機關**於執行職務時，發現疑似精神病人有傷害他人或自己之虞者，應通知地方主管機關即時查明。查明屬精神病人者，**應即協助護送就醫**；無法查明其身分者，地方主管機關應派員至現場共同處理，除法律另有規定外，應即護送就醫

表 1-3	精神衛生法重點（續）	
分類		條文
精神醫療 照護業務	第 20 條	精神醫療照護及支持服務應視其病情輕重、有無傷害危險等情事，採取之方式有門診、急診、全日住院、日間照護、社區精神復健、居家治療、社區支持服務、個案管理服務及其他照護及支持服務方式
	第 32 條	醫療機構因病人醫療需要或為防範緊急暴力、自殺或自傷之事件，於告知病人後，得於特定之保護設施內，拘束其身體或限制其行動自由，並應定時評估，不得逾必要之時間
	第 33 條	**精神醫療機構於住院病人病情穩定或康復，無繼續住院治療之必要時，應協助病人辦理出院，並通知其家屬或保護人，不得無故留置病人**
	第 43 條	精神醫療機構因病人病情急迫，經一位專科醫師認有必要，並依**規定取得同意**後，得施行下列治療方式：(1)**電痙攣治療**；(2)其他經中央主管機關公告之治療方式
	第 44 條	施行前條治療方式，應依下列規定取得書面同意後，始得為之：(1)病人為成年人，應經本人同意；(2)病人未滿七歲，應經其法定代理人同意；(3)病人為滿七歲以上未滿十四歲之未成年人，應經其本人及其法定代理人同意；(4)病人為滿十四歲以上之未成年人，應經本人同意。但本人為無行為能力者，應經其法定代理人同意
	第 52 條	精神照護機構於病人擅自離開該機構時，應即通知其家屬或保護人；病人行蹤不明時，應即通知地方主管機關及警察機關積極協尋。警察機關發現病人時，應通知原機構帶回，必要時協助送回

表 1-3	精神衛生法重點（續）	
分類		**條　文**
強制就醫	第 53 條	精神疾病強制社區治療有關事項，由中央主管機關精神疾病強制社區治療審查會（以下簡稱審查會）審查。審查會成員包括**專科醫師、護理師、職能治療師、心理師、社會工作師、病人權益促進團體代表、法律專家**及其他相關專業人士。審查會議**得通知審查案件之當事人或利害關係人到場說明**，或主動派員訪查當事人或利害關係人
	第 54 條	嚴重病人不遵醫囑致其病情不穩或生活功能有退化之虞，經專科醫師診斷有接受社區治療之必要者，主管機關、社區心理衛生中心應與其保護人合作，共同協助其接受社區治療 **嚴重病人拒絕接受社區治療時**，經**地方主管機關指定之專科醫師診斷仍有社區治療之必要**，嚴重病人拒絕接受或無法表達時，指定精神醫療機構應即**填具強制社區治療基本資料表、通報表**，並檢附嚴重病人與其保護人之意見及相關診斷證明文件，**向審查會申請許可強制社區治療**；強制社區治療可否之決定，應送達嚴重病人及其保護人。**強制社區治療期間，不得逾六個月**
	第 57 條	強制社區治療項目如下，並得合併數項目為之： (1)**藥物治療**；(2)**藥物之血液或尿液濃度檢驗**；(3)**酒精或其他成癮物質篩檢**；(4)心理治療；(5)復健治療；(6)其他可避免病情惡化或提升病人適應生活機能之措施。地方主管機關於必要時，得洽請警察或消防機關協助

表 1-3	精神衛生法重點（續）	
分類		**條　文**
強制就醫 （續）	第 59 條	嚴重病人傷害他人或自己或有傷害之虞，經專科醫師診斷有全日住院治療之必要者，保護人應協助其前往精神醫療機構辦理住院 **嚴重病人拒絕接受全日住院治療者**，地方主管機關得指定精神醫療機構予以緊急安置，並交由二位以上地方主管機關指定之**專科醫師實施強制鑑定。但於離島或偏遠地區，得僅由一位專科醫師實施** 強制鑑定結果，仍有全日住院治療必要，經詢問嚴重病人意見，其拒絕接受或無法表達時，精神醫療機構應向法院聲請裁定強制住院
	第 60 條	**緊急安置期間為七日**，並應注意嚴重病人權益之保護及進行必要之治療；**強制鑑定，應自緊急安置之次日起三日內完成**
	第 63 條	**法院每次裁定強制住院期間，不得逾六十日**。經二位以上地方主管機關指定之專科醫師鑑定有延長必要者，指定精神醫療機構應於強制住院期間屆滿十四日前，向法院聲請裁定延長強制住院。聲請裁定次數，以一次為限，其**延長強制住院期間，不得逾六十日**

(三) 精神衛生法施行細則

表 1-4	精神衛生法施行細則重點	
條文		**內　容**
第 3 條		專科醫師開具嚴重病人之診斷證明書，於保護人未確定前、保護人拒絕收受或有正當理由未能交付保護人時，應送由直轄市、縣（市）主管機關交付保護人

表 1-4	精神衛生法施行細則重點（續）
條文	內　容
第 4 條	嚴重病人經專科醫師診斷，認定已非屬嚴重病人時，該診斷醫師執業之機構應即通知保護人，並通報直轄市、縣（市）主管機關
第 5 條	本法第 26 條第一項所稱強制住院治療之費用，包括強制鑑定費用及緊急安置、強制住院期間產生之醫療費用及伙食費用
第 6 條	本法第 37 條第二項所定之**拘束身體**或限制行動自由，應依醫囑為之，**醫師並應於病歷載明其方式、理由、評估頻率及起迄時間等事項** 本法第 37 條第三項所定之拘束身體，應經相關醫事人員或社會工作師認有必要時，始得為之，該等人員並應於相關記錄載明其方式、理由及起迄時間等事項
第 9 條	本法第 46 條第二項所定協助執行之事項如下： 一、 警察機關：協助指定機構或團體，使嚴重病人接受強制社區治療、維護現場秩序及人員人身安全。 二、 消防機關：協助指定機構或團體，護送嚴重病人至指定辦理強制社區治療項目之機構或團體接受治療。

(四) 疑似精神病人處置流程

1. 社區發現疑似精神病人時應先**打電話通知警察機關**，若有自傷傷人之虞，再偕同消防機關**協助護送就醫，由精神科醫師診斷**鑑定是否為嚴重病人、需不**需要強制住院**。

2. 若無自傷傷人之虞，則**聯繫衛生局**視個案所需提供醫療資源或送醫治療，由精神科醫師評估後，進行確診及下一步處置。

QUESTI?ON

題｜庫｜練｜習

1. 精神衛生法中規定經專科醫師診斷或鑑定屬嚴重病人者，應置保護人1人，專科醫師並應開具診斷證明書交付保護人。保護人應考量嚴重病人利益。條文中的保護人可為下列何人？(1)監護人 (2)同居人 (3)配偶 (4)父母 (5)家屬 (6)心理輔導專家 (7)法定代理人。　(A)(1)(2)(4)(5)(6)　　(B)(1)(2)(3)(5)(6)　　(C)(1)(3)(4)(5)(7)　(D)(2)(3)(4)(6)(7)　　　　　　　　　　　　　　　　　　（106專高一）

2. 下列有關精神障礙病人的權利，何者正確？(A)嚴重妄想或幻聽的病人，因為無法與現實連結，藥物治療效果不佳，為了達到治療目標，不需經過病人同意即可進行電氣痙攣治療(ECT)　(B)病人有權查閱自己的病歷及護理紀錄，在安全的考量下可給病人法定同意人或律師　(C)約束與隔離是精神病房常見的照護措施，必須強制規定每個入院的病人都要簽署同意書，以保護病房安全 (D)重複入院的酒癮病人，因為不愛惜自己的身體又浪費健保醫療資源，不需給予太多的心理社會支持　　　　　　　（106專高一）

3. 依據精神衛生法規定，嚴重病人不遵醫囑致病情不穩或生活功能有退化之虞，經審查會決定接受社區治療之必要，於社區復健機構治療期間之醫療費用，由誰給付？(A)中央主管機關　(B)地方主管機關　(C)醫院　(D)家屬　　　　　　　　　　　（106專高一）

4. 有關精神醫學第四次革新運動的敘述，下列何者正確？(A)代表人物為瓊斯(Jones)　(B)倡導治療性社區　(C)推廣去機構化運動 (D)生物精神醫學蓬勃發展　　　　　　　　　　　　　　（106專高二）
　解析　(A)(B)(C)為精神醫學第三次革新運動。

解答：　　1.C　　2.B　　3.A　　4.D

5. 邱小姐，38歲，因幻聽干擾，經常於馬路邊對著過往的行人大聲謾罵，並拿著掃把隨意揮打，今經被攻擊之路人報案後，由轄區員警帶至某精神科專科醫院急診室，依本國精神衛生法，若要邱小姐辦理強制住院，須符合下列何種條件？(A)需經二位家屬同意　(B)需有一位專科醫師認定　(C)強制住院不得逾四十日　(D)需先經強制鑑定後始可申請強制住院　　　　　　（106專高二補）

解析　(A)強制住院時應告知保護人此為依法辦理，但不需徵求其同意；(B)需有二位專科醫師進行鑑定；(C)不得逾六十日。

6. 承上題，依本國精神衛生法，邱小姐可能因下列何者被強制住院？(A)傷害他人的行為　(B)具有奇異思想　(C)出現脫離現實的行為　(D)不能處理自己事務　　　　　　（106專高二補）

解析　嚴重病人有自傷傷人之虞者，可辦理強制就醫。

7. 精神科護理師在自己的臉書(Facebook)或部落格上討論所照顧的精神病人，試圖提供精神健康的相關知識，下列何者描述最適當？(A)現在網路資訊為獲得訊息的管道，精神科護理師可以在部落格張貼病人照片與病情　(B)不得將任何可以辨識出病人的資訊公布於部落格或臉書　(C)在自己的臉書上加密，不需經過病人同意就能使用精神病人的照片或病情討論分享　(D)可以將病房病人活動的照片放上網路，讓社會大眾知道精神科病人住院的情形，澄清社會大眾對精神科病房的誤解　　　　　　（107專高一）

解析　根據精神衛生法第39條，未經病人同意不得對病人錄音、錄影，及報導其姓名或住所。

8. 下列何者屬於精神衛生法所保障的精神病人權益？(A)住院之精神病人，不一定需要充分享有隱私、通訊、宗教及信仰自由　(B)慢性精神病患應置於慢性療養機構，避免回歸住家生活的社區，保障社區居民居住正義　(C)給予臨時情緒躁動的精神病人約束措施前，為了預防病人反抗，不需得到病人的知情同意　(D)除了能證明沒有勝任能力，不得以罹患精神疾病為由拒絕入學、應考或僱用　　　　　　（107專高一）

解答：　　5.D　　6.A　　7.B　　8.D

解析 (A)病人享有個人隱私、自由通訊及會客之權利；(B)病情穩定或康復，無繼續住院治療之必要時，不得無故留置病人；(C)告知病人後才可限制其活動區域範圍。

9. 王先生不確定是否為精神科病人，因為在街頭揮舞水果刀，被居民合力帶至醫院急診室求治，王先生見到精神科醫師，仍拿著水果刀對醫師表示：「你若敢動我，我就告你侵犯人身自由，我又沒怎樣，我只是在運動」，此時急診護理師採取的措施，下列何項最適切？(A)無法確定王先生是否為精神病人、是否有就醫需求，應讓王先生離開急診　(B)為防範王先生的進一步傷害行為，應直接先採取約束與隔離措施　(C)通知王先生的家人將王先生帶到精神科門診　(D)醫師無法立即診斷，可通知警察機關前來處理　　　　　　　　　　　　　　　　　　　（107專高一）

10. 護理師執行暴力處置時須對病人採取隔離與約束措施，針對「拘束病人身體或限制其行動自由」，依精神衛生法施行細則第6條規定，應依醫囑為之，有關醫囑規定內容，應包含下列何項？(1)方式　(2)理由　(3)病人的意願　(4)評估頻率　(5)起訖時間。(A)(1)(2)(3)(4)　(B)(1)(2)(4)(5)　(C)(1)(3)(4)(5)　(D)(2)(3)(4)(5)
　　　　　　　　　　　　　　　　　　　　　　　　　（107專高一）

解析 精神衛生法施行細則第6條，拘束身體時醫師應於病歷記載其方式、理由、評估頻率、起訖時間等事項。

11. 世界衛生組織強調對精神病人基本人權的尊重，下列何者正確？(A)病人應有權利在社區，而非機構化照顧　(B)全球心理衛生治療的趨勢是從急性醫院轉換為慢性機構療養　(C)精神生物醫學的進步，藥物治療的成效佳，故不需要心理社會的整合性照護　(D)慢性精神病人宜在偏遠地區的療養機構接受治療與安置

解析 (B)由機構療養轉換為社區療養；(C)精神生物醫學亦強調與其他領域的整合發展，其中也包括了社區心理衛生；(D)精神病人有權在社區中居住、生活、工作及接受治療照護。　　（108專高一）

12. 一位曾經因精神疾病住院治療的25歲張小姐，返回原工作單位，被該私人公司主管以精神疾病為由解聘，下列敘述何者正確？(A)此為人之常情，私人公司通常為了營運與效率，可以解聘張小姐，但公家機關則不可以任意解聘　(B)此不符合精神衛生法，除非該公司能證明張小姐無法勝任所要求的工作任務，不能因有精神疾患之就醫紀錄而解聘　(C)即使張小姐仍然可以勝任該工作所賦予的任務，但因精神疾患為不定時炸彈，公司可以其他理由解聘　(D)此案例沒有標準答案，私人公司可自訂其合約內容，可將罹患精神病列入解聘條件，若當初合約上有條列即可解聘，不違反精神衛生法　　　　　　　　　　（108專高二）

解析 根據精神衛生法第37條，病人之人格權及合法權益，應予尊重及保障，不得歧視。關於其就醫、就學、應考、雇用及社區生活權益，不得以罹患精神疾病為由，有不公平之對待。

13. 澎湖縣的王先生為拒絕住院之嚴重病人，需緊急安置強制住院，依據現行精神衛生法得經由下列何者鑑定最為合適？(A)主管機關指定一位專科醫師鑑定　(B)主管機關指定三位以上專科醫師鑑定　(C)主管機關指定一位緊急醫療醫師鑑定　(D)該縣市之任一醫師鑑定　　　　　　　　　　　　　　　　　（109專高一）

解析 根據精神衛生法第59條，主管機關應指定二位以上專科醫師鑑定，但離島地區可由一位專科醫師實施。

14. 護理師在照顧精神病人時，應有正確認識，下列何者最為適當？(A)勿以道德標準衡量精神病人的行為表現　(B)使用「封閉性」問句，可引導病人回答問題　(C)應用嚴格管理策略，以建立病人日常生活的規律性　(D)多使用批判言辭，以激勵病人發揮潛能　　　　　　　　　　　　　　　　　　　　　　　（109專高一）

15. 戴先生自精神科病房出院後，原計畫由醫師轉介居家治療，但病人不願接受居家治療。此情境下，戴先生最適合下列哪種精神醫療服務？(A)強制住院　(B)強制社區治療　(C)危機處置　(D)急性精神科住院治療　　　　　　　　　　　　　　　（109專高一）

解答：　12.B　13.A　14.A　15.B

解析 根據精神衛生法第54條第二項，當專科醫師診斷有接受社區治療必要，但病人拒絕時，可申請施予強制社區治療。

16. 下列有關精神障礙病人的權利，何者正確？(A)不得對未經過知情同意權的病人進行臨床試驗　(B)在慢性精神療養中心為統一管理病人，對於出現退化行為的病人，應予以約束　(C)病人因為精神疾患，無權查閱自己的病歷及護理紀錄，只能由法定同意人或律師查閱　(D)慢性精神病人，最好進入機構療養，避免回到社區生活　　　　　　　　　　　　　　　　　　　（109專高二）

17. 王小姐30歲，診斷思覺失調症，參與社區俱樂部的活動，透過工作人員的協助，了解自己的問題、激發自己想改變行為的動機，並享有自決的能力，下列何者為王小姐主要採用的復元模式？(A)醫療模式　(B)復健模式　(C)賦能模式　(D)機構模式（109專高二）

18. 依據現行精神衛生法，基於對精神病人的保護，經專科醫師診斷或鑑定，屬嚴重病人者，應置保護人一人。專科醫師應開具診斷證明書交付保護人，此保護人應考量嚴重病人利益。依條文敘述保護人可為：(1)監護人　(2)法定代理人　(3)同居人　(4)配偶　(5)父母　(6)家屬　(7)心理師。(A) (1)(3)(4)(5)(7)　(B) (1)(2)(3)(5)(6)　(C) (1)(2)(4)(5)(6)　(D) (2)(3)(4)(6)(7)　　　　　　　　　　（110專高一）

解析 根據精神衛生法第34條，保護人應由其法定代理人、監護人或輔助人擔任，或由配偶、父母、家屬或與病人有特別密切關係之人互推一人。

19. 王女士45歲，獨居，近半年來自我照顧能力差、常常自言自語，經常倒垃圾到鄰居家，鄰居苦不堪言，而多次報警，仍無法有效處理，有關社區心理衛生護理師之處置，下列何者較適當？(A)立即聯合警消一起啟動精神疾病強制住院治療　(B)確認王女士非為精神照護系統內登記之精神病人，故不須處理　(C)通報衛生局連結醫療資源，由精神專科醫師到場評估，以進行確診及下一步處置　(D)為避免與王女士衝突，不予處理　　（110專高一）

解答：　16.A　17.C　18.C　19.C

20. 佛洛依德(Sigmund Freud)對偏差行為的看法，認為是早期發展衝突未能妥善解決的結果，此為運用下列何種模式？(A)人際關係模式　(B)溝通模式　(C)行為模式　(D)精神分析模式（110專高一）

21. 依據現行精神衛生法規定，嚴重病人不遵從醫囑導致病情不穩或生活功能有退化之虞，經強制社區治療審查會決定許可強制社區治療，此次嚴重病人在接受強制社區治療期間，不能超過多久？
(A) 3個月　(B) 6個月　(C) 9個月　(D) 12個月　　　　（110專高二）
解析 見精神衛生法第54條規定。

22. 下列何者最符合現行精神衛生法所規範的精神病人之保護及權益保障？(A)為保護住院精神病人之安全，不可以有會客權利　(B)為保護校園安全，學校得拒絕曾罹患精神疾病病人入學就讀　(C)為保護社區安全，慢性精神病患應長期安置於醫療機構　(D)傳播媒體的報導，不得使用與精神疾病有關的歧視性稱呼或描述
解析 (A)(C)精神衛生法第40條：住院病人應享有個人隱私、自由通訊及會客之權利；精神醫療機構非因病人病情或醫療需要，不得予以限制；(B)精神衛生法第37條：不得以罹患精神疾病為由拒絕入學。　　　　　　　　　　　　　　　　　　　（111專高一）

23. 精神復健機構的資深護理師協助病人接受「強制社區治療」的工作項目中，下列何者正確？(1)藥物治療　(2)藥物之依賴性評估　(3)藥物之血液檢驗　(4)藥物之尿液濃度檢驗　(5)酒精篩檢　(6)放射性藥物檢驗。(A) (1)(2)(3)(4)　(B) (2)(3)(4)(5)　(C) (1)(3)(4)(5)　(D) (1)(3)(4)(6)　　　　　　　　　　　（111專高二）
解析 據精神衛生法57條第一項，強制社區治療項目如下：藥物治療、藥物之血液或尿液濃度檢驗、酒精或其他成癮物質篩檢、心理治療、復健治療、其他可避免病情惡化或提升病人適應生活機能之處置措施。

解答：　20.D　21.B　22.D　23.C

24. 身為專業的精神衛生護理人員，對精神科病人應有的認識，下列敘述何者正確？(1)病人怪異的想法和行為，都是有目的、有意義的，且為滿足某個需要或溝通某種訊息而呈現出來 (2)精神病人的導因，並非來自單一的病因，而是基因、生活、心理、社會，相互影響的結果 (3)精神病人多半缺乏自信，無安全感、挫折忍受度或抗壓性低 (4)一旦診斷為重度精神疾患，就難以治癒，故不需太多關注於病人的病態思想、情緒和行為，只需維持病人的基本生理照護即可。 (A) (1)(2)(3) (B) (1)(2)(4) (C) (1)(3)(4) (D) (2)(3)(4) （111專高二）

解析 (4)精神病人有權利接受且得到最佳的精神健康照護。

25. 中華民國精神衛生護理學會致力於推展下列哪些專業認證或甄審？(1)精神衛生護理師 (2)社區精神衛生護理能力鑑定 (3)精神衛生臨床護理專家 (4)精神科專科護理師。 (A)僅(1)(2)(3) (B)僅(2)(3)(4) (C)僅(1)(3)(4) (D) (1)(2)(3)(4) （112專高一）

解析 (1)學會於2006年公告實施精神衛生護理師甄審；(2) 2009年公告實施社區精神衛生護理能力鑑定；(3) 2014年進行精神衛生臨床護理專家審查與認證；(4) 2012年專科護理師內科新增精神衛生組。

26. 提出個體之人際關係不良會帶來焦慮反應的是那位學者？(A)榮格(Jung) (B)阿德勒(Adler) (C)馬斯洛(Maslow) (D)沙利文(Sullivan) （112專高一）

解析 沙利文提倡人際關係模式，認為人是由人際關係中獲得安全感及滿足感。

解答： 24.A 25.AD 26.D

27. 對於嚴重精神病人的強制鑑定與住院治療是精神衛生法的重要基本精神之一，下列敘述何者正確？(A)因是強制鑑定與住院，並不需要對嚴重精神病人解釋需要強制性約束病人的理由　(B)本島或離島地區，強制鑑定只需交由一位以上直轄（市）、縣（市）主管機關指定之專科醫師進行即可　(C)強制住院雖違反精神病人自主權，但有傷害他人或自己之虞者，皆可通知當地主管機關協助強制鑑定與住院　(D)基於憲法所保障的人身自由權利，對於嚴重精神病人可進行強制鑑定，若病人無法接受或拒絕住院治療，不能強制病人住院　　　　　　　　　　（112專高一）

解析 (A)強制鑑定的審查會議必須通知或主動派員訪查審查案件當事人或利害關係人說明；(B)本島須由2位以上專科醫師進行；(D)嚴重病人拒絕接受社區治療，可向審查會申請許可強制社區治療。

28. 某精神科醫師在門診時，暗示病人有新藥的臨床試驗計畫，藥效比較好，病人基於對醫師的信任並認為新藥的治療效果較佳，同意簽人體試驗同意書，下列敘述何者正確？(A)醫師行為並未違反醫療倫理，因為醫師是為病人著想，病人應該尊重專業　(B)醫師行為並未違反醫療倫理，因為醫療需要進步，應要有病人參與臨床試驗　(C)醫師行為違反醫療倫理，因為並未清楚告知參與新藥之可能風險　(D)醫師行為違反醫療倫理，因為臨床醫師不能進行人體臨床試驗計畫　　　　　　　　　　　（112專高二）

解析 (A)(B)(D)不得對未經過知情同意權的病人進行臨床試驗或實驗研究。

解答： 　27.C　　28.C

現代精神醫療的發展

CHAPTER 02

出題率：♥ ♥ ♡

社區心理衛生護理
- 社區心理衛生工作分級
- 社區精神醫學
- 居家治療
- 護理師的角色及功能

精神衛生復健／復元
- 精神復健的原則
- 護理原則
- 精神科復健人員之培訓

精神科聯繫照會護理概論

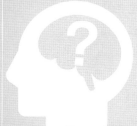

Psychiatric Nursing

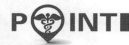

2-1 社區心理衛生護理

一、社區心理衛生工作分級

(一) 三級預防

社區心理衛生中心是社區中整合各項醫療社會資源，辦理心理健康促進活動及高危險群病人之危機處理。**為社區民眾解決生活適應問題、增進心理健康及提升生活品質、辦理心理衛生宣導、教育訓練、物質濫用防治、協助精神病人適應社區生活。** 社區心理衛生分級如表 2-1。

表 2-1　社區心理衛生工作分級

項目	初級預防	次級預防	三級預防
目的	1. 促進心理健康 2. 預防或減少精神病發生 3. 減少民眾對精神病的偏見	1. 早期診斷、早期治療 2. 台灣精神衛生護理師目前投入最多的為次級預防	1. 精神復健 2. 心理與社會功能重建，以預防精神病慢性化 3. 促使病人回歸社區
對象	一般社區民眾、高風險族群	疑似精神病人	慢性精神病人、穩定或痊癒的病人
措施	1. 精神衛生教育 2. 心理及健康諮詢，如座談會、手冊等 3. 強化個人應變能力	1. 急性期護理 2. 門診、急診 3. 自殺危機處理 4. 治療性環境	1. 工作訓練 2. 職能復健

表 2-1	社區心理衛生工作分級（續）		
項目	初級預防	次級預防	三級預防
機構	諮詢中心，如生命線、社區心理衛生中心、**心理輔導中心**、家庭協談中心、張老師、自殺防治中心	醫院組織、門診中心及社區心理衛生中心	1. **中途／康復之家**：半保護性暫時性社區居所 2. **社區復健中心**：服務**穩定且有家屬接送的康復者**，如職能工坊、康復商店、**庇護性工廠** 3. **日間留院**：白天醫院復健、晚上回家 4. **精神護理之家**：提供無法自我照顧的穩定病人連續性照顧

(二) 四段七級健康促進模式

在進階的公衛 2.0 預防醫學架構中，加入全人照護及慢性精神病長期照護，以四段七級健康促進模式說明各級策略。

表 2-2	四段七級健康促進模式	
分級		策略
初段	第一級	透過**健康促進**、慢性病控制、生活型態來預防生理健康問題的發生
	第二級	透過預防注射、健檢、醫療院所提供健康評估與照護，篩檢出高危險群病人
次段	第三級	醫療院所提供住院慢性精神病人**全人健康促進**篩檢評估包含入院評估、營養評估、定期身體健康檢查、體適能檢測、骨質密度檢測及介入與照護並提供健康手冊教導其健康自主管理

| 表 2-2 | 四段七級健康促進模式 |
| | |

分級		策略
三段	第四級	以全人醫療照護精神，安排適當活動與提供適當的復健訓練治療，適時的照會與轉介服務治療，避免進一步的併發和續發疾病
	第五級	以全人生理、心理、靈的復健觀點，提供**居家治療與轉介社區復健機構、日間照護機構／單位**
四段	第六級	以末期照護為主，適時**轉介居家照護與精神護理之家長期照護機構**提供緩和醫療並規劃住民圓夢計畫
	第七級	於長期照護精神護理之家與居家提供安寧照護與家屬悲傷輔導

二、社區精神醫學

1. **由精神醫學團隊組成**，以社區為工作推展單位，並與社區內的心理及非心理衛生機構結合為**保健工作網**，**長期提供病人和家屬教育訓練計畫**、諮詢、治療及復健等**心理衛生服務**。

2. **機構化**(institutionalization)：病人因長期住院導致過度依賴醫院，缺乏解決問題的能力，產生被動、退縮、**過度服從權威**等症狀。

3. **去機構化**：為避免長期住院的精神病人出現機構化效應，主張精神病人經治療和藥物穩定病情後，就能回到社區。社區是去機構化運動的重要支持來源，透過**建立良好的出院準備服務、社區復健機構、安排病人郊遊**等方式，能幫助病人隨時察覺自己，提供病人自主權，進而協助**適應社會生活**。

4. **出院準備服務**：**入院時即須開始進行**，依病人需求提供出院照顧計畫，**如用藥指導、健康諮詢、壓力調適策略**，及門診追蹤、居家治療等社區資源資訊，協助順利返家或轉介。

5. 我國精神醫療困境：(1)精神醫療專業人才、**設備、資源不足**；
(2)精神醫療設備使用不當；(3)家庭及社會支持系統有待加強；
(4)經費不多、**機構與社區間的服務仍缺乏連續性**。

三、居家治療

1. 服務：**由相關醫事人員（多為護理師）提供家庭訪視，施行居家治療**，教導家屬照顧病人的方法，加強病人獨立生活能力。服務內容包括**一般身體檢查及健康評估；病人精神症狀評估及必要處置**；藥物治療與用藥諮詢；家族治療；危機處理諮詢與心理諮商、治療、醫療與社區福利資源之諮詢及轉介；其他可避免病情惡化或提升病人適應生活機能之服務措施。

2. **服務對象：精神症狀明顯干擾家庭及社區生活，且拒絕就醫；無病識感且有中斷治療之虞**；無法規則接受治療，再住院率高；精神功能、職業功能或日常生活功能退化，需居家照顧；年老、獨居或無法自行就醫，需予以心理支持，或協助其接受治療者。

3. **健保給付：有重大傷病卡者，費用由健保署給付**；無重大傷病卡者，依健保署公告價格收費。**交通費用依實際里程之計程車資付費**，病人自備交通車則免收。

四、護理師的角色及功能

表 2-2	護理師的角色及功能
角　色	功　能
代言者	為精神病人發聲，為其爭取所需的健康服務、促成健康政策、法案通過
個案管理者	積極主動介入，協助個案選擇最適合的健康服務，**轉介社區資源**，為個案計畫完整及持續性的照顧
諮詢者	提供其他醫療人員所需諮詢或心理衛生相關知識
教育者	利用初段預防教導、強化社區居民壓力因應技巧，預防危險因子、促進其心理健康
協調者	協調工作團隊成員之溝通，**亦可向家屬介紹社會資源，教導如何照顧社區生活的病人，以解決其問題**

2-2　精神衛生復健／復元

　　精神衛生復健(Recovery)是透過教導因應技巧，幫助病人**心理、職能、社會功能復健，訓練病人社交技巧，主動參與治療、適應社會**，早日痊癒返回社區，為生活做長期的妥善照顧，使精神功能缺陷的殘留程度降至最低，提升其生活品質。

一、精神復健的原則

1. 「希望」是精神復健的本質，所以應鼓勵病人抱持希望。

2. 復健過程中**病人主動參與**是復健成功重要因素。

3. 依個別狀況做調整，提供個別化的技能。

4. 需改善環境因素。

5. 長期藥物治療是復健過程中的一部分。

二、護理原則

1. 護理目標：協助個案發揮潛能。

2. 護理計畫：提供整體性及連續性的照顧，並考慮服務可近性。依個別需要，做不同之安置。須整合醫療與社政單位，以避免資源浪費。

3. 藥物不遵從之處置：在精神復健中**應優先強化規則服藥行為**。
   (1) **不遵從因素**：副作用、缺乏藥物相關知識、醫病關係不良。
   (2) **衛教重點**：增進病人對精神疾病的認識、確認早期惡化的精神症狀、加強病人認識藥物的作用。
   (3) **出院後中斷藥物之衛教**：找出家庭主要照顧者、與病人討論其對疾病與藥物的看法、說明藥物可協助病情改善。

4. **長期退縮在家病人處置**：(1)帶病人到附近社區散步；(2)規劃一日生活作息；(3)訂定家庭作業。

5. 協助家屬接納病人：(1)了解病人異常行為；(2)了解危機處理服務機構；(3)認識家屬自助團體。

三、精神科復健人員之培訓

　　專業或非專業人員均需接受訓練，**專業人員**需接受有關復健技能之培訓，**志願工作人員**（非專業人員）在經過篩選並接受短期訓練後，主要可提供病人支持性的友誼或某項社區中需要的工作技能。

2-3　精神科聯繫照會護理概論

1. 精神科聯繫照會護理是一種照會者與提供照會者（聯繫照會護理師）間一種同等、協同的合作關係之角色模式。

2. 根據卡布蘭(Caplan)的照會理論，護理照會問題可分為：
   (1) 個案為主的問題。
   (2) 以照會者為主的問題。
   (3) 活動為主的行政問題。
   (4) 以照會者為主的行政問題。

3. **角色功能與特徵**：精神衛生聯繫照會護理是建立在精神科護理專業知識與技術上，工作的重點是協助照會者處理他們所遇到的不清楚、模糊、無法解決的病人照顧上的問題。聯繫照會護理師與照會者通常維持一種**平行的同事關係**。聯繫照會護理師不是督導者(supervisor)，沒有行政責任，**其工作範疇只針對問題的發生與解決，沒有獎賞或懲罰的權力，照會的過程與一般護理過程相似。**

QUESTI❓N

1. 對於症狀穩定且日常生活可自理的精神病人，當其居住在康復之家，首要的復健目標為下列何者？(A)強化社區獨立生活的能力 (B)減少藥物服用劑量 (C)提升回家的成功機會 (D)提升個人的職場競爭力 （105專高一）

2. 提供慢性思覺失調症病人接受精神護理之家的照顧方式，是屬於第幾級的預防概念？(A)第一級 (B)第二級 (C)第三級 (D)第四級 （105專高一）

3. 下列何者會造成精神心理衛生服務的困境？(A)家屬能積極配合個案回歸社區的治療活動 (B)社區民眾對於精神病人態度友善 (C)社區復健機構分布不均 (D)長期養護機構的設置適當 （105專高一）

4. 李先生將接受社區精神醫療的服務，下列何項方案最可強化其適應社區生活的能力？(A)庇護性工廠 (B)居家服務 (C)門診復健 (D)急性醫療 （105專高二）

5. 去機構化的運動可促使精神病人在急性期積極治療後，早日回歸社區，加入就業行列或適應生活，這是屬於第幾級預防概念？ (A)第一級 (B)第二級 (C)第三級 (D)第四級 （105專高二）

6. 社區心理衛生護理工作中，護理師主要任務是協助精神病人達到何種照護目標？(A)行使公民權利 (B)適應社區生活 (C)重建家園 (D)治癒疾病 （105專高二）

7. 有關精神病人居家照護服務，下列何者正確？(A)居家訪視的服務依家屬需求而定 (B)居家照護的評估內容，需是整體性的範圍 (C)居家照護的服務，受限人力與物力，採取間接服務為主 (D)服務對象不包含無病識感且拒絕服藥的病人 （106專高一）

解答： 1.A 2.C 3.C 4.A 5.C 6.B 7.B

8. 關於精神病人轉日間住院，對病人的幫助，下列何者正確？(A)較有開放性及自主性，可訓練病人自我管理　(B)壓力比全日住院小，病人較能配合治療　(C)人際關係簡單，不太需要應對　(D)日間病房護理師比較資深，較能掌控病人不會出錯　（106專高二）

9. 社區心理衛生的第二級預防工作，應如何推行？(A)提供社區精神病人門診、住院與急診的服務　(B)進行衛生教育，心理健康促進活動　(C)提供慢性病人職業訓練與就業轉銜服務　(D)協助病人享有身心障礙者應有的權益福利　（106專高二）

   解析 第二級預防為早期診斷、早期治療，針對特定疾病採取各項措施，以減少疾病的發生。

10. 下列何者屬於精神衛生工作初級預防的護理功能？(A)轉介社區機構　(B)提供衛生教育　(C)提供職業訓練　(D)提高藥物遵從性

   解析 (A)(C)屬於三級預防；(D)屬於次級預防。　（106專高二）

11. 下列何者是全球積極推動「社區心理衛生」的原因？(1)人們對於精神病人人權問題的重視　(2)精神疾病治療模式的改變　(3)機構化運動的觀念　(4)精神藥物的發明與應用。(A) (1)(2)(3)　(B) (1)(2)(4)　(C) (1)(3)(4)　(D) (2)(3)(4)　（106專高二）

   解析 (3)去機構化可幫助病人適應社會生活。

12. 由於去機構化運動的影響，使得社區中病情穩定仍需復健的精神病人不斷增加，因此最需要的是下列哪一級的精神衛生預防工作？(A)一級的社區心理健康講座　(B)二級的急診服務　(C)二級的短期住院精神醫院　(D)三級的復健機構　（106專高二補）

13. 關於精神病人居家治療標準所列的服務內容，下列何者正確？(A)身體與精神之健康評估　(B)新藥試驗之評估　(C)住院復健活動　(D)團體心理治療　（106專高二補）

   解析 服務內容除(A)外，還包括藥物治療及用藥諮詢、家族治療、危機處理及心理諮商、醫療與社區福利資源轉介等。

解答：　8.A　9.A　10.B　11.B　12.D　13.A

14. 護理師於復健病房擔任個案管理的核心工作中，下列敘述何者正確？(A)透過轉介即可獲得個案來源，不需主動發現個案　(B)個案的居住安全與權利保護並不是個管師的工作　(C)個案治療的成本效益之評估，不在個管的服務範圍　(D)需正確的評值個案接受治療或住院的必要性　　　　　　　　　　　（106專高二補）

15. 精神病人一旦被診斷為思覺失調症，將有七、八成的病人會逐漸慢性化，因此，即應為其積極展開相關的復健計畫，下列哪些是精神復健治療計畫之主要項目？(1)心理復健　(2)職能復健　(3)社會功能復健　(4)物理治療復健。(A) (1)(2)(3)　(B) (1)(2)(4)　(C) (1)(3)(4)　(D) (2)(3)(4)　　　　　　　　　　　　　　　（107專高一）

16. 陳小姐，28歲，診斷為思覺失調症，症狀穩定參加社區復健活動，並可接受獨立生活能力的訓練，但由於她無法返回自己家裡居住，最適合陳小姐的服務模式之安排為何？(A)日間留院　(B)社區復健中心　(C)精神護理之家　(D)康復之家　　　（107專高一）

17. 有關「去機構化運動」之敘述，下列何者正確？(A)病人宜盡早回歸社區，以穩定症狀　(B)病人長期住院後，易產生機構化現象，因此宜避免長期住院情形　(C)應協助病人做好在社區獨立生活的能力，才能出院　(D)去機構化是指所有病人皆不應住在機構之中　　　　　　　　　　　　　　　　　　　（107專高一）

解析 去機構化運動目的是避免病人因長期住院而產生機構化效應。

18. 護理師於精神復健病房擔任照護工作，其照顧慢性病人的原則，下列何者正確？(A)安排復健活動時，避免個案的情感反轉移，需保持與個案較遠的距離　(B)照顧計畫宜針對個案的需要，由護理師主導規劃，較易執行　(C)復健活動的焦點在控制個案的疾病角色，避免服藥不遵從　(D)相信個案具有成長和改變的潛力，關注「希望」是基本要素　　　　　　　　　　　　（107專高一）

解答：　14.D　15.A　16.D　17.B　18.D

19. 陳小姐接受社區復健方案，護理師協助她連結社區相關資源，此時護理師最主要發揮哪一項專業角色？(A)直接照顧者　(B)疾病預防者　(C)教育諮詢者　(D)個案管理者　　　　　　　（107專高一）

20. 精神醫療受到去機構化運動的影響，使社區中的精神病人或精神復健病人有增加趨勢，下列何項場所最適合社區精神病人的安排？(A)社區復健機構　(B)社區型急性精神病房　(C)社區心理衛生中心　(D)自殺防治中心　　　　　　　　　　（107專高二）

解析 復健機構如中途之家、庇護性工廠、日間留院，可透過工作、生活技能、人際關係訓練等，重建其社會功能。

21. 里民中心在端午節和衛生所共同舉辦「認識網路成癮症候群」宣導，此種社區活動是屬於哪一級精神衛生預防工作？(A)一級預防的社區心理健康活動　(B)二級預防的治療性環境服務　(C)二級預防的門診衛教服務　(D)三級預防的精神復健活動　　（107專高二）

解析 衛生所舉辦的宣導屬於一級預防常見之舉辦講座、提供衛教手冊等範疇。

22. 精神病人常因疾病關係導致功能退化、人際關係疏離，影響其生活適應力致重複住院，因此，有關護理師提供社交技巧訓練之敘述，下列何者正確？(1)結構化的練習活動　(2)運用代幣制度增強其行為　(3)在住院時勤加練習即可　(4)重複指導及實況演練。(A)(1)(2)(3)　(B)(1)(2)(4)　(C)(1)(3)(4)　(D)(2)(3)(4)　（107專高二）

解析 (3)應考慮服務的連續性，兼顧病人出院後的治療情形。

23. 有關發展社區心理衛生的第二段預防服務，下列何者屬於該段服務內容？(A)於病人出現急性精神症狀提供住院治療　(B)利用評估工具，早期發現失智症患者的併發症狀　(C)協助社區的民眾獲得壓力調適與情緒管理課程　(D)設置庇護商店，進行個案工作訓練　　　　　　　　　　　　　　　　　　（107專高二）

解析 (B)第三段預防；(C)第一段預防；(D)第三段預防。

解答：　19.D　　20.A　　21.A　　22.B　　23.A

24. 陳小姐，28歲，診斷為思覺失調症，剛接受醫師轉介接受精神復健機構（住宿型）的照護服務，有關該項服務，下列何者正確？(A)此服務機構又別名為社區復健中心　(B)陳小姐必定會參與生活訓練及職前工作訓練　(C)此為一個較多限制的社區住宅環境(D)該處可提供獨立生活訓練和異常事件的處理　　　（107專高二）

　　解析 (A)又名中途之家；(B)此為庇護性工廠；(C)中途之家一般會盡可能的布置得如家庭般溫馨、舒適，使病人感受到如家一般的溫暖。

25. 李小姐參加復健商店的工作訓練，此為第幾級的預防概念？(A)第一級預防　(B)第二級預防　(C)第三級預防　(D)第四級預防

　　解析 三級預防包括復健、回歸社區。　　　　　　　　（108專高一）

26. 慢性精神病人參與庇護性工場活動之訓練目的，下列何者正確？(A)增強面對高壓力情境的工作技能　(B)提供工作態度和工作能力的訓練　(C)做為競爭性工作的基礎　(D)達到自給自足的收入

　　解析 庇護性工場為提供精神個案職能訓練的工作場所。（108專高一）

27. 社區精神衛生護理的主要功能，下列何者正確？(A)不可單獨在社區進行團體諮詢活動　(B)宜促進病人與醫療人員之間的訊息溝通與聯繫　(C)擬定護理計畫需以功利成效為導向　(D)發現心理困擾者須宣導藥物治療的優先性　　　　　　（108專高一）

28. 有關以社區為基礎的精神醫學治療模式，下列何者正確？(A)強調在醫院中持續復健治療　(B)適合急性期精神病人　(C)較適合症狀穩定的病人　(D)主要由醫事人員所主導　　　　（108專高一）

29. 對於心理衛生初段預防工作的敘述，下列何者正確？(1)高危險群衛生教育 (2)強化個人因應能力 (3)協助精神病人早日返回社區 (4)倡導正當休閒娛樂活動。 (A) (1)(2)(3)　 (B) (2)(3)(4)　 (C) (1)(2)(4)　 (D) (1)(3)(4)　　　　　　　　　　（108專高二）

　　解析 (3)為第三段預防。

解答： 　24.D　　25.C　　26.B　　27.B　　28.C　　29.C

30. 安排病人參與社區復健活動，護理師所執行的個案管理措施，下列何者正確？(A)每位病人皆應回歸社區　(B)個別化且持續性的照顧計畫　(C)協助家屬終其一生照顧病人　(D)靈性照顧並不在復健計畫的範圍　　　　　　　　　　　　　　　　（108專高二）

31. 社區心理衛生的工作實務中，下列何者屬於次級預防工作？(A)減少民眾對精神疾病的偏見　(B)辦理社區心理衛生主題的講座(C)對自殺者給予危機處置　(D)協助病人重返回社區生活
解析 (A)(B)第一級預防；(D)第三級預防。　　　　　（108專高二）

32. 在社區精神衛生護理中，精神科護理之家的設立較屬於哪種層級之預防工作？(A)第一級預防　(B)第二級預防　(C)第三級預防(D)各級預防皆涵蓋　　　　　　　　　　　　　　　　（108專高二）
解析 (C)精神科護理之家有限制殘障，協助重返社區之功能，故為第三級預防。

33. 為慢性精神病患轉介至社區復健中心進行社區復健活動之訓練，關於該中心的服務對象之收案條件，下列何者正確？(1)符合精神科診斷　(2)精神症狀穩定　(3)具有復健動機及潛能　(4)需安排中途之家者　(5)需有家屬接送者　(6)可主動服藥及規律門診追蹤者。(A)　(1)(2)(3)(4)　　(B)　(1)(2)(3)(5)　　(C)　(1)(2)(3)(6)　　(D)(2)(3)(5)(6)　　　　　　　　　　　　　　　　　　　（109專高一）

34. 對於急性期症狀穩定，將出院的精神病人，其出院護理計畫的內容，包括下列何者為宜？(1)教導壓力調適策略　(2)建議可依症狀自行調藥　(3)提供健康指導與諮詢　(4)討論緩解藥物副作用的方法。(A) (1)(2)(3)　(B) (1)(3)(4)　(C) (1)(2)(4)　(D) (2)(3)(4)
　　　　　　　　　　　　　　　　　　　　　　　　　（109專高一）
解析 (2)依醫囑按時服藥，若有藥物問題應詢問醫師調整。

解答：　30.B　31.C　32.C　33.C　34.B

35. 有關社區精神心理衛生之護理措施中三級（段）預防，下列說明
何者正確？(A)三級（段）預防的工作目的強調復健　(B)初級
（段）預防重點在幫助病人及早治療，減輕疾病痛苦並回復原有
功能　(C)次級（段）預防重點在協助病人培養生活技能，能及
早回到社區　(D)庇護工廠、日間留院屬於二級（段）預防的機
構　　　　　　　　　　　　　　　　　　　　　　（109專高一）

解析 (B)早期治療為次段預防；(C)(D)此為三段預防。

36. 下列何項描述最符合精神護理之家服務對象的特徵？(A)嚴重精神
症狀，需急性治療者　(B)精神症狀緩和但未穩定，需積極治療者
(C)精神症狀穩定且呈現慢性化，自我照顧功能不足　(D)精神症狀
欠穩定，局部功能退化，需積極復健治療者　　　　（109專高一）

37. 陳護理師服務於精神護理之家，她需協助住民提升其日常生活照
顧功能。下列何項護理處置最適切？(A)資源連結　(B)家庭護理
(C)危機處置　(D)自我管理　　　　　　　　　　　（109專高一）

38. 下列有關社區精神復健的照顧重點敘述，何者最適切？(A)須增
加病人適應社會生活所需的問題解決能力　(B)應每15分鐘評估
病人自殺意念的危險程度　(C)須加強建立病人角色功能　(D)應
協助病人改善其急性精神症狀的穩定度　　　　　　（109專高二）

解析 精神復健是指協助病人逐步適應社會生活，於社區中提供病人有
關工作能力、社會適應技巧。

39. 為促進社區中慢性病人與家屬的溝通，護理師應扮演何種角色？
(A)組織病人自助團體與家屬抗衡　(B)指責家屬對病人絕望的態
度　(C)教導家屬如何照顧社區生活的病人　(D)通報警察單位
　　　　　　　　　　　　　　　　　　　　　　　（109專高二）

解答：　　35.A　　36.C　　37.D　　38.A　　39.C

40. 有關精神科居家護理之敘述，下列何者正確？(A)社區體系的居家護理服務，目前開放社工師和心理師一同擔任照護工作　(B)醫院體系的居家護理服務，多以護理師提供家庭訪視為主　(C)收案條件之一，須為症狀明顯干擾家庭及社區生活，並未拒絕就醫者　(D)健保提供給付費用，且依地理位置偏遠與否，另有交通補助　（109專高二）

41. 林護理師為協助病人返家居住，進行家庭評估與提供服務的內容，下列措施何者最適當？(A)需評估此家庭對個案的態度　(B)不需了解此家庭成員的健康狀態　(C)需滿足此家庭的經濟需求　(D)讓每位家屬皆能接受病人返家居住　（109專高二）

　　解析 家屬常承擔許多照護責任，因此護理師須評估家屬對精神疾病的了解和接納程度、與病人的互動方式、情緒反應等。

42. 張先生48歲，參與精神科日間留院復健活動，案妹轉述個案不常洗澡有異味，房間地上堆滿雜物，案妹擔心個案相關照顧問題。下列何項為張先生最需要的照護？(A)生活自我管理　(B)安排社會參與　(C)轉介庇護性工作　(D)進行危機處置　（109專高二）

43. 有關復元(recovery)的敘述，下列何者正確？(A)建立一個能容許精神病人退縮退化的環境　(B)生病是無奈的，因此探索生命的意義是一大禁忌　(C)精神病人無法自我控制，故不強調自主調控　(D)協助病人保持希望，自信與樂觀地看待未來　（110專高一）

44. 有關社區精神心理衛生護理的敘述，下列何者正確？(A)注重病人持續性、一致性的照顧　(B)強調病人的問題解決，不需使用護理評估、診斷、目標、護理處置及評值的模式　(C)不須考量家屬、環境、文化等因素，才是以病人為中心的照護　(D)不應考量經濟、社會等因素，以免在社區護理過程中失焦　（110專高一）

　　解析 (B)解決病人健康問題時，仍需藉由護理過程進行；(C)(D)除評估個案本身外，亦應包括家屬、朋友、所處的環境及社區資源的運用情形等。

解答：　40.B　41.A　42.A　43.D　44.A

45. 提供穩定之慢性思覺失調症病人至社區復健中心持續接受照護，是屬於下列何項預防概念？(A)初級預防 (B)次級預防 (C)三級預防 (D)危機處置 （110專高一）

   解析 三級預防主要在精神病復原期或持續惡化期中，為個案提供復健、回歸社區等長期妥善的生活安排與照護。

46. 有關症狀穩定且日常生活可自理的精神病人，剛轉入康復之家，首要的復健目標為何？(A)協助個案提升社區生活的能力 (B)減少藥物服用劑量和緩解副作用 (C)提升及早返家生活的機會 (D)提升個人的職場工作適應 （110專高二）

   解析 康復之家是在社區內提供一個半保護性的居住環境，使病人能在回家前做短期或長期之居家生活訓練，並培養獨立生活的能力。

47. 許小姐35歲，反覆住院的情感性精神病病人。近日剛從急性病房轉慢性病房，家屬可接受病人返家同住，只是擔心病人病情惡化，病人有工作及復健潛能。下列有關病人的出院準備何者較適當？(A)在出院前轉介精神衛生護理之家 (B)在出院前轉介日間型精神復健機構 (C)在出院前轉介住宿型精神復健機構 (D)在出院前轉介康復之家 （110專高二）

48. 有關賦能模式(empowerment model)的概念，下列何者正確？(A)是依個案的需求，由精神專業人員為個案做出最好的決定 (B)提供充分的資訊，協助個案了解自己的狀況，擁有自決的能力 (C)主張在復元的歷程，由精神專業人員承擔個案身心照護之責 (D)視個案為失能者，針對個案的缺點發現問題本身進行問題改善 （110專高二）

49. 有關「社區心理衛生中心」的主要服務內容，下列何者適當？(A)辦理身體健康促進、衛教宣導及專業訓練等活動 (B)辦理心理健康促進活動及高危險群病人之危機處理 (C)執行災難緊急應變之身體創傷救護 (D)辦理民眾身體健康諮詢及身體治療服務

   解析 社區心理衛生中心是社區中整合各項醫療社會資源，並執行預防精神醫學中的末段預防工作的主要機構。 （110專高二）

解答： 45.C 46.A 47.B 48.B 49.B

50. 社區內舉辦新手媽媽講座，教導懷孕的身心變化相關課程，是屬於精神心理衛生工作中的哪一級的預防？(A)初級預防　(B)次級預防　(C)三級預防　(D)各級皆涵蓋　　　　　　　　　(111專高一)

51. 關於精神衛生護理工作範圍，居家護理師於病人出院後，協助強化其社交技巧，此項照護較屬於下列何者？(A)保健性　(B)治療性　(C)復健性　(D)管理性　　　　　　　　　　(111專高一)

　　解析　此為三級預防，協助個案復健、回歸社區等長期生活安排與照護。

52. 慢性思覺失調症病人，於急性病房出院後，轉介至社區復健中心接受工作技能訓練。以三級預防概念來看，「社區復健中心」是屬於何種層級的預防性服務範疇？(A)初級預防　(B)次級預防　(C)三級預防　(D)危機處置　　　　　　　　　　(111專高二)

　　解析　三級預防是透過復健過程減低心理疾病及疾病殘障的嚴重性，著重精神疾病的復健。

53. 有關社區心理衛生的敘述，下列何者最適當？(A)社區心理衛生的工作完全仰賴社區健康服務中心執行　(B)醫院與社區的銜接是社區心理衛生工作不可或缺的一環　(C)社區心理衛生乃以社區沒有精神疾病為目標　(D)社區心理衛生乃以生物醫學治療模式為主要介入模式　　　　　　　　　　(111專高二)

54. 下列何者屬於社區心理衛生工作的初級預防？(A)轉介精神病人至社區復健機構　(B)提供社區民眾心理衛生教育　(C)提供康復期精神病人職能訓練　(D)提高慢性精神病人服藥順從度

　　解析　(A)(C)三級預防；(B)次級預防。　　　　　　　(111專高二)

55. 在精神護理之家的護理人員以住民為中心，提供連續性、持續性的照顧，於其角色功能，下列何者正確？(1)醫療疾病診斷者　(2)聯繫者　(3)策劃者　(4)協調者　(5)個案管理者。(A)僅(1)(2)(3)　(B)僅(2)(3)(4)　(C)(1)(3)(4)(5)　(D)(2)(3)(4)(5)　　　(111專高二)

　　解析　(1)疾病診斷為醫師的工作。

解答：　　50.A　51.C　52.C　53.B　54.B　55.D

56. 陳女士，診斷為思覺失調症，因擅自停藥致病情復發，已入院治療一個月，預計下週辦理出院，有關出院準備的護理措施，下列何者最適當？(A)要求家屬完全負起監督病人服藥的責任 (B)安排病人接受職業訓練，出院後謀生 (C)教導家屬凡事皆予代勞，以預防病人再度發病 (D)引導病人與家屬了解精神疾病規則服藥的重要性 （111專高二）

57. 有關慢性精神病人四段七級健康促進模式的主要策略，下列何者正確？(A)第一級策略為健康促進、急性精神症狀控制 (B)第三級策略為居家護理、社區小作手方案 (C)第五級策略為健康檢查、吸菸嚼檳榔等高風險族群篩檢 (D)第六級策略為轉介居家治療與精神長照機構 （111專高二）

解析 (A)為健康促進、慢性病控制；(B)為健康促進篩檢評估；(C)提供居家治療與轉介社區復健機構、日間照護機構。

58. 護理人員可參與精神病人與家屬的相關研討會或會議，協助與鼓勵病人與家屬爭取該有的福利與權益，甚至在國家制定相關精神衛生法案與政策時，提供有利於病人與家屬的訊息給相關機構。此時精神衛生護理人員所表現的是哪一個角色？(A)代言者 (B)決策者 (C)轉介者 (D)教育者 （112專高一）

59. 預防心理健康問題的發生，是屬於精神衛生預防概念的那一級工作？(A)初級預防 (B)次級預防 (C)三級預防 (D)四級預防 （112專高一）

60. 有關社區中慢性精神病人罹患代謝症候群的生理健康監測，不包括下列何者？(A)高尿酸 (B)高血壓 (C)高血糖 (D)高血脂 （112專高一）

解答： 56.D 57.D 58.A 59.A 60.A

61. 有關避免慢性精神病病人機構化的護理措施，下列何者最適宜？
(A)為了安定病人的情緒，活動應該規律化，減少改變　(B)帶領病人外出，一定要集體行動，以免發生危險　(C)讓病人定時排隊吃藥，以免忘記服藥　(D)提供多樣化的生活功能訓練，強化病人適應能力　　　　　　　　　　　　　　　　（112專高一）

62. 鼓勵精神病人重返社區後，最可能產生的影響為何？(A)病人容易再次發病或再住院　(B)病人易形成遊民問題　(C)病人易成為社會危險分子　(D)家屬照護負荷增加　　　　　　　（112專高一）

63. 有關精神衛生護理人員角色功能的敘述，下列何者正確？(A)社區照護服務常採用個案管理者(Case Manager)　(B)個案管理者只有護理師可擔任　(C)功能性護理是精神科病房普遍的照護方式　(D)護理計畫不必由主責護理師(Primary Nurse)擬定　（112專高二）
解析 (B)可由醫師、社工等擔任；(C)精神科病房常用個案護理，功能性護理為每個工作由不同的護理師負責；(D)全責護士負責病人由入院到出院之間的整體護理及計畫。

64. 江先生為思覺失調症病人，出院返家後，常干擾社區居民，但不至於傷害他人，家屬表示病人不願意配合服藥與規律返診，照顧困難。依此情境，最適合提供江先生下列何種精神醫療服務？
(A)強制住院治療　(B)居家治療　(C)精神護理之家　(D)住宿型康復之家　　　　　　　　　　　　　　　　　　　（112專高二）
解析 精神護理之家提供無法自我照顧的穩定病人連續性照顧。

65. 社區精神復健中心的服務對象之收案條件，下列何者正確？(A)個案符合精神疾病診斷且精神症狀穩定，可主動服藥及規律門診追蹤者　(B)個案符合精神疾病診斷且精神症狀穩定，但症狀呈現慢性化，需生活照顧者　(C)為了考量個案往返復健中心的安全，一定要有家屬接送　(D)為推展業務，任何病人有職業功能之訓練需求，皆可以為收案對象　　　　　　（112專高二）
解析 社區精神復健中心主要針對症狀穩定的康復者，提供多樣化的生活與職能治療。

解答：　　61.D　　62.D　　63.A　　64.B　　65.A

66. 從社區精神醫學的立場來看，下列何者為第一級的預防策略？
(A)心理健康講座　(B)門診治療　(C)危機處置　(D)庇護工場的訓練
（112專高三）

解析 (B)(C)次級預防；(D)三級預防。

67. 世界衛生組織(WHO)近年來重視精神健康領域，建議以「社區」為主，建立「精神健康」的三級預防體系，提供精神疾病復健所需的社會資源，下列常見的社區化照護模式，何者錯誤？(A)自殺防治的高關懷服務　(B)急性期住院之藥物治療　(C)康復之家　(D)職業重建訓練
（112專高三）

解析 社區化照護模式屬於精神科第三級預防，(B)為次級預防。

68. 社區心理衛生護理人員會主動關心社區中需要健康服務的民眾，利用工具與會談技巧，篩檢社區中的高危險群，以達早期發現的目的。此護理人員執行角色最符合下列何者？(A)照顧提供者(care provider)　(B)個案發現者(case finder)　(C)諮詢者(consultant)　(D)評值者(evaluator)
（112專高三）

解析 (A)提供直接的照護；(C)提供其他醫療團隊人員所需的諮詢；(D)評估社區民眾心理健康狀況，實施計畫工作並檢討其成效。

69. 有關社區精神心理衛生目的之敘述，下列何者最不適宜？(A)提升病人生活適應　(B)促進個人復元　(C)由專業人員積極主導治療計畫　(D)以病人的優勢取向，發展病人的因應能力（112專高三）

解析 復健過程中病人主動參與是復健成功重要因素。

70. 林先生，60歲，罹患思覺失調症已40年，目前無明顯精神症狀，自我照顧功能下降需他人協助生活照顧，無其他家人可協助照料。依林先生之狀況，最適合安排下列何種精神醫療資源？(A)社區心理衛生中心　(B)日間留院　(C)居家治療　(D)精神護理之家
（112專高三）

解答：　66.A　67.B　68.B　69.C　70.D

解析 (A)為社區中整合各項醫療社會資源，並執行預防精神醫學中的末段預防工作的主要機構；(B)病人白天來醫院復健，晚上回家去的復健模式；(C)主要以家庭訪視或電話諮詢；(D)服務對象是精神症狀穩定呈慢性化、不需住院治療但無法自我生活照顧者。

71. 孫先生於精神科病房出院後，規則服藥，病情穩定，但面臨經濟困境及就業需求。護理師為協助其發展經濟及就業，必須具有下列何項實務能力？(A)建構自我　(B)疾病管理　(C)精神衛生需求評估　(D)資源連結　　　　　　　　　　　　　　（113專高一）

72. 有關社區心理衛生工作之敘述，下列何者屬於第三級預防工作？(A)加強門診治療功能　(B)在里民中心辦理心理衛生講座　(C)對社區中有高度自傷危險者給予危機處置　(D)協助精神病人重返社區生活　　　　　　　　　　　　　　　　　　　（113專高一）

解析 第三級預防旨在減低心理疾病及疾病殘障的嚴重性。

73. 有關精神護理之家的服務對象其收置條件，可包含下列何者？(1)精神症狀穩定且慢性化者　(2)不需急性住院治療但需生活照顧者　(3)需急性住院治療之年邁者、失智者　(4)無家可歸的慢性精神病人。(A)僅(3)(4)　(B)僅(1)(2)(3)　(C)僅(1)(2)(4)　(D) (1)(2)(3)(4)

　　　　　　　　　　　　　　　　　　　　　　　　　　（113專高一）

解析 (3)以不需住院治療之年邁者、失智者、智障者、無家可歸者為主。

解答：　71.D　72.D　73.C

人格及心理防衛機轉

CHAPTER

03

出題率：♥ ♥ ♡

Psychiatric Nursing

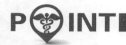

3-1　人格構造

一、名詞解釋

1. 人格(personality)：代表一種個人有別於他人持久的特質，人格決定個人適應環境的行為與思維模式。

2. 驅力(drive)：或稱本能(instinct)，佛洛依德認為人有兩種本能，即生與死；生即享樂驅力(pleasure drive)，包括呼吸、飲食滿足身體的需要；死即是攻擊趨力(aggressive drive)，包括自傷或傷人。

二、人格結構理論

　　佛洛依德(Freud)認為每個人都有本我、自我、超我三部分建構，藉著三者的平衡維持個體的社會生活。

1. 本我(id)：依循快樂原則，是原始的、與生俱來的，不考慮願望是否有現實可能性、社會接受性和道德性。

2. 自我(ego)：遵循現實原則，為人性現實面，代表理性和機智，監督本我並協調超我。**自我功能薄弱會導致自我控制力較差，為人格障礙的病因之一。**

3. 超我(superego)：遵循道德原則，是個人價值觀的泉源，負責個人社會化的過程中以社會規範、道德標準來監督個人行為，是習得的社會道德態度，包括良知與自我理想兩大部分。

三、人格心理層次

　　佛洛依德認為人類的行為背後必有原因，其原因與個體的本能與潛意識有關，將人格心理層次分為三部分：

1. 意識(conscious)：個體可以清楚知覺的部分。
2. 前意識(preconscious)：介於意識和潛意識間，其內容類似潛意識，包括記憶、經驗與受壓抑的情緒，接近可以知覺的部分。
3. 潛意識(unconscious)：個體無法知覺的部分。

3-2　人格發展理論

一、性心理發展理論

　　佛洛依德提出性心理發展理論，共分為六個階段，見表 3-1。

表 3-1　性心理發展理論

時期	年齡	主要發展任務	發展受挫之特徵
口腔期	0~1 歲	斷奶－信任	口慾需求強，例如：喝酒、吸菸、不停地吃；人格問題出現不信任、害怕他人、退縮孤立
肛門期	1~3 歲	練習控制自己的身體，例如排泄－獨立	行為一板一眼缺乏彈性、緊張、追求完美、潔癖
性蕾期	3~6 歲	伊底帕斯情結－認同同性父母，建立正確性別角色	自戀、自大、傲慢、過度自信、過於專注
潛伏期	6~12 歲	發展自我防衛機轉－加強同性父母仿同，建立同伴關係	無
生殖期	12~20 歲	成熟的性關係	無

二、客體關係發展理論

　　瑪格麗特‧馬樂(Margaret Mahler)提出客體關係發展理論(object relation)，強調個體與周圍環境中重要人物的關係發展（表 3-2）。

表 3-2	客體關係發展理論		
時期		**年齡**	**特徵**
自閉期		出生~4 週	分不清自己與他人是分開的個體
共生期		1~4 個月	意識到有人（母親）在照顧他，且產生母親與小孩之間的情結(bond)，仍不能區別自己與母親之間的差異
分離—個別化時期	分化支期	5~10 個月	知道「我」與「外界」有分別，會分辨母親，逐漸學習與母親分離，但開始時會很快地爬回母親身邊
	實行的支期	10~18 個月	離開母親主動地探索外界，一發現有問題即尋找母親給予他精神上的支持，對周圍環境更顯出興趣。自戀現象為正常的特性
	重歸舊好的支期	18~22 個月	小孩學習到他雖然離開也能再回到母親身邊，即使違背母親，但仍可能被愛，因此感到安全
	物體恆常性支期	22~28 個月	可以完全接受自己與母親的分離，知道有問題找母親，以獲得幫忙，媽媽的存在是永遠的，看不到並不表示不存在，建立物體恆常的決定條件

三、心理社會發展理論

艾瑞克森(Erikson)提出的心理社會發展理論，描述人生八個心理社會階段的特定發展職責（表 3-3）。

表 3-3 心理社會發展理論		
年齡	發展任務	特徵
出生~1 歲	**信任 vs 不信任**	提供適當的刺激，則可發展良好的信任感，若受挫則日後無法與人建立互惠關係
1~3 歲	**自主 vs 羞恥及懷疑**	對身體與周遭環境的控制力增加，在能做與該做（自主），不能做與不該做（羞恥與懷疑）間求得平衡，合理的限制與約束可使其學習控制自己的行為及慾望，接受外在約束力。一旦缺乏會出現羞愧感
3~6 歲	創造 vs 罪惡	兒童學習肩負責任，一旦表現不符合，會產生內疚、罪惡感，當內心衝突可以解決時，則可以維持自動自發的精神
6~12 歲	勤勉 vs 自卑	掌握學習技能可增加自信心而更努力；一旦從同儕競爭中受挫，會出現自卑感
12~18 歲	自我認同 vs 角色混淆	對自我認同有興趣，可確定自己的性別角色，若認同不順利，則產生角色混淆，對自己缺乏自信心
18~40 歲	親密 vs 隔離	建立友誼獲得愛與伴侶的親密關係，否則將感受到孤獨與失落
40~65 歲	**生產創造 vs 停滯**	成人須從事工作的生產、創造，利他的行為，關懷社會的情操。如不願對社會負責任，會以自我為中心而出現頹廢
65 歲以上	**自我整合 vs 絕望**	回顧一生，若生命充滿意義，則不畏懼死亡，反之，人生一連串的失誤，不能回顧，而感到永遠的悔恨及絕望

四、認知發展理論

皮亞傑(Piaget)提出兒童的認知發展為階段性發展，表 3-4 為各期的發展特徵。

表 3-4 認知發展理論		
時期	年齡	特徵
感覺運動期	出生~2 歲	了解物體恆常的概念，將行為基模內化，嬰兒以知覺和動作能力來了解環境，已發展思考模式感覺和動作
運思前期	2~4 歲：前概念階段	思考較自我中心，認為別人的想法和自己一樣，逐漸可了解別人的想法和自己的不同，認知欠缺可逆性
	4~7 歲：直覺思考階段	
具體運思期	7~11 歲	尚未發展抽象思考，可應用心智操作能力，了解現實事物間的關係
形式運思期	11~15 歲	個人抽象思考能力已近似成形，具反省能力，不再侷限於可觀察的事物，可思索假設性問題

3-3　心理防衛機轉

佛洛依德的**精神分析論**提出防衛機轉(defense mechanism)來自「個人要**逃避焦慮或心理痛苦**經驗時所使用之防衛措施，以轉變自己對挫折的看法與現實的關係」，並認為精神疾病常是因病人使用心理防衛機轉的結果。

一、相關概念

1. 心理防衛機轉的分類：
   (1) **自戀性心理防衛機轉**：是 5 歲以下小孩最常使用的一種心理防衛機轉，只照顧自己、愛自己，不會關心他人，加上自我與現實的界線尚未形成，常利用否定、外射或歪曲事實來保護自己。
   (2) **不成熟心理防衛機轉**：約出現在 3~15、16 歲，**包括內射、退化、幻想作用**。
   (3) **神經性心理防衛機轉**：兒童的自我成熟，逐漸分辨衝動、欲望與規範後，處理內心掙扎時所表現出來的心理機制，包括轉移、反向、合理化。
   (3) **成熟心理防衛機轉**：大多 12 歲以後開始使用，包括昇華、幽默和壓抑。

2. **自戀、不成熟、神經性心理防衛機轉常是構成精神症狀之要素**。一般人也會使用不成熟心理防衛機轉，在適當範圍內屬正常現象，若過度使用而扭曲現實，則會造成適應不良。

二、種　類

1. 酒精使用障礙病人常用的心理防衛機轉（表 3-5）：
   (1) 否認：不認為喝酒是個問題。
   (2) **外射**：認為喝酒是因外在環境所致，是個人無法控制的。
   (3) 解離：喝酒時不會考量行為的後果。

2. 強迫症病人使用的心理防衛機轉為反向、隔離和抵消作用，尤其是**抵消**。

表 3-5 ＼ 心理防衛機轉

種　類	定　義	舉　例
否認 (denial)	屬於較簡單的形式，是最早出現的防衛機轉，拒絕承認已發生之不愉快事情的存在。是**酒精使用障礙**病人最常使用的防衛機轉	親人往生，當事人認為沒有此事
歪曲作用 (distortion)	將事實加以扭曲為符合內心需要	躁症病人的誇大妄想
外射作用 （投射作用） (projection)	把自己不能接受的慾望或想法推諉到別人身上，以減少威脅、保護自己。**妄想症**病人最基本的心理防衛機轉	・自覺同學在室內安裝竊聽器以監視其行為舉止，但對外則宣稱是室友欲陷害她，逼她走投無路 ・「我見青山多嫵媚，料青山見我亦如是」
內射作用 (introjection)	將外界的意見或價值完全接受，成為自己的；**憂鬱症**病人最常使用的心理防衛機轉	「近朱者赤，近墨者黑」
退化作用 (regression)	當個體無法以慣用之調適機轉來解決問題時，以早期適應挫折的方式，藉此轉移處理焦慮的行為	當一位 20 歲的女性病人有情緒困擾時，她就會蜷曲成胎兒狀躺在床上
幻想 (fantasy)	把潛意識中的需求有意識地變形以獲得滿足	一個孤單的單身漢，夢想自己有個溫暖的家
反向作用（也稱為過度補償作用） (over compensation)	**內心難以接受的衝動、觀念、情感，以相反的態度與行為表現出來**	事實上對上司極端不滿，卻表現出非常心服的樣子

表 3-5　心理防衛機轉（續）

種　類	定　義	舉　例
補償作用 (compensation)	強調用其他方法表現自己的能力以彌補個人在其他方面的不足	個子矮的人喜歡穿高跟鞋
轉移作用 (displacement)	把對某人（事、物）的情感轉移至另一對象或象徵物	曾小姐是 921 地震的倖存者，地震當時為半夜大停電，直到清晨才有光亮。之後，曾小姐一定要開燈才能睡覺，一關燈就焦慮失眠
轉化作用 (conversion)	潛意識中將心理上的焦慮及情緒衝突轉變成身體症狀表現出來	某位害怕考試的學生，在臨考前一刻突然眼睛看不見、四肢麻痺，因而免於考試
潛抑作用 (repression)	不被接受的觀念不自覺地轉移至潛意識中而無法隨意想起；是解離症最常使用的心理防衛機轉	王先生服役中，因適應不良而住院，當護理師詢問他有關當兵時的情形，均表示不記得，但對於家人、朋友之事均記得
合理化作用 (rationalization)	個體將自身不被接受的想法或行為賦予社會合理解釋	・考試成績不理想怪老師題目出太難 ・「紅顏薄命」
抵消作用 (undoing)	以象徵性的言行來抵消已經發生之不愉快或不吉利的事件，以求得心安。有助於個案**免於焦慮**的衝擊	・如過年時打破碗碟則會說：「歲歲平安」 ・見到棺材要吐口水，以除厄運
仿同作用 (identification)	把內心認為理想人物的特徵吸收成為自己的一部分	**穿著打扮均和其愛慕的偶像明星相同**

表 3-5 　心理防衛機轉（續）

種　類	定　義	舉　例
隔離 (isolation)	個體將難以啟齒或引起痛苦回憶的人、事、物從意識中隔離，是**創傷後壓力症**個案常用的心理防衛機轉	・以「那個」「好朋友」取代「月經」的説詞 ・把親人「過世」説成「歸天」或「到天堂去了」
幽默作用 (humor)	是人類最高度技巧的心理防衛機轉	護理師生病吊點滴，同事看到説：「這樣比較炫喔！」
昇華作用 (sublimation)	將社會無法接受的衝動轉化成較可接受而又有用的行為	將憤怒的情緒改以看棒球賽或參加演唱會時，跟著群眾一起大喊大叫
壓抑作用 (suppression)	是指刻意抑制不被接受的想法或感覺，但隨時會在腦海中出現	看到移情別戀的男友一起出席朋友聚會時，仍彬彬有禮的拒絕對方參加活動
取代作用 (substitution)	以可接受的行為（想法）代替不可接受的行為（想法）	以嚼口香糖來轉移想吸菸的慾望

3-4　自我概念

一、定　義

　　自我概念是構成個體對自我了解及影響他人關係的所有觀念、想法和判斷。結合個體內在經驗、和他人的互動及外在世界的互動，可以透過社會接觸經驗的累積和與他人互動中學習。

二、 自我組成

自我組成包括身體心像、理想自我、自尊、角色及認同。

三、 正向的自我概念

具有正向自我概念的人因有被接受的成功經驗，而能夠坦誠且開放探索自己的世界，正向自我概念來自自我勝任的正向經驗，因此其面對情境更有效率；反之，負向的自我概念則會出現社會適應不良的現象。

QUESTI?N 題│庫│練│習

情況： 陳同學最近因聯考失敗，情緒變得很低落，診斷為憂鬱症入院
治療，陳同學表示父親對他期望很高，這次失敗了，父親向他
表示很失望，他覺得自己是個失敗者。依此回答下列二題。

1. 陳同學的認知錯誤(cognitive distortions)屬於下列何者？(A)獨斷
   推論(arbitrary inference)　(B)外化的自我價值(externalization of
   self-worth)　(C)情緒推理(emotional reasoning)　(D)災難化思考
   (catastrophizing)　　　　　　　　　　　　　　　　（100專高一）
   解析) (A)獨斷推論：在沒有充分的證據下任意作推論；(C)情緒推理：
   依自我感受作推論；(D)災難化思考：負面的推論事情。

2. 承上題，陳同學今天跟護理師說「人活著好累！死了就沒煩惱
   了。」護理師的反應何者較適當？(A)「人生是很累，但也有美
   好的一面，多看光明面就好了。」　(B)「你有想死的念頭
   嗎？」　(C)「你的意思是什麼？你能再說一遍嗎？」　(D)「你
   看起來好像很難過！」　　　　　　　　　　　　　　（100專高一）
   解析) 需警覺其所透露出自殺訊息。

3. 小偉高中畢，初入軍中服役一週，適逢大地震，奉令前往災區搬
   運罹難者屍塊，隔日醒來發現自己的眼睛看不見了，此為下列何
   種防衛機轉運作所致？(A)解離作用(dissociation)　(B)轉化作用
   (conversion)　(C)轉移作用(displacement)　(D)合理化作用
   (rationalization)　　　　　　　　　　　　　　　　（100專高一）
   解析) 轉化作用係指潛意識中將心理上的焦慮及情緒衝突轉變成身體症
   狀表現出來。

4. 有關心理分析模式之敘述，下列何者錯誤？(A)治療著重個案此
   時此地的感受　(B)主張偏差行為來自未獲解決的內心衝突　(C)
   可藉由情感轉移修正個案早期的創傷經驗　(D)可透過解析個案
   的抗拒行為來確認問題之所在　　　　　　　　　　（100專高一）

解答：　　1.B　　2.B　　3.B　　4.A

解析 心理分析模式認為偏差行為是一種自我防衛機轉，是為了隱瞞不安的真正動機或情緒。

5. 有關佛洛依德(Freud)人格結構論之敘述，下列何者正確？(1)原我為享樂原則，多於前意識(pre-conscious)運作　(2)自我多於意識層面運作，主要是平衡原我與超我　(3)超我是人格發展中最後一個發展的　(4)自我功能愈薄弱，則個體的自我控制力愈差。(A)(1)(2)(3)　(B) (1)(2)(4)　(C) (2)(3)(4)　(D) (1)(3)(4)　（100專高二）

解析 原我為享樂原則，多於潛意識(unconscious)運作。

6. 創傷後壓力症個案常使用下列何種防衛機轉？(A)隔離(isolation)　(B)抵消(undoing)　(C)轉移(displacement)　(D)理智化(intellectualization)　（100專高二）

解析 為逃避與創傷事件有關的刺激，而使用「隔離」之防衛機轉。

7. 在心理治療過程中，病患通常會把幼年時期對父母的情感與態度，轉移到治療者身上，在不知不覺中，對治療者產生相似的感情，此稱為：(A)反向作用(reaction formation)　(B)內射作用(introjection)　(C)情感轉移(transference)　(D)升華作用(sublimation)　（100專普一）

解析 (A)反向作用是表現出相反感覺的行為反應；(B)內射作用是把別人的思考或行為當成自我的一部分；(D)升華作用是把不被接受的行為，以能被接受的方式取代。

8. 周太太懷疑先生有外遇而懷恨在心，想在先生食物中下毒，但又覺得這種想法過於激烈，內心產生衝突而倍感焦慮，因此不斷清洗餐具，希望減少焦慮感，周太太的清洗行為是下列何種防衛機轉的表現？(A)補償作用(compensation)　(B)轉化作用(conversion)　(C)抵消作用(undoing)　(D)隔離作用(isolation)　（101專高一）

解析 抵消作用是以象徵性行為來削減或解除不愉快事情的影響，以減少焦慮感。

解答：　　5.C　　6.A　　7.C　　8.C

9. 將自己內在的想法或感受，說成是對方的想法或感受，因而對自己減少一份威脅、危險，同時也增加一份保護的作用，是何種心理防衛機轉？(A)投射(projection)　(B)合理化(rationalization)　(C)壓抑(suppression)　(D)反向行為(reaction formation)　（101專高一）

   解析 (B)合理化是以一般社會所能接受的方式來解釋自己的行為；(C)壓抑是刻意不去想某個意念；(D)反向行為是為了怕別人察覺自己的想法，表現出與內心想法相反的行為。

10. 病患因先生外遇後，開始出現憂鬱情緒和自殺意念而入院接受治療，會談時告訴護理師：「先生會外遇完全是自己的錯，自己覺得很對不起先生。」，病患是使用何種防衛機轉？(A)否認(denial)　(B)反向(reaction formation)　(C)壓抑(suppression)　(D)內射(introjection)　（101專高二）

   解析 完全接受外界的意見或價值，是憂鬱症患者最常用的防衛機轉。

11. 憂鬱症的病人最常使用下列何種心理防衛機轉(defense mechanism)？(A)合理化(rationalization)　(B)投射作用(projection)　(C)認同作用(identification)　(D)內射作用(introjection)（102專高二）

   解析 內射作用為將外界的意見或價值完全接受，是憂鬱症病人常採用防衛機轉。

12. 病人被先生家暴後，因出現焦慮症狀而入院治療，於會談中病人告訴護理師：「我心理還沒有準備好，目前只想把小孩照顧好，不想談有關最近和先生之間衝突的事。」她是使用何種防衛機轉？(A)否認(denial)　(B)反向(reaction formation)　(C)壓抑(suppression)　(D)內射(introjection)　（102專高一）

   解析 (A)否認為拒絕承認已發生之不愉快的事情存在；(B)反向指對內心難以接受的衝動或想法以相反的行為表現出來；(C)壓抑作用是指刻意抑制不被接受的的想法或感覺；(D)內射為將外界的意見或價值完全接受。

解答：　　9.A　　10.D　　11.D　　12.C

13. 依據精神動力學說，憂鬱症病人最可能使用的心理防衛機轉為：
(A)否定作用(denial)　(B)壓抑作用(suppression)　(C)內射作用
(introjection)　(D)外射作用(projection)　　　　（102專高一）

14. 依據艾瑞克森(Erikson)的心理社會發展理論，下列何者是老年期
的主要發展課題？(A)親密關係與孤立　(B)自我整合與絕望　(C)
進取心與罪惡感　(D)生產與停滯　　　　　　　（103專高二）

15. 一位被性侵的高中生，因重複出現自殺行為而入院，住院期間出
現大小便失禁及兒童使用的語言模式，此病人使用下列何種防衛
機轉？(A)取代現象(displacement)　(B)退化現象(regression)　(C)
壓抑作用(suppression)　(D)反向作用(reaction formation)
解析 退化是指當個體無法以慣用調適機轉來解決問題時，以年幼時期
適應挫折的方式來轉移焦慮。　　　　　　　　　（104專高一）

16. 林先生對公司老闆作風極度不滿，在同事面前不斷批評老闆，但
看到老闆時卻畢恭畢敬噓寒問暖，林先生使用的防衛機轉為？
(A)投射作用(projection)　(B)否認作用(denial)　(C)反向作用
(reaction formation)　(D)合理化作用(rationalization)　（104專高一）
解析 反向作用是指對內心難以接受的衝動、想法，以相反的態度表現
出來。

17. 三名國中生結伴到海邊戲水，其中兩位不幸被大浪捲走，倖存的
一位事後無法專心上課，並有失眠狀況。對所發生的事情完全記
不起來，其心理防衛機轉為：(A)壓抑作用(suppression)　(B)合理
化 (rationalization)　(C)退化作用 (regression)　(D)潛抑作用
(repression)　　　　　　　　　　　　　　　　（104專高二）
解析 (A)壓抑作用是指刻意抑制不被接受的想法，但隨時會在腦海中
出現；(B)合理化是將不被接受的想法或行為賦予合理解釋；(C)
退化作用是指當無法解決問題時，以年幼適應挫折的方式反應；
(D)潛抑作用是指不被接受的觀念不自覺的轉移至潛意識中而無
法隨意想起。

解答：　13.C　14.B　15.B　16.C　17.D

18. 周先生，25歲，因雙相情緒障礙症初次入院，住院期間病人覺得主護張護理師和照顧他的大姐很相像，因此格外信賴張護理師，也非常配合治療。周先生對主護護理師的信賴與配合，與下列何者有關？(A)幻想作用(fantasy)　(B)轉化作用(conversion)　(C)補償作用(compensation)　(D)轉移作用(displacement)　（105專高二）

　解析〉(A)是把潛意識中的需求有意識的變形以獲得滿足；(B)指潛意識中將心理上的焦慮及情緒衝突轉變成身體症狀表現出來；(C)強調用其他方法表現自己的能力以彌補個人在其他方面的不足；(D)把對某人（事、物）的情感轉移至另一對象或象徵物。

19. 強迫症(obsessive-compulsive disorder, OCD)之強迫行為與哪種防衛機轉最有相關？(A)外射(projection)　(B)昇華作用(sublimation)　(C)潛抑作用(repression)　(D)抵消(undoing)　（106專高一）

　解析〉強迫症患者最常用的心理防衛機轉為抵消。

20. 一位從小被父親性侵至20歲的女大學生，因出現自傷行為而住院。護理師與之會談，談及家庭時，認為爸爸是愛她的，承認父親性侵她卻完全記不起來任何一次性侵過程。但有時突然大哭時卻能詳細說出父親性侵她的過程。此種心理防衛機轉最有可能是？(A)解離作用(dissociation)　(B)合理化作用(rationalization)　(C)抵消作用(undoing)　(D)幻想作用(fantasy)　（106專高一）

21. 心理防衛機轉中，有關潛抑作用(repression)和壓抑作用(suppression)之敘述，下列何者正確？(A)潛抑作用和壓抑作用都是在潛意識層面的心理活動　(B)潛抑作用和壓抑作用都是在意識層面的心理活動　(C)潛抑作用是在潛意識層面，壓抑作用是在意識層面的心理活動　(D)潛抑作用是在意識層面，壓抑作用是在潛意識層面的心理活動　（106專高二）

解答：　18.D　19.D　20.A　21.C

22. 一對剛結婚的新婚夫妻，開車旅遊，因車速太快與聯結車相撞，妻子當場死亡，先生經過急救後無大礙，醒來後獲知妻子死亡，不記得自己有開車載妻子出外旅遊這件事，有時顯得恍惚，忘記自己是誰。此種暫時將無法接受的痛苦和情感的意識與現實隔開，以避免痛苦之防衛機轉為：(A)解離作用(dissociation)　(B)外射作用(projection)　(C)否定作用(denial)　(D)升華作用(substitution)　　　　　　　　　　　　　　　　（106專高二補）

解析 此為解離性失憶症之症狀，通常與創傷事件或壓力有關。

23. 林女士50歲，因母親過世，罹患鬱症，林女士覺得都是自己沒把母親照顧好，母親才會過世，請問林女士最可能使用何種心理防衛機轉？(A)內射作用(introjection)　(B)外射作用(projection)　(C)反向作用(reaction formation)　(D)轉移作用(displacement)
　　　　　　　　　　　　　　　　　　　　　　　　（106專高二補）

24. 一位診斷為嚴重憂鬱症的女性，結婚生完孩子後便沒有外出工作，成為全職媽媽，平日全心投入照顧家庭，較少有其他社交活動。面對叛逆與不愛唸書的青少年孩子，常過度苛責是自己的錯，一切都是她沒做好母親的角色，此種心理防衛機轉，較可能是使用下列何者？(A)退化作用(regression)　(B)取代作用(substitution)　(C)轉移作用(displacement)　(D)內射作用(introjection)　　　　　　　　　　　　　（107專高一）

25. 有關心理防禦機轉之敘述，下列何者正確？(A)強迫行為源自抵消作用(undoing)目的是藉由某象徵性行為以消除不被接受的行為或想法　(B)強迫思考源自轉移作用(displacement)目的是將某物體所引發的強烈感受轉向另一個較不具威脅性的物體，並迴避之，以降低焦慮　(C)強迫思考源自反向作用(reaction formation)目的在過度使用條理、邏輯、遵守規範以避免出現焦慮感　(D)強迫行為源自理智化(intellectualization)目的有意識地將引起焦慮的痛苦感受與經驗隔除在意識層面外　　　　　　（107專高一）

解答：　22.A　23.A　24.D　25.A

解析 強迫症患者最使用的心理防衛機轉是反向、隔離、抵銷作用。
(C)目的是以相反的態度、行為掩飾自己心的情感。

26. 思覺失調症病人以被害妄想顯示對他人的敵意，最可能是反應下列何種心理防衛機轉？(A)抵消　(B)隔離　(C)壓抑　(D)投射
（107專高二）

27. 個體在遭受心理壓力及衝突時，較難以語言或情緒表達，故轉而以身體症狀來呈現，如運動或感覺功能失常，此個體所使用的防衛機轉，較可能為下列何者？(A)轉移作用(displacement)　(B)轉化作用(conversion)　(C)補償作用(compensation)　(D)解離作用(dissociation)
（107專高二）

28. 雙相情緒障礙症病人的誇大言辭，常使用何種心理防衛機轉掩飾內心的無助與自卑？(A)內射作用(introjection)　(B)反向作用(reaction formation)　(C)外射作用(projection)　(D)隔離作用(isolation)
（107專高二）

29. 關於心理防衛機轉(defense mechanism)，「把自己無法接受的想法與情緒，推給其他人，認為是別人擁有這樣的想法，而不是他自己。」指的是下列何種心理防衛機轉？(A)合理化(rationalization)　(B)壓抑(suppression)　(C)反向行為(reaction formation)　(D)投射(projection)
（108專高一）

30. 服役的林先生對軍中訓練的要求一直無法達成，常出現失眠、肚子痛等現象。某日要出外打靶的早上，林先生突然雙腳麻痺無法站立，緊急送醫並無發現任何異常的病理報告，因此轉介精神科治療，下列何者為林先生使用的心理防衛機轉？(A)退化　(B)轉化　(C)否定　(D)升華
（108專高一）

解析 將心理上的焦慮及情緒轉變成身體症狀表現出來，此即轉化。

解答：　26.D　27.B　28.B　29.D　30.B

31. 厭食症與暴食症個案常有認知扭曲，下列敘述何者不是認知扭曲？(A)上個月這件衣服拉鍊還能拉上來，今天已經不行了，表示我變胖了　(B)當別人在看我時，表示我該減肥了　(C)現在我的體重如果增加1公斤，未來體重會繼續增加40公斤　(D)周遭的事物我都無法控制，我唯一能控制的就是我的體重　（108專高二）

32. 馬先生，患思覺失調症約 2 年，近日與人爭吵，擔心會被殺害而不敢睡覺，整天疑神疑鬼，且對此想法堅信不移，無法接受別人的建議，有關馬先生防衛機轉之敘述，下列何者正確？(A)內射作用(introjection)　(B)外射作用(projection)　(C)否定作用(denial)　(D)幻想作用(fantasy)　（108專高二）

33. 統整是老人的發展任務，老年人在做生命回顧時，發現時光飛逝，浪費光陰，因而感到懊悔，出現焦慮不安。此為下列哪位學者所提出之理論？(A)皮亞傑(Piaget)　(B)柯爾伯格(Kohlberg)　(C)艾瑞克森(Erikson)　(D)佛洛依德(Freud)　（109專高一）

　　解析 根據艾瑞克森的發展理論，自我統合與絕望是老年期的發展任務。

34. 阿宏為家中獨子，父親是成功企業家，因工作關係常不在家，對阿宏要求很高，很少稱讚。阿宏上國中後開始瘋狂追逐並模仿某一韓籍男星的穿著舉止，多日曠課且計畫去韓國，此種行為最可能是下列何項心理防衛機轉？(A)取代作用(substitution)　(B)幻想作用(fantasy)　(C)反向作用(reaction formation)　(D)仿同作用(identification)　（109專高二）

35. 病人因罹患厭食症入院治療，母親說病人多次表示自己並非其親生的，很恨母親。但病人於會談中告訴護理師：「母親非常完美，而且非常懂得如何愛小孩。」病人主要使用何種防衛機轉？(A)否認(denial)　(B)反向(reaction formation)　(C)壓抑(suppression)　(D)內射(introjection)　（109專高二）

解答：　31.A　32.B　33.C　34.D　35.B

36. 王小姐被診斷為憂鬱症，她最常使用的防衛機轉，下列敘述何者正確？(A)外射(projection)　(B)內射(introjection)　(C)否認(denial)　(D)合理化(rationalization)　　　　　（110專高一）

37. 將自己內在無法接受的想法、慾望或衝動，歸咎成他人，讓自己減少一份威脅、危險，同時也增加一份保護的作用，此最可能為下列何種心理防衛機轉？(A)外射(projection)　(B)合理化(rationalization)　(C)認同(identification)　(D)反向行為(reaction formation)　　　　　（112專高二）

38. 有關心理防衛機轉的敘述，下列何者正確？(A)無意識抑制自己的內在衝動是壓抑作用(suppression)　(B)以特定行為消除內心的焦慮是抵銷作用(undoing)　(C)將原始的衝動壓抑到潛意識的層面是轉移作用(displacement)　(D)將內在衝突藉由象徵性的身體症狀呈現是取代作用(substitution)　　　　　（112專高三）

解析 (A)是指刻意壓抑自己不被接受的想法或感覺，但隨時會在腦海中出現；(C)轉移作用是指把對某人（事、物）的情感轉移至另一對象或象徵物；(D)取代作用是以可接受的行為（想法）代替不可接受的行為（想法）。

39. 根據佛洛伊德學說，人格障礙病人在肛門期受到過度的管教約束，影響心性發展。以下何者為其日後的行為模式？(A)對不同性別的父母產生性吸引　(B)強烈地傾向追求愉悅、避免痛苦　(C)行為傾向一板一眼、缺乏彈性　(D)生活的大小事都要他人為其承擔責任　　　　　（113專高一）

解析 肛門期發展於1.5~3歲，其任務為學習獨立、控制，任務無法完成可能出現井然有序、固執、節儉、極度矛盾、凌亂、易怒、強迫症等障礙。

解答：　36.B　37.A　38.B　39.C

精神疾病病因、診斷、分類及護理

出題率：♥ ♥ ♡

精神疾病的病因 ┬ 時序遠近觀點
                └ 生物、心理、社會文化因素

精神狀態評估 ┬ 評估原則
            └ 精神狀態評估項目

精神疾病的診斷及分類 ┬ 診斷分類系統
                    └ 心理測驗

精神疾病的護理過程 ┬ 前言
                  ├ 護理評估原則
                  ├ 整體性護理評估方向
                  └ 精神科常見的護理診斷

Psychiatric Nursing

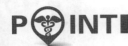

重｜點｜彙｜整

4-1　精神疾病的病因

一、時序遠近觀點

1. 潛在因素(predisposing factors)：**指個體生命早期有所謂體質的脆弱性**，例如：**遺傳、人格**、孕婦酗酒、早期父母教育態度不良等，**此因素與發病時間相距非常長。**

2. 促發因素(precipitating factors)：**又稱誘發因素，即患病前不久發生的事件或環境因素**，例如：車禍、久病、失業、喪親、離婚、失戀、落榜、大地震等。

3. 續存因素(perpetuating factors)：指發病後促使其病程延長或惡化的因素，例如：不規則服藥、家屬過度保護、缺乏病識感等。

二、生物、心理、社會文化因素

(一) 生物因素

1. 生物化學：

表 4-1　精神狀態評估的項目

物 質	分泌減少	分泌增加
多巴胺	憂鬱症、帕金森氏症	思覺失調症
血清素	憂鬱症、強迫症、恐慌症、思覺失調症負性症狀	焦慮症
正腎上腺素	憂鬱症	**焦慮症、躁症**、強迫症、恐慌症
GABA	焦慮症、癲癇、亨丁頓氏症	一

2. 基因遺傳。

3. 腦部結構：思覺失調症病人額葉代謝活動差、基底核則較高。

(二) 心理因素

注重個人心理發展的情緒衝突之探討。

1. **精神分析學說**：精神分析學派認為心理的衝突無法解決時，在人的**潛意識**中，會過度使用不當的**防衛機轉**，而導致疾病發生。

2. 人際關係取向：當個人的自我系統受到干擾，甚至影響到個體追求滿足感與安全感時，便產生精神疾病。

3. **行為理論**：人可以透過學習習得不良的反應模式（**習得無望感**），例如學業上、工作上因無法勝任經常性的遭受責罵，並且消極地認為一切都無法改變。

4. 認知關係取向：重視人的認知歷程，認為人對事物出現錯誤的認知，而產生錯誤的情緒和行為，導致疾病發生。

5. 發展取向：個體的發展是一個連續的過程，若其中有一階段未發展完成，將影響下一階段任務的完成，可能造成疾病發生。

(三) 社會文化因素

強調精神是因後天環境影響，即透過個體與家庭、社會環境、文化互動來探討精神疾病。

1. 家庭因素：家庭理論強調家庭的互動模式障礙，或父母的教養態度是疾病的主因。

2. 社會因素：因社會互動後精神疾病發生比例不同，雙相情緒障礙症常見於高社經地位，思覺失調症常見於低社經地位；男女性因社會要求不同，所以男性易出現酗酒和攻擊行為，女性易得憂鬱症和飲食障礙症。

3. 文化因素：精神症狀的表現受文化風俗影響，例如西方社會的酒精使用障礙比率較高，台灣地區近幾年焦慮症、憂鬱症的發生率有明顯增加。

4-2 精神狀態評估(mental status examination, MSE)

一、評估原則

1. 蒐集完整之資料：**個案不一定能提供正確的訊息，故需多重管道收集資料。**

2. 釐清自己的感覺與價值觀。

3. 具連續性：持續觀察病人的人際行為，確認病人社會功能。

4. 以觀察與會談為評估的主要工具。

5. 評估時，不宜忽略病人非語言的行為表現，因**可察覺病人非語言行為的訊息。**

6. 觀察病人方法分為：

   (1) **參與性觀察法**：護理師藉與個案共同做病房布置的機會，來觀察個案的行為反應。

   (2) 旁觀性觀察法。

   (3) 間接性觀察法。

   (4) 自省性觀察法。

7. 精神疾病症狀**不易評估的原因：**

   (1) 臨床醫療人員的專業訓練。

   (2) 個別具差異性，必須考慮到宗教、文化、社會變遷及種族之不同。

   (3) 精神症狀較難以科學化的數據呈現。

   (4) 症狀的表現會隨時間或環境而有變化。

二、精神狀態評估的項目

表 4-2 ＼ 精神狀態評估的項目

評估項目		評估內容
一般外觀		觀察病人的身材、面部表情、衣著和裝扮、姿勢、目光接觸與醫護工作人員的溝通關係等
言語	說話狀態	觀察說話速度的快慢、音量的高低與大小和話量的多少
	說話障礙	口吃 (stuttering)、沉默 (mutism)、失語 (aphasia)。失語症出現在器質性精神病、認知障礙症晚期病人
	答非所問 (irrelevance)	回答與問題不相干的答案。例如當護理師詢問病人：「誰送你來住院的呢？」病人回答：「我有神力，我知道如何可以掌控世界」
	語無倫次 (incoherence)	語句不連貫或不合文法，難以了解
	言語迂迴 (circumstantiality)	經常離題或以迂迴曲折的方式討論主題，常發生在躁症、思覺失調症的患者
意識程度	意識清醒	對外界刺激做有效且適當的反應
	嗜睡 (drowsy)	對外界刺激有反應，但無法維持清楚意識，隨時會進入睡眠狀態
	意識混亂 (confusion)	對外界刺激有反應，但定向感有障礙
	意識朦朧 (clouding of conscious)	對外界刺激不一定有反應，意識不完全清醒，多伴有思考、記憶力、知覺、定向感障礙
	譫妄 (delirium)	與意識朦朧相同，但多伴有幻覺和錯覺
	僵呆 (stupor)	雖然狀似清醒，但對外界刺激與環境變化沒有知覺
	昏迷 (coma)	完全失去意識與知覺

表 4-2　精神狀態評估的項目（續）

評估項目	評估內容
回音動作 (echopraxia)	模仿別人的動作
活動過多 (hyperactivity)	活動量增加、攻擊性或破壞性活動過多，例如躁症
活動減少 (hypoactivity)	動作行為有遲緩的情形，例如憂鬱症
刻板動作 (stereotype)	重複一些沒有意義的動作行為
作態症 (mannerism)	**習慣性不自主的動作**，例如每天早上固定在大門朝進來的人跪拜
僵直 (catalepsy)	可以維持很久不動的姿勢皆稱之。例如蠟樣屈曲 (waxy flexibility)，經外力可改變姿勢，之後即維持該姿勢而不變
阻抗動作 (negativism)	拒絕任何外力的移動與指示
強迫行為 (compulsion)	心裡知道卻無法自我控制重複不必要的行為
奇異行為 (bizarre behavior)	**做出奇怪、無法被理解的行為**，如坐椅子前要先選椅子並點三下才可以坐、**走一步退三步的前進**
攻擊行為 (aggression)	透過言語或身體的侵略行為
操縱行為 (manipulate behavior)	指以行為控制他人，滿足個人內心的需要，例如病人以生命安全威脅護理師滿足其吸菸的慾望
不適當情感 (inappropriate affect)	情感內容與情感表現不符合，例如笑著說爸爸去世的事
害怕反應 (fear)	對特定事物或情境產生不安的感覺

（左側直書分類欄：動作行為、情感）

表 4-2	精神狀態評估的項目（續）
評估項目	**評估內容**

	評估項目	評估內容
情感（續）	**情緒貧乏** (blunted)	**個體對外在刺激無喜怒哀樂的情感表達**
	情緒狹隘 (restricted)	情感的外顯程度減低
	情緒淡漠(flat)	情緒遲鈍，對外界漠不關心，感覺麻木
	無情緒 (alexithymia)	不會察覺自己的情緒和身體症狀是受環境或外在影響，只是不斷地抱怨身體症狀
	情感矛盾 (ambivalence)	對同一事、物、人存在著兩種相反的情緒反應及衝動
	憂鬱反應 (depression)	悲傷、意志消沉的情緒
	躁動不安 (irritable)	易被小事所惹惱，顯情緒不穩
	焦慮不安 (anxiety)	無故擔心**不特定事物或情境，焦慮症的個案容易出現漂浮性的焦慮**，隨時都好像有什麼事會發生
	恐慌(phobia)	對某情境或某物出現非理性的懼怕
	情緒失禁 (incontinence)	情緒控制不佳，易因小事大哭或大笑
	易變(labile)	情感表現改變迅速，短時間從一種狀態變換到另一種極端表現，如某病人在短短數分鐘內，沒有特別原因下，先是無法控制的大笑 1 分鐘，隨後馬上又不可抑制的大哭好幾分鐘
	激動(agitation)	嚴重情緒伴隨肢體或行為，例如握拳
	欣快(euphoria)	沒有任何高興的事，卻顯得心情很好
思考	**一、思考形式障礙**	
	自閉思想 (autistic thinking)	思考內容與形式以自我為中心，脫離現實之邏輯思考
	魔術性思考 (magical thinking)	相信奇怪的事，例如自己可以知道別人的感覺

表 4-2　精神狀態評估的項目（續）

評估項目	評估內容
聯想鬆弛 (loosening of association)	每段談話內容沒有關聯性。例如傅先生出院後，來信予護理師，信中內容如下：「小姐大人，四海歡騰，青春之神順江而下，不止的滔滔浪花融貫大地！以過濾方程式祈求平安」
回音語言 (echolalia)	重複他人的話，如護理師問「你好嗎？」病人答「你好嗎？」問「吃藥了嗎？」答「吃藥了嗎？」

二、思考結構障礙

新語症 (neologism)	將不相關的字，自創新的字詞並賦予奇特的意義
音韻連接 (clang association)	語句不連貫，以音韻相接連。如「妳的口紅很紅，紅顏薄命，命中註定……」
字句拼盤 (word salad)	說出一堆拼湊不相干的內容
說話繞圈 (circumstantiality)	說話夾雜不清，廢話連篇，但內容有關聯
延續症 (perseveration)	話題已改變，仍回答相同答案，可能出現在器質性腦疾患患者身上

三、聯繫速度障礙

思考遲緩(thinking retardation)	回答問題緩慢，內容具有連貫性
思考中斷 (blocking)	思考完成前突然中斷，腦中一片空白
意念飛躍 (flight of idea)	**常出現在躁症病人身上**，思考流程速度快，意念一個接一個，但其中有關聯。例如：病人話題變化迅速，入院的事講沒幾句，又講到家人衝突、自己的童年及初戀的男友

（左側縱欄）思考（續）

表 4-2 　精神狀態評估的項目（續）

評估項目	評估內容
四、思考內容障礙	
妄想(delusion)	對於錯誤的信念堅信不移
誇大妄想	相信自己有特殊的地位、重要性或能力，例如「我有超能力，感應到你是下一個樂透彩頭獎得主，小心不要被綁架了」
多情妄想	又稱色情妄想，相信別人愛上他，進而結婚，例如「護理師正笑著看我，笑容中代表對我的愛慕」
嫉妒妄想	認為所愛的人對自己不忠，但並無此事實
被害妄想	相信自己被人陷害，如病人提到「有陰靈藏在他祖先的牌位中，並且每天跟蹤監視著他，企圖對他不利」
關係妄想	相信周遭發生的事和自己有關，例如在病房看電視時突然大聲叫罵「電視中男女主角正在討論我的問題」「同事們竊竊私語都在談論著我的疾病」「隔壁床王小姐的哭聲正代表上帝要考驗我的意志力」
宗教妄想	相信自己有能力與神溝通或自己就是神，例如「我是上帝的使者，被派到世間拯救世人。」
虛無妄想	是指相信自己或全世界不存在或快毀滅
身體妄想	懷疑自己的身體功能或狀態，如病人認為他的皮膚下有蟲，即使檢查無所得仍不改其志
被控制妄想	相信自己的思想或行為受到外力控制。例如思覺失調症病人對護理師說：「外太空有一特殊衛星傳達訊息給我，要我站到 11 點才可以睡覺。」 1.**思想廣播**(thought broadcasting)：感覺別人也可以知道自己在想什麼。例如病人會說：「問什麼問，我的事情大家早就都知道了，還裝什麼？」

思考(續)

表 4-2 精神狀態評估的項目（續）

	評估項目	評估內容
思 考 (續)	被控制妄想（續）	2.思想抽離(thought withdrawal)：相信自己思想被外力移除。 3.**思想插入**(thought insertion)：相信他人的思想因外力植入自己大腦中。 4.思想控制(thought control)：相信自己的思想被外力控制。
	思考貧乏 (thinking poverty)	言詞表達空洞
	強迫意念 (obsession)	反覆出現無法消除的意念、思考及心像
	慮病 (hypochondria)	過分關注健康，不符實際的解釋身體狀況，擔心身體有病，不斷求醫再保證
知 覺	錯覺(illusion)	**對外在刺激產生錯誤感受或解釋**，例如把繩子看成蛇、**杯弓蛇影**；某病人將牆壁上的圖書看成是監視他的機器，要求護理師將其取下；**感覺到腸子內有很多蟲子在爬**
	幻覺 (hallucination)	無外界刺激而中樞神經感受到刺激的存在
	視幻覺	病人說看到有死掉的人正躺在他的床上
	聽幻覺	病人單獨一人時，會聽到有人和他說話的聲音
	嗅幻覺	病人在病房頻打 119 報案，表示現在聞到燒焦味
	觸幻覺	感覺皮膚上有蟲在爬，實際上空無一物
	味幻覺	吃東西時感受到特殊味道
	自我感喪失 (depersonalization)	感覺自身變得不真實、怪異、不熟悉
	失真感 (derealization)	感覺周遭環境不真實或陌生，別人**好像在演戲**

表 4-2 ＼ 精神狀態評估的項目（續）

	評估項目	評估內容
知 覺 （續）	感覺缺失 (hysterical anesthesia)	因內心衝突使得感覺器官失常，例如：要打仗的士兵突然看不到
	辨識不能(agnosia)	智能會因感覺器官引起無法辨識外來刺激，例如：器質性精神病病人只能看到物體的部分
智 能	JOMAC	
	判斷力(judgement)	是指個案對發生事件的了解和做決定的過程，如詢問病人：「如果你上課快遲到，你該如何處理？」**「如果你撿到一封貼好郵票，寫明地址的信封時，你會怎麼做？」「如果你聞到房中有濃濃的瓦斯味，你會怎麼辦？」**
	定向感(orientation)	**對人時地的辨識力**，例如詢問病人今天是幾年幾月幾日
	記憶力(memory)	
	即時記憶	包含注意力集中度，10 秒內讓病人複誦剛聽過的數字串
	近期記憶	回憶一天內的事，告知後 15 分鐘測量的記憶結果，如：**今天的早餐內容**
	短期記憶	剛發生事件之記憶（過去 3 個月內）
	遠期記憶	對久遠事件，數月至數年的記憶，如問病人：「你何時出生？」
	記憶障礙	1.**失憶症**(amnesia)：**部分或完全不記得過去的經驗，如無法記起自家住址** 2.記憶偏差(paramnesia)：記憶內容有改變。 　(1) 似曾相識感(Dejà vu)：對於一個新的情境，彷彿見過 　(2) 陌生感(Jamais vu)：對於原本熟悉的事物感到陌生

表 4-2 精神狀態評估的項目（續）

評估項目	評估內容
記憶障礙（續）	(3) **虛談症**(confabulation)：對遺忘的記憶無意識的以虛假內容填補。如護理師問「現在總統是誰？」個案說「是我的好朋友，昨天還來看我，你沒看到嗎？」 3. 記憶亢進(hypermnesia)：記憶保存佳，甚至對某些小細節記得特別清楚。常見於躁症及妄想症病人
抽象思考 (abstract thinking)	使用隱喻或假設能力，如護理師問：「筆和紙有何不相同？」「**橘子和蘋果有何不相同？**」「**兩全其美的意義？**」或個案比較類似性質事物異同的能力或對抽象事件的解釋能力
計算能力 (calculation)	**執行與教育程度相符合的計算題目**，如讓病人進行 100 減 7，再減 7，一直減下去，直到得數少於 7，本題**亦可測注意力**
簡易認知功能評估(MMSE)	
定向力(orientation)	分為時間定向力與地點定向力
訊息登錄 (registration)	目的是要受試者學習三樣東西，稍後要作為短期回憶的測試使用
注意力與計算力 (attention and calculation)	請受試者由 100 減 7 等於？再減 7 等於？…連續進行五次
短期回憶(recall)	請受試者重述先前的三樣東西
其他	**語言理解**(language)、空間概念操作能力
慾望	食慾、性慾、睡眠需要和一般生活興趣
病識感	病識感(insight)是指個案對自己健康狀況的了解及接受程度，可經由詢問：「**請告訴我，醫師為何開這種藥給您？**」來評估
病識感 **無病識感** (no insight)	完全否認自己有精神疾病，且不肯接受治療，例如「我沒有病幹嘛吃藥。」

智能（續）

表 4-2 \ 精神狀態評估的項目（續）	
評估項目	評估內容
真正的病識感(true emotional insight)	又稱**情緒性病識感**(emotional insight)，**理智及情感上皆知道有病**，願意面對現實並願意配合治療，例如「**我很怕接近人群，這大概就是我目前的疾病吧！**」
理智性的病識感 (intellectual insight)	承認自己有病，但並無行動配合改善自己病況的責任，例如「我知道我有病，但是我就是不想吃藥。」
部分病識感 (partial insight)	知道自己有病，但以別的理由說明，如「我為了怕媽媽血壓升高，所以聽她的話來接受治療。」

（表格左側縱排：病識感（續））

4-3 精神疾病的診斷及分類

一、診斷分類系統

1. 精神疾病使用的系統有以下兩類：
   (1) 國際疾病分類第十版(ICD-10)。
   (2) 精神疾病診斷統計手冊第五版(DSM-5)：目前美國精神醫學會及國內多數臨床精神科所使用之診斷準則，DSM-5 考慮到牽涉保險給付、擔心獨立出第二軸易造成疾病汙名化等原因，**取消五軸診斷**。

2. DSM-5 重大改變：
   (1) 神經發育障礙：心智發展遲緩改名為智力不足。溝通障礙症包括過去的語音障礙和口吃。**亞斯伯格症不再是獨立診斷，**合併於自閉症類群障礙症。
   (2) 思覺失調症：刪除所有精神分裂症亞型（妄想、混亂、僵直、未分類、殘留型）。

(3) 憂鬱症：哀慟反應包含於憂鬱症，不再互相排斥。增加兒童 18 歲以前發作的侵擾性情緒失調症。經期前情緒低落症正式成為一個診斷。

(4) 焦慮症：恐懼症及焦慮症刪除「18 歲以上，且必須認識到，他們的恐懼和焦慮是過分或不合理的」之準則。恐慌發作變成正式的診斷而非現象，與特定場所畏懼症分開成為兩個獨立的診斷。

(5) 強迫症：從焦慮症中獨立出來。新增摳皮症、儲物症、物質／醫藥引起之強迫性疾病、拔毛症等診斷。

(6) 創傷後壓力症：從焦慮症中獨立出來，包含於創傷及壓力相關障礙症。

(7) 暴食症：獨立成一個診斷。

二、心理測驗

心理測驗的目的在於檢驗智能程度(IQ)、評鑑特殊才能、臨床鑑別診斷、輔助治療處置、了解動態性格、預測治療效果。可分為投射測驗、整體認知功能測驗、智力測驗、知覺及性格測驗。

羅夏氏墨漬測驗為精神科臨床常用的投射測驗，藉由主觀、自由聯想墨漬的意義或為何圖像，來投射出受試者的心理。

4-4　精神疾病的護理過程

一、前　言

1. **護理診斷**：要素包括症狀與徵候（定義性特徵）、形成的原因（相關問題）、問題（健康問題）的敘述。

2. 護理診斷中，處理之優先順序為緊急而危及生命的、重要的先處理。

3. **護理措施**係依據問題的原因而制訂護理措施。

4. 護理記錄資料可作為醫療小組連繫的重要工具。**護理師在記錄個案的精神狀況時，宜注意家屬探視時病人的表現狀況。**

二、 護理評估原則

1. 護理評估分為生理、情緒、智能、社會、靈性層面五大層面，評估時宜重視**整體性**。收集對象為病人、家屬親友、相關醫療人員等，故具**多元性**。

2. **採取系統化原則，完整地收集個案的行為與症狀資料。** 收集病史過程因病情變化大，資料的收集應具**彈性**，需隨病人的個別性而調整，以期**有計畫**的收集資料。

3. 評估時宜具**客觀性**，不要被病人的言詞所操縱，護理師應具自省能力。

4. 資料有不確定時，需多方面收集資料，較具**準確性**。

5. 評估過程宜保持氣氛**和諧性**，護理師的焦慮不要影響病人，並給予充分時間表達，抱持關懷與接納的態度。

6. 評估過程雖依病情變化調整，但仍需具**主導與持續性**。

三、 整體性護理評估方向

1. 生理層面：自我照顧、進食、排泄、睡眠、活動情形。

2. 情緒層面：情感表達合宜度、穩定度，持續的情緒變化狀況。

3. **智能層面**：意識、認知功能、智力、思考過程、病識感、壓力調適能力。

4. 社會層面：人際關係、自我概念、角色功能、人際關係建立。

5. **靈性層面：價值觀、人生觀、自我成就感等。**

四、精神科常見的護理診斷

表 4-3 精神科常見護理診斷

評估層面	護理診斷
生理層面	1. 沐浴／穿著／進食／如廁自我照顧能力缺失 2. 睡眠型態紊亂 3. 潛在危險性損傷
情緒層面	1. 潛在危險性對自己對他人的暴力行為 2. 焦慮　　　3. 恐懼
智能層面	1. 急性／慢性混亂　　3. 長期性／情境性低自尊 2. 知識缺失　　　　　4. 言辭溝通障礙
社會層面	1. 危害性家庭因應能力 2. 社交互動障礙 3. 無效性社區因應能力
靈性層面	1. 無力感　　　2. 心靈困擾

QUESTI⍰N

題｜庫｜練｜習

1. 精神科出院護理計畫的內容包括下列何者？(1)教導壓力調適策略 (2)討論停藥的時間　(3)演練症狀因應策略　(4)討論服藥益處。(A) (1)(2)(3)　(B) (1)(3)(4)　(C) (1)(2)(4)　(D) (2)(3)(4)　（101專高二）

2. 張小姐，診斷思覺失調症，今天上午父母來探訪，護理師觀察到張小姐與父母互動時，突然大聲斥責父母，並對他們吐口水，之後又立即哭著跪地向父母磕頭，請求父母原諒，請問張小姐的行為，屬於以下哪一項症狀？(A)思考聯想障礙　(B)自閉　(C)矛盾情感　(D)作態行為　（101專高二）

   解析 矛盾情感是指個體對同一事、物、人存在兩種相反的情緒反應。

情況： 劉小姐住院期間常批評病房規則，干擾病房活動，與護理師爭執治療約定，甲護理師與其訂定行為治療約定。依此回答下列三題。

3. 劉小姐向乙護理師說：「甲護理師太古板了，還是你比較會變通，行為治療他就一板一眼的，你就不一樣了，都會知道我不是故意的，我比較欣賞你。」，就治療性人際關係而言，這是何種現象？(A)討好行為(toady behavior)　(B)情感轉移(transference) (C)試探行為(testing out behavior)　(D)操縱行為(manipulative behavior)　（101專普二）

   解析 操縱行為是個人運用、利用或用強烈手段來控制自己和他人的自我挫敗行為，以滿足自身需求、去除心中焦慮感。

4. 承上題，此時乙護理師的反應，下列何者最適合？(A)笑一笑，不理會她的甜言蜜語　(B)義正嚴詞告訴她，誇獎我是沒用的 (C)說明甲護理師是為她好，這麼做沒有錯　(D)說明仍會依照甲護理師與妳所訂的目標來執行　（101專普二）

解答：　1.B　　2.C　　3.D　　4.D

5. 承上題，劉小姐在行為治療過程中表示：「我不要做了，為什麼要聽你們的？」，劉小姐是何種行為反應？(A)阻抗(resistance) (B)不遵從(noncompliance) (C)退縮(withdrawal) (D)無助(helplessness)　　　　　　　　　　　　　　　　　（101專普二）

解析 阻抗行為指在治療過程中，病人無法面對內心衝突或問題時，而出現發怒、避重就輕、不耐煩的反應。

6. 護理師詢問病人：「蘋果和香蕉有什麼不一樣？」主要是在評估病人下列何種能力？(A)抽象思考力 (B)判斷力 (C)注意力 (D)記憶力　　　　　　　　　　　　　（101專高一、專高二；102專高一）

7. 有關各種幻覺的敘述，下列何者正確？(A)幻覺與錯覺皆是知覺障礙 (B)思覺失調症病人最常出現觸幻覺 (C)譫妄病人最常出現聽幻覺 (D)幻覺一定合併有妄想　　　　　　（102專高一）

解析 (B)思覺失調症病人最常出現聽幻覺；(C)譫妄病人最常出現視幻覺；(D)幻覺不一定合併有妄想。

8. 佛洛依德(Sigmund Freud)主張精神疾病乃起因於潛意識中早期未解決的衝突，是屬於下列何者？(A)妖魔化身 (B)人道關懷 (C)描述性精神醫學 (D)心因性病因論　　　　　　（102專高二）

9. 下列有關認知功能評估的敘述，何者正確？(A)「請問您住幾號房？」主要是在評估病人的抽象思考能力 (B)「請病人正反背誦數字」主要是在評估病人的計算能力 (C)「請告訴我，醫師為何開這種藥給您？」主要是在評估病人的病識感 (D)「請問失敗為成功之母是什麼意思？」主要是在評估病人的判斷能力

解析 (A)主要為評估定向感；(B)背誦為評估記憶力；(D)為評估病人的抽象思考能力。　　　　　　　　　　　　　　　　　（102專高二）

10. 下列有關精神疾病發生原因之敘述，何者正確？(A)精神疾病之潛在病因與發病時間相距非常短 (B)精神疾病的發病通常有很明確可辨的病因 (C)人格可能是精神疾病發病的潛在因素 (D)精神疾病的發病較不受基因遺傳的影響　　　　　　（103專高一）

解答：　　5.A　　6.A　　7.A　　8.D　　9.C　　10.C

解析 (A)精神疾病之潛在病因與發病時間相距非常長；(B)精神疾病的發病病因多重且複雜；(D)精神疾病的發病較受基因遺傳的影響。

11. 神經傳導物質失調引起精神疾病的相關假說，下列哪一項敘述最適宜？(A)多巴胺活性過高與憂鬱症有關　(B)正腎上腺素功能過低與躁症有關　(C) GABA功能過高與焦慮症有關　(D)乙醯膽鹼功能過低與阿茲海默症有關　（103專高二）

解析 (A)多巴胺活性過低與憂鬱症有關；(B)正腎上腺素功能過高與躁症有關；(C)GABA功能過低與焦慮症有關。

12. 有關精神疾病的病因敘述，何者正確？(A)動力學派認為習得的無助是憂鬱症之病因　(B)精神分析學派認為潛意識是重要的精神疾病病因　(C)家族研究(family risk studies)可清楚區辨遺傳與環境病因　(D)思覺失調症個案腦中多巴胺過低，造成細胞凋零　（103專高二）

13. 下列有關妄想(delusion)的敘述，何者最正確？(A)病人表示病友對她笑就是對方愛上自己，雖然對方澄清絕無此意，病人仍堅持己見，是一種忌妒(jealousy)妄想　(B)病人表示自己是內政部部長，入院後一直在交誼廳發表有關改善治安的意見，是一種誇大(grandeur)妄想　(C)病人表示病友們在走廊哼歌，就是互傳訊息，想要聯手排擠他，是一種控制(control)妄想　(D)病人表示病友是受到黑道指使，要來殺害他的，事實卻非如此，是一種虛無(nihilistic)妄想　（103專高二）

解析 (A)病人表示病友對她笑就是對方愛上自己，雖然對方澄清絕無此意，病人仍堅持己見，是一種多情妄想；(C)病人表示病友們在走廊哼歌，就是互傳訊息，想要聯手排擠他，是一種關係妄想；(D)病人表示病友是受到黑道指使，要來殺害他的，事實卻非如此，是一種被害妄想。

解答： 　11.D　12.B　13.B

14. 陳先生是39歲剛自急性病房出院的個案，接受居家護理初次服務，最優先的護理措施為何？(A)評估服藥情形與副作用　(B)轉介適當的復健處所　(C)協助申請社區資源與福利　(D)確認其生活作息的正常化　　　　　　　　　　　　　　　（103專高二）

15. 下列何者不是評估病人定向力的適當問句？(A)你的病房床號是幾號　(B)你今天早餐吃些什麼　(C)今天是國曆幾月幾日　(D)白天主要照顧你的護理師叫什麼名字　　　　　　　　（104專高一）

解析 定向力為評估個案對人時地的辨識力，詢問早餐吃什麼是評估記憶力。

16. 住院病人表示：「今天要去接受行政院十大傑出青年表揚。」請問這是何種症狀？(A)色情妄想　(B)誇大妄想　(C)迫害妄想　(D)嫉妒妄想　　　　　　　　　　　　　　　　　（104專高一）

解析 誇大妄想是只相信自己有特殊地位、重要性等能力。

17. 下列有關知覺障礙的敘述，何者正確？(A)知覺障礙是指對現實環境做了錯誤的推論，同時深信不疑　(B)無外界刺激，但個人卻有知覺產生稱之為錯覺　(C)器質性腦症候群病人的知覺障礙最常是聽幻覺　(D)失真感是主觀的感受，像在演戲，覺得四週環境是不真實的　　　　　　　　　　　　　　（104專高一）

解析 (A)錯覺是指對現實環境做了錯誤的推論，同時深信不疑；(B)無外界刺激，但個人卻有知覺產生稱之為幻覺；(C)器質性腦症候群病人的知覺障礙最常是視幻覺。

18. 簡短智能評估表(mini-mental status examination, MMSE)為常用的認知功能評估量表，下列何者不是MMSE的評估重點？(A)記憶力　(B)定向感　(C)價值觀　(D)計算力　　　　　　　（104專高一）

解析 MMSE可評估定向感、語言、記憶力、計算力。

解答：　14.A　15.B　16.B　17.D　18.C

19. 護理師詢問病人：「你幾歲？」病人回答：「55歲」，護理師繼續詢問：「跟誰同住？」病人仍回答：「55歲」，之後問題皆回答55歲，上述症狀最可能出現於何種診斷之病人？(A)憂鬱症(depressive disorders)　(B)創傷後壓力症(post-traumatic stress disorder)　(C)器質性大腦障礙症(organic brain disorder)　(D)焦慮症(anxiety disorders)　　　　　　　　　　　　　（104專高二）

20. 護理師詢問思覺失調症個案：「發現自己東西不見該怎麼辦？知道這是哪裡嗎？早餐吃些什麼？香蕉與蘋果的不同？」等問題，此時護理師最有可能執行的是下列何項評估？(A)評估病識感(insight)　(B)評估認知功能JOMAC　(C)評估思考內容(thought)　(D)評估智力(intelligence)　　　　　　　　　　（104專高二）

解析 (A)評估病識感可經由詢問為何醫師開這種藥給您？來評估；(C)評估思考內容可評估個案是否有妄想等症狀；(D)評估智力可藉由智力測驗來評估。

21. 蔣先生，76歲，診斷為失智症。護理師欲檢查蔣先生定向感、注意力、記憶力、語言、口語理解及行動能力時，應使用下列何檢測工具？(A)阿茲海默症病人生活功能分期量表(Functional Assessment Staging of Alzheimer's Disease)　(B)老人憂鬱症量表(Geriatric Depression Scale, GDS)　(C)貝克憂鬱症量表(Back Depression Inventory)　(D)簡短智能評估量表(Mini Mental Status Examination)　　　　　　　　　　　　　　（104專高二）

22. 承上題，蔣先生由兒子送來住院，據兒子表示，蔣先生愈來愈多疑，懷疑家人偷他的存款簿，在飲食中下毒。護理師應了解這是一種：(A)意念飛躍　(B)妄想　(C)似曾相識感　(D)錯認現象

解析 失智症最常見妄想內容為被偷妄想。　　　　　（104專高二）

解答：　19.C　　20.B　　21.D　　22.B

23. 王先生住院以來每天早上吃飯前會走到病房大門口，將書、水果和衛生紙放在地上，有外面的人進來時便朝向他人進行跪拜。上述描述最符合下列何種症狀？(A)回音性動作(echopraxia)　(B)拒絕現象(negativism)　(C)作態行為(mannerism)　(D)靜坐不能(akathisia)　　　　　　　　　　　　　　　（105專高一）

解析 (A)回音性動作：模仿別人的動作；(B)拒絕現象：一種對他人的要求或指令表現出抵制或反抗的症狀；(D)靜坐不能：為藥物副作用，須不停走動或抖動。

24. 王先生表情緊張，在護理師詢問之下，王先生表示：雖然他都沒跟別人說話，但是別人都可以知道他在想什麼，知道他所有的秘密，有時會感覺到有些想法不是自己的而是別人硬放入給他的。上述描述最符合下列哪些症狀？(1)連結鬆弛　(2)思考插入　(3)思考廣播　(4)思考中斷。(A) (1)(2)　(B) (2)(3)　(C) (3)(4)　(D) (1)(4)　　　　　　　　　　　　　　　（105專高一）

解析 (1)連結鬆弛：談話過程每段都沒有關聯性；(4)思考中斷：前一組思考完成前突然中斷，腦中一片空白。

25. 有關精神疾病的病因敘述，何者正確？(A)經歷大地震，經常是精神疾病的近因或誘發因素(precipitating factor)　(B)母親孕期當中受感染，可能是精神疾病的一種近因或誘發因素　(C)人格(personality)，經常算是影響精神疾病的一種惡化或續存因素(perpetuating factor)　(D)高度情緒表露(high expressed emotion)的雙親，經常是精神疾病的一種近因或誘發因素　（105專高一）

解析 (B)可能是精神疾病的一種潛在因素；(C)是影響精神疾病的一種潛在因素；(D)經常是精神疾病的一種潛在因素。

26. 護理師評估急性住院思覺失調症病人之彭小姐可能受到幻聽干擾或妄想，而出現潛在危險性暴力行為。護理師進行的是何層面的評估？(A)身體　(B)情緒　(C)智能　(D)社會　　　　（105專高一）

解答：　23.C　24.B　25.A　26.C

27. 邱先生診斷為妄想症(delusional disorder)，覺得太太近日打扮光鮮亮麗且常晚歸，認定太太對自己不忠，紅杏出牆，因而私下跟蹤調查。邱先生上述症狀為下列何者？(A)愛戀妄想型(erotomanic type) (B)誇大妄想型(grandiose type) (C)嫉妒妄想型(jealous type) (D)身體妄想型(somatic type) （105專高一）

解析 (C)是指認為所愛的人對自己不忠，但並無此事實。

28. 有關妄想的描述，何者正確？(A)感知外太空有電波或無線電波影響自己思想，是被控制妄想 (B)認為同事講笑話或喝飲料都和自己有關，是誇大妄想 (C)子虛烏有的錯誤認為醫院伙食被下毒或下藥，是虛無妄想 (D)病人告訴護理師收音機正在傳播自己剛剛想到的想法，是被害妄想 （105專高二）

解析 (B)認為同事講笑話或喝飲料都和自己有關，是關係妄想；(C)子虛烏有的錯誤認為醫院伙食被下毒或下藥，是被害妄想；(D)病人告訴護理師收音機正在傳播自己剛剛想到的想法，是被控制妄想中的思維廣播。

29. 有關記憶的臨床表現敘述，何者正確？(A)選擇性記憶喪失，經常是器質性失憶症 (B)長期酗酒容易造成心因性失憶症 (C)失智症病人的失憶，常是遠期記憶喪失最先被發現 (D)病人的虛談現象常是失憶而編故事填補記憶空白 （105專高二）

解析 (A)經常是心因性失憶症；(B)易造成器質性失憶症；(C)常是近期記憶喪失最先被發現。

30. 有關收集家族史時常用的家庭樹（或稱家庭圖譜），下列敘述何者正確？(A) ▢……◯ 表示離婚 (B)家庭圖譜以個案為主，至少畫三代為宜 (C) ◯ 用虛線將家族成員圈在一起表示同住 (D) ▨、◪ 表示個案家族中有精神疾病史者

解析 (A)表示同居；(C)虛線將家族成員圈在一起表示家庭成員；(D)表示男性個案或女性個案。 （105專高二）

解答： 27.C 28.A 29.D 30.B

31. 黃先生因急性精神症狀入院治療，表示聽到有人不斷指責他不負家庭責任，對父母不孝感到自責，而常搥打頭部。在病房獨來獨往，有時不洗澡。下列何者是最優先的護理目標？(A)穩定症狀及提供安全環境　(B)協助認識精神症狀　(C)協助自我照顧活動 (D)維持基本人際互動功能　　　　　　　　　　　　（105專高二）

32. 林同學每遇到考試時皆非常焦慮，常會藉由打球運動以舒緩焦慮情緒，這是屬於下列何種適應機轉？(A)行為取向　(B)認知取向 (C)情緒取向　(D)生理取向　　　　　　　　　　　　（105專高二）

33. 有關精神疾病的臨床表徵，下列敘述何者正確？(A)談話內容一段一段間，欠缺關聯性與連貫性，稱為思考遲緩　(B)杯弓蛇影是病人對外界的刺激產生錯誤知覺或解釋　(C)答非所問及語無倫次最常見於情感障礙病人的臨床表徵　(D)談話到一半，突然停下來，也無法接續自己剛剛的主題，稱為答非所問（105專高二）

解析 (A)談話內容一段一段間，欠缺關聯性與連貫性，稱為聯想鬆弛；(C)答非所問及語無倫次最常見於思覺失調類群病人的臨床表徵；(D)談話到一半，突然停下來，也無法接續自己剛剛的主題，稱為思考中斷。

34. 王先生，因罹患思覺失調症(schizophrenia)而被家人帶來住院，護理師予進行精神護理評估，下列陳述何項正確？(1)問病人：有志者事竟成之含義為何？屬抽象能力評估　(2)問病人：今天一天中發生的事情？屬近期記憶評估　(3)問病人：男人與女人有何不同？屬判斷力評估　(4)問病人：台灣過年時大家都會作些什麼事？屬一般常識評估。(A) (1)(2)(3)　(B) (1)(2)(4)　(C) (1)(3)(4) (D) (2)(3)(4)　　　　　　　　　　　　　　　　（106專高一）

解析 (3)屬抽象能力評估。

解答：　31.A　32.A　33.B　34.B

35. 周小姐，28歲，因情緒起伏大，有多次割腕自傷的病史，此次因服用過量的安眠藥而入院治療，住院後頻打電話要求父母帶外出散心，要求未果則大聲謾罵：「如果你們不來，我就去撞牆！」周小姐的行為反應為下列何者？(A)衝動行為(impulsive behavior) (B)操縱行為(manipulate behavior)　(C)破壞行為(destructive behavior)　(D)攻擊行為(aggressive behavior)　（106專高一）

36. 記憶力分為許多層次，關於其各種檢測評估方法的敘述，下列何者正確？(A)複誦三樣事物(three objects)主要是要評估病人的近期記憶　(B)數數字(digital span)主要是評估病人的遠期記憶　(C)最近對於家中電話、地址記不得，屬於近期記憶障礙　(D)上週發生的事情記不起來，屬於遠期記憶障礙　（106專高二）

37. 有關精神疾病診斷分類之敘述，下列何者正確？(A)五軸診斷是DSM-5的特色；而進行整體功能評估是ICD-10診斷特色　(B)在DSM-5診斷準則中，亞斯伯格症(Asperger's disorder)不再是一個獨立的診斷　(C)在DSM-5整體功能評估量表中，有傷害自己或他人之危險，此種功能狀態評為51~60分　(D)思覺失調症病人，一定不會同時有邊緣性人格障礙的共病診斷　（106專高二補）

解析 (A)DSM-5取消五軸診斷；(C)整體功能評估量表是DSM-IV的第五軸評估，DSM-5已取消；(D)邊緣性人格障礙者不一定患有其他精神病，可能是純粹的人格障礙，也可能為憂鬱症或思覺失調症合併邊緣性人格。

解答：　35.B　36.A　37.B

38. 35歲陳女士診斷為雙相情緒障礙症（原稱躁鬱症），本次為首次發病，有關病因之敘述，下列何者正確？(A)個案父母在她嬰幼兒期離婚，應當算是陳女士發病的促發因素(precipitating factor) (B)她在國小時經歷一場車禍，造成左腳骨折，之後個性變得退縮孤僻，這算是發病的潛在因素(predisposing factor) (C)家人認為陳女士只是想太多，休息就好，家人的態度不會影響預後，不算是續存因素(perpetuating factor) (D)三個月前陳女士生完老二，因為是足月順產，生產不可能是她發病的促發因素(precipitating factor) （106專高二補）

解析 (A)為潛在因素；(C)為續存因素；(D)為促發因素。

39. 有關精神病理學症狀的描述，下列何者正確？(A)病人在房間門口跪地膜拜，表示和上帝對話，不聽勸阻起身，此種症狀稱之為阻抗行為(negativism) (B)病人談話內容片段，關聯性差，思考不連貫，邏輯性低，稱之為意念飛躍(flight of ideas) (C)病人陳述事件，對於細節過分詳盡，難說到重點，耗時久才完成敘述，稱之為語無倫次(incoherence) (D)病人言詞間的連結多以相似讀音串聯，但欠缺適當邏輯性，稱之為音韻連結(clang association)

（106專高二補）

解析 (A)此為作態症；(B)此為語無倫次；(C)此為聯想鬆弛。

40. 有關病人出現的臨床精神症狀敘述，下列何者最適當？(A)杯弓蛇影是視幻覺(visual hallucination) (B)病人不斷抱怨病房有蛇，但其他人都沒看到，最可能是有視幻覺症狀 (C)病人常出現腸胃有蟲在爬，腦內在滴血的抱怨，此症狀稱為觸幻覺(tactile hallucination) (D)病人常抱怨舌頭有苦味，皮膚表面有電麻感，此症狀稱為身體幻覺(somatic hallucination) （107專高二）

解析 (A)(C)為錯覺；(D)為味幻覺及觸幻覺。

解答：　38.B　39.D　40.B

41. 武先生，30歲，診斷為第一型雙相情緒障礙症，目前為躁症發作。護理師給藥時，武先生對護理師說：「我討厭吃藥，吃藥有副作用，昨晚病友打鼾很大聲，很吵，我好想吸菸，吸菸很快樂，醫師何時會來看我，上午或下午⋯」，武先生的症狀最符合下列何者？(A)語無倫次(incoherence)　(B)說話繞圈(circumstantiality)　(C)意念飛躍(flight of ideas)　(D)字句拼盤(word salad)　　　　　　　　　　　　　　　　　　（107專高二）

42. 承上題，武先生渴望有女朋友，某日武先生向護理師說：「護理師您很漂亮，妳有沒有男朋友，我可以當您的男朋友」，護理師之處置下列何者最適當？(A)「謝謝你的讚美」　(B)「謝謝，我有男朋友了」　(C)說明二人為護病關係　(D)不予理會　（107專高二）

43. 「一朝被蛇咬，十年怕草繩」此例子可以運用下列何種理論說明焦慮反應的產生？(A)心理分析　(B)學習　(C)認知　(D)人際　　　　　　　　　　　　　　　　　　　　　　　　　　（108專高一）

情況： 張先生因攻擊行為而被家人帶來住院，入院第2天突然出手攻擊鄰床病友，護理師和張先生會談時，張先生表示：「他是被派來要殺我的，我很害怕！」，依此情況回答下列二題。

44. 護理師對張先生之精神症狀評估，下列何項正確？(A)誇大妄想　(B)被害妄想　(C)關係妄想　(D)控制妄想　　　　（108專高一）

45. 張先生，思覺失調症，與護理師談及母親於去年辭世，隨即哈哈大笑表示很思念她。此時張先生的情緒表現最有可能為下列何者？(A)情感淡漠　(B)矛盾情感　(C)過度欣快　(D)情感低落

　　解析 矛盾情感是指同一人在同一時間對一件事（或人）同時出現兩種相反的感覺或情緒。題幹中張先生對母親的辭世表現出大笑及思念兩種相反的情緒。　　　　　　　　　　　（108專高一）

46. 精神病人因為堅定相信自己身體裡已經沒有消化器官，所以不願意進食，這是屬於何種妄想？(A)誇大(grandeur)　(B)虛無(nihilistic)　(C)身體(somatic)　(D)關係(reference)　（108專高二）

解答：　　41.C　　42.C　　43.B　　44.B　　45.B　　46.B

47. 有關精神疾病的臨床表徵，下列敘述何者正確？(A)病人規則地重複某些固定型態的無意義動作或言語，稱之為作態動作　(B)不語症的動作行為障礙，最常見於重鬱症的病人　(C)難以自我控制地重複某些動作或行為，稱之為強迫行為　(D)重複他人的話，甚至模仿別人說話，稱之為阻抗行為　　　　　　（108專高二）

　　解析 (A)作態行為指固定的複雜性動作，動作有特定涵義，如沒來由地朝路人跪拜等；(B)常見於焦慮症；(D)阻抗行為指對立或抵抗任何要求其移動的指示或企圖，甚或背道而馳。

48. 林先生，診斷思覺失調症，表情緊張地對護理師說：「我都沒跟別人說話，但是別人都可以知道我在想什麼，知道我所有的祕密。」林先生的描述最符合下列哪個症狀？(A)思考插入(thought insertion)　(B)思考中斷(thought blocking)　(C)思考抽離(thought withdrawal)　(D)思考廣播(thought broadcasting)　　　（109專高一）

49. 下列何種神經傳導物質的變化最能說明引發焦慮症病人焦慮症狀的生理機制？(A)正腎上腺素(norepinephrine)分泌濃度過高　(B)γ-胺基丁酸(γ-aminobutyric acid, GABA)分泌濃度過高　(C)醣皮質素(glucocorticoid)分泌濃度過低　(D)乙醯膽鹼(acetylcholine, ACh)分泌濃度過低　　　　　　　　　　　　　　（109專高一）

50. 王小姐，診斷思覺失調症，護理師發現王小姐眼神怪異，表情緊張。於是問王小姐是不是在獨處時會聽到有人對她說話。請問這是屬於整體性護理評估的哪一種層面？(A)情緒層面　(B)智能層面　(C)靈性層面　(D)社交層面　　　　　　　　　　（109專高一）

解答：　47.C　48.D　49.A　50.B

51. 有關精神病理學症狀的描述，下列何者正確？(A)病人認為電視、收音機、或報紙所載知識與自己有關，為關係妄想(delusion of reference) (B)病人認為自己思想與感受都隨時被他人所知悉，為被控妄想(delusion of being controlled) (C)病人認為自己變強大是因腦子被植入晶片，心臟被放節律器，為虛無妄想(nihilistic delusion) (D)病人認為護理師向他微笑，就是對自己有意思或愛上他，想進一步交往，為誇大妄想(delusion of grandeur)
    解析 (B)為思考廣播；(C)為身體妄想；(D)為情愛妄想。 （109專高二）

52. 黃先生，55歲，被診斷為思覺失調症，與案母同住，服藥不規則，須由案母提醒他吃藥。一個月前，案母因病過世，黃先生認為鄰居透過社區的LINE 群組說他的壞話，因此作勢要攻擊鄰居。黃先生最可能有以下何種症狀？(A)關係妄想(delusion of reference) (B)誇大妄想(delusion of grandeur) (C)虛無妄想(nihilistic delusion) (D)嫉妒妄想(delusion of jealousy)（110專高一）
    解析 關係妄想是相信別人所做所為和自己有關，因此在人際關係間呈現緊張、敏感的現象。

53. 吳女士，診斷思覺失調症，坐在餐桌前，不斷以手拍打桌子，口中喊著說：「怎麼這麼多蟑螂，快來幫忙打蟑螂。」雖然護理師告訴她沒有蟑螂在桌上，但她仍堅持桌上看到許多蟑螂。此為下列何種精神症狀？(A)妄想(delusion) (B)自我感消失(depersonalization) (C)幻覺(hallucination) (D)失真感(derealization)　（110專高二）
    解析 (A)指個案錯誤且固著的信念；(B)覺得自身變得不真實、怪異、不熟悉；(D)感覺周遭環境變得陌生、不真實。

54. 護理師問病人：「100減7是多少？」然後連續減了五個7。這種方式除了可以評估病人的計算能力外，還可以評估下列何種能力？(A)定向感(orientation) (B)注意力(attention) (C)判斷力(judgement) (D)病識感(insight) （110專高二）

解答： 51.A 52.A 53.C 54.B

55. 運用簡易心智量表(Mini-Mental State Examination, MMSE)評估老年人精神狀態，下列何者不是其評估的功能表現？(A)定向感 (B)注意力　(C)記憶力　(D)情緒狀態　　　　（110專高二）

　解析 MMSE評估老人定向力、語言、記憶、注意力及計算能力等。

56. 下列有關精神疾病臨床症狀的敘述，何者正確？(A)對外界事務過度注意，甚至有警覺心，稱之為欣快感(euphoria)　(B)對同一件事同時存在兩種相反的情感感受，稱之為不恰當情感(inappropriate affect)　(C)情感遲鈍、面部表情少、對外界漠不關心，稱之為失快樂感(anhedonia)　(D)說話快速而持續，話題轉換迅速，話題間略有關聯，稱之為意念飛躍(flight of ideas)

　解析 (A)欣快感是情緒高漲至和目前現實狀態脫節；(B)為情感矛盾；(C)為情感平淡。　　　　（111專高一）

57. 有關精神疾病與神經傳導物質失調之因素假說，下列敘述何者正確？(A)思覺失調症負性症狀與多巴胺(dopamine)濃度過高有關 (B)躁症發作與兒茶酚胺(catecholamine)過度分泌有關　(C)憂鬱症與血清素(serotonin)分泌過高有關　(D)焦慮症與γ-氨基丁酸(γ-Aminobutyric acid, GABA)分泌過多有關　　　（112專高一）

　解析 (A)負性症狀與血清素分泌過少有關，正性症狀與多巴胺分泌過多有關；(C)憂鬱症與血清素分泌過低有關；(D)焦慮症與GABA分泌過低有關。

58. 李小姐，因鬱症發作(Major Depressive Episode)住院，每天均表情愁苦、暗自垂淚。護理師問李小姐：「如果以0分到10分作評量，0分是最低落，你目前是幾分？」李小姐回答0分。請問護理師正在執行下列何項護理評估？(A)智能層面的思考內容評估 (B)心理防衛機轉的評估　(C)情緒的客觀評估　(D)心情的主觀評估　　　　（112專高一）

解答：　　55.D　　56.D　　57.B　　58.D

59. 陳女士，35歲，診斷雙相情緒障礙症，護理師在詢問家族病史中得知此次是陳女士首次發病，她的母親也是雙相情緒障礙症的病人，依病因模式，最符合以下何項病因因素？(A)潛在因素(predisposing factor) (B)促發因素(precipitating factor) (C)續存因素(perpetuating factor) (D)預後因素(prognostic factor)

（112專高二）

解析 遺傳、人格等生命早期所謂體質的脆弱性，屬於促發因素。

60. 吳先生，40歲，診斷情感思覺失調症(Schizoaffective Disorder)。護理師問他喜歡從事什麼休閒活動，吳先生回答說：「我喜歡游泳，勇於認錯，知錯能改，善莫大焉，醃肉好吃，但太鹹，我不能吃，因為我有高血壓。」吳先生有以下哪一項症狀？(A)言語迂迴(circumstantiality) (B)答非所問(irrelevant answer) (C)語無倫次(incoherence) (D)音韻連結(clang association) （112專高二）

解析 音韻連結是指句子間的關聯，並非邏輯上的相關而是音韻的相近。

解答： 59.A 60.D

MEMO

治療性人際關係及溝通

出題率：♥ ♥ ♡

治療性人際關係 ─┬─ 特　色
　　　　　　　　├─ 理　論
　　　　　　　　├─ 基本要素
　　　　　　　　├─ 治療性人際關係的建立過程
　　　　　　　　└─ 治療性人際關係常見的問題

治療性溝通 ─┬─ 溝通三元素
　　　　　　├─ 雙向溝通模式
　　　　　　├─ 溝通理論
　　　　　　├─ 治療性溝通的原則
　　　　　　├─ 治療性溝通技巧
　　　　　　└─ 非治療性溝通技巧

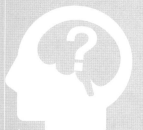

Psychiatric Nursing

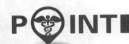

5-1　治療性人際關係

　　治療性人際關係的目標主要是增強個案的自我功能、自信及自尊；促進與他人的溝通並提高自我開放的意願；適應團體生活，藉此習得合宜的社會行為模式。

一、特　色

1. 關係建立的目的以治療與復健為導向。

2. 共同設定目標，以滿足**個案特殊需求**為主。

3. 鼓勵個案深度自我開放，**治療者依治療需求進行適當的自我表露**。

4. **治療者本身就是一個治療工具**，最可運用於治療性人際關係的資源是**護理師自己**。

5. 會談主題以個案為需求或相關性問題。

6. 治療性人際關係也會出現操縱、退化及暴力等行為。

7. **關係中止是在有計畫與經過討論之下而中止。**

二、理　論

1. **沙利文(Sullivan)首創，佩普洛(Peplau)倡導。**佩普洛**重視與個案建立信任的人際關係**，是一種同盟關係，關係的發展有階段性的任務需完成。

2. 佩普洛強調護理師自我覺察的重要，**使用治療性人際溝通技巧和病人建立關係，透過轉移關係來幫助病人了解自己。**

三、基本要素

1. **自我覺察**(self-awareness)：分析自己的特性與感受是否會影響治療性人際關係的建立，**周哈里窗**(Johari window)的四個象限可以幫助了解自我覺察程度（表 5-1）：

   (1) 開放我：自我覺察越多此象限越大，表示有足夠的經驗與能力與他人互動，並展現出真誠的情感。護理師可藉聆聽自我而達了解自己的目的。

   (2) 盲目我：藉由聆聽他人或與他人互動中，增進對自我的了解，降低此象限大小。

   (3) 隱藏我：**自我揭露**(self-disclosure)**是有目的、有限度的**，自我揭露或向他人透露自我重要部分會減少此象限大小。

   (4) 未知我：自我覺察越少此象限越大，表示行為及感受缺乏變化且極為有限。

表 5-1　周哈里窗

	自己知	自己不知
他人知	開放我 在人前展現的一面	盲目我 他人知到但自己不知道的特質
他人不知	隱藏我 他人無法知道的一面	未知我 潛在特質或未有的經驗

2. **接納病人**：接受病人的一切，不加道德批判與責難，做法與態度一致、誠懇、尊重，並給予持續的關懷。

3. **同理心**(empathy)：

   (1) 以理解的態度體會個案的感受，將心比心，以對方的心態去想問題，**設身處地體會對方的感覺，並將感受表達出來**，如

病人表示好煩喔！護理師可以反映其感受：「你覺得很煩，不知該怎麼辦？」

(2) **高層次同理心技巧的表達**：治療者不只能反應個案所說的內容，還可以**澄清其想法**、內在意義與感覺，探索個案潛在需求，確認其問題。如護理師對上述病人回答：「你現在感覺到自己很煩，所以希望找出解決的方法！」

四、治療性人際關係的建立過程

(一) 互動前期

互動前期的工作任務為收集個案相關資料，計畫與個案的第一次互動。

(二) 介紹期

1. 工作任務：

(1) **建立彼此的信任感**（表 5-2），接受個案的行為且不加批評，**要了解病人對護理師而言是陌生人，反之亦然。**

(2) 共同訂定契約。

(3) 確認個案的問題。

(4) 與個案訂定目的，以個案的治療目標為溝通主題。

2. 治療前期，護理師宜有適當之自省。

(三) 工作期

1. **協助個案增加病識感**(insight)，**會談重點放在個案的問題癥結。**

2. 引導個案建立新的行為模式。

3. 增強個案的自我了解。

4. **鼓勵個案主動參與護理計畫。**

表 5-2	初步會談的注意事項
精神病人型態	**建立關係之護理重點**
1. 懷疑心重	被動友善、**規則持續地探望病人**
2. 強烈被害妄想	切忌太過熱心，以**被動友善**的態度等待病人提出要求
3. 常擔心被利用、好辯	**中立的態度，醫療團隊態度保持一致**
4. 拒絕參加活動，大多臥床，少回話，態度有敵意	**做任何處置前，給予清楚簡單之說明**
5. 退縮、少語	多次探視、**持續提供關懷，引導病人注意外界護理師之存在與關心**
6. 健忘、憂鬱	多次接觸、多次重複會談的內容
7. 話多、滔滔不絕	適當限制、集中會談主題

(四) 結束期

1. 符合護病關係進入結束期的標準：

   (1) 個案自我功能增強。

   (2) 護理師離職。

   (3) 症狀緩解準備出院。

2. 工作任務：

   (1) 建立分離的事實：病人可能會因即將分離的事實，而呈現**退化、退縮、憤怒、失落**及不安。

   (2) **協助回顧治療過程及目標達成**：通常須對治療及目標進行回顧及評價，把會談焦點放在未來事務上，主要工作在於預備病人出院。

   (3) **護理師可以和病人相互分享及探索彼此對分離的感覺。**

   (4) **討論嘗試延續關係所隱藏之議題。**

3. 結束期常見的情緒：

(1) 病人憤怒：主護護理師因工作調動不能繼續照顧陳先生，當主護護理師將此消息告訴陳先生，且將自己親手做的祝福卡交給陳先生時，陳先生未看內容即將卡片揉成一團丟到垃圾桶中，頭也不回的離開病人單位。

(2) 病人擔心被遺棄：視護病關係的中止為**象徵性遺棄**，藉由言行的憤怒，表達其內在的不安全感，例如：在護病關係的結束期，洪先生表示「你對我的關心，只是因為業務的需要，謝謝你職業性的笑容，我會永遠記得，不勝感激。」

(3) 壓抑反應(suppression)：某日，護生告訴李小姐，自己將於下週結束實習，李小姐當場表情淡漠，之後與護生的接觸皆顯示相當地冷淡。

(4) **失落反應**：即將出院的病人，對護理師的態度轉變為時而冷漠，時而表現易怒或不合作。

五、治療性人際關係常見的問題

介紹期護病關係常見的情緒問題行為包括：

(一) 焦慮反應(Anxiety)

1. 原因：病人面對陌生環境引起的反應；護理師應自我覺察自己焦慮的來源。

2. 護理原則：盡量安撫其情緒，提供詳細的環境介紹，鼓勵其表達感受。

(二) 阻抗行為(Resistance)

1. 原因：通常發生於建立關係之始或關係建立到某一程度時，**病人因不確定及不了解而產生焦慮，且出現與治療方針相反的行為**，病人的阻抗常因病人過去的負向經驗所致。

2. 出現的行為：過分要求、趕走工作人員、閉口不答。

　(1) 例一：林先生經常對主護護理師表現出一副漠然的態度，或是表示自己很累，只想一個人靜靜休息，常要求主護護理師不要打擾他，但林先生卻常藉機接近另一位護理師。

　(2) 例二：建立初期，個案對護理師的問話避重就輕，並以各項理由表示不能與護理師坐下來談。

3. 護理原則：主動提供資料，追蹤症狀、持續關懷以減輕焦慮，視狀況幫助病人面對壓力。

(三) 試探性行為(Testing Behavior)

1. 原因：發生於建立關係初期，病人為發洩自己內在的焦慮，而試探工作人員對自己的關心程度。

2. 出現的行為：病人常會提出以下要求，如倒水、鋪床或不理會工作人員。

3. 護理原則：確認問題行為，盡可能滿足病人的需求，以真誠、傾聽態度面對。

(四) 動作化行為(Acting Out Behavior)

1. **原因：對於不滿的人、事、物表現一種敵對抗拒的態度或行為**，容易出現在結束期。

2. 出現的行為：因情緒騷動而以不成熟的方式表現於外的衝動行為。病人常會出現以下行為，如摔椅子、踢病房大門、攻擊、責備他人等。

(五) 轉移關係(Transference)

1. 原因：病人將過去的經驗轉移到治療者身上，可能是正面或負面的。**容易出現在工作期**。

2. 出現的行為：病人將其主治醫師視為自己的兒子，對其噓寒問暖。

(六) 反轉移關係(Counter-Transference)

1. 原因：**治療者將過去的經驗轉移到病人身上**，可能是正面或負面的，常見的行為表現為：難以同理病人的行為表現、腦海中常出現與病人有關的想像、與病人有私人的社交互動，**常出現在工作期**。

2. 出現的行為：護理師對某病人特別有好感，覺得對方像他的妹妹，故很快地建立關係；對活動自如的病人頻頻要求自己倒開水、打電話、整理床鋪與端餐盤等行為感到憤怒，認為病人視自己為僕役。

5-2　治療性溝通

一、溝通三元素

溝通三元素包括訊息發送者、訊息、訊息接收者。溝通的方式分為語言(verbal)（占 35%）及非語言(nonverbal)（占 65%），非語言包括使用表情、肢體動作、觸摸、儀表穿著方式表達；非語言的溝通比語言溝通更能正確地傳遞情感。

二、雙向溝通模式

當訊息發送者欲溝通時，運用語言或非語言訊息傳遞給接受者，而接受者會依據其對訊息含意的認知，給予語言或非語言的回饋，藉此互動過程完成溝通的目的。

三、溝通理論

(一) 溝通分析理論(Transactional Analysis)

1. Berne (1950)提出人格是由父母自我(parent ego, P)、成人自我(adult ego, A)及兒童自我(children ego, C)組成。

   (1) **父母型**：為指導、愛護、糾正、命令的溝通方式，會產生強制性影響，例如：護理師對病人說：「小伍我不是告訴過你，不可以再喝酒，你怎麼明知故犯呢？」又可分為控制型(CP)、照顧型(NP)。

   (2) **成人型**：為客觀、合理、理智的溝通方式。

   (3) **兒童型**：為依賴、撒嬌的溝通方式，兒童型是人格中感覺、情緒的部分。又可分為順應型(AC)、自由型(FC)。

2. 溝通分為三種型態：

   (1) **互補式溝通**(complementary transaction)：**訊息發出者與接受者的自我狀態是沒有衝突的**，如成人型對成人型，或父母型對兒童型（圖 5-1）。此溝通互動平穩但在治療性關係中宜避免，應以較成熟的成人型自我與病人溝通，逐漸引導其學習成人型溝通。

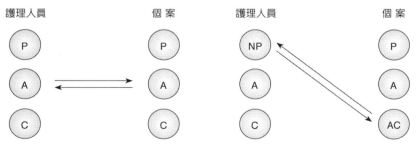

・護理人員：「上午八點是做早操的時間。」
・個　案：「好的，我會準時參加。」

・護理人員：「你怎麼了，看起來好累。」
・個　案：「謝謝你，可能是昨天晚上沒睡好。」

🔹 **圖 5-1　互補式溝通**

(2) **交叉式溝通**(crossed transaction)：是指雙方的自我狀態是交錯衝突的情形。如發出者的自我狀態是父母型，而接受者卻是以父母型的態度來面對，這種溝通極易產生衝突。例如：護理師執行晨間護理時對病人陳先生表示：「已經九點了，怎麼床上還是亂七八槽的呢？」此時，陳先生不悅地表示：「摺棉被應該是護理師的事」（圖 5-2）。

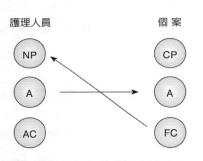

· 護理人員：「上午八點是做早操的時間。」
· 個案：「我不想去，你讓我睡覺嘛。」

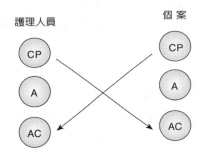

· 護理人員：「都已經八點了，你怎麼還沒起床摺棉被！」
· 個案：「我是病人，應該是你要為我服務！」

✚ 圖 5-2　交叉式溝通

(3) 模糊式溝通(ulterior transaction)：**溝通方向多重**，病人不易掌握訊息，易造成衝突和猜忌。如表面上訊息發出者與接受者是以成人對兒童的方式溝通，但溝通過程中卻隱藏了兒童對兒童方式的溝通（圖 5-3）。

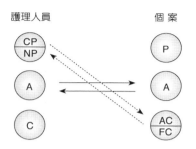

護理人員　　　　　個案

・（表面上：實線）護理人員：「出院以後記得規律服藥。」個案：「我會的，謝謝。」
・（內心裡：虛線）護理人員：「連吃個藥都要再三叮嚀！」個案：「出院後我愛怎麼樣就怎麼樣。」

⊕ 圖 5-3　模糊式溝通

(二) 領域論

1. Schefien & Birdwhistell 兩位學者提出時間和空間是重要的溝通因素。

2. 時間：指會談時間的安排，包括時間的長短、分配、約定的時間與沉默的運用，注意力短的病人會談時間最好不要超過 30 分鐘。

3. 空間：指的是會談距離的調整，人類互動可維持的距離有四種：

   (1) **親密距離**(intimate space)：18 吋以內（46 公分），如情侶、親子之間的距離。

   (2) **個人距離**(personal space)：18 吋~4 呎（46~122 公分），如與好朋友的距離。

   (3) **社交距離**(social space)：4~12 呎（122~366 公分），如同事或一般人的距離。

   (4) **公眾距離**(public space)：12 呎以上（366 公分），如演講時與聽眾的距離。

(三) 腳本分析論

　　人生腳本透過經驗→認定→心理地位→行為強化而形成，最後產生 4 種人生態度：

1. 我好－你好：相信自己與他人，能積極面對自己與他人。

2. **我好－你不好：不相信別人、自大，易以憤怒的狀態去面對別人**，把自己的過錯與不幸歸咎於他人。

3. 我不好－你好：覺得自己沒有價值、人生不快樂，缺乏自信、自我貶低。

4. 我不好－你不好：覺得自己、他人，甚至全世界都毫無意義，對生活失去興趣，甚至自我封閉、阻斷一切人際往來。

四、治療性溝通的原則

1. 會談環境的安排：**營造友善與關懷、安全、隱密的空間。**

2. 會談主題**以個案為中心。**

3. 會談宜以正式的方式效果較佳，且須以目標為導向。

4. **鼓勵個案表達，減少說理，漸進式引導個案討論問題癥結。**

5. 治療者問問題的技巧：先傾聽再問問題，問題需清晰明確、簡明扼要。

6. 盡量採開放式問句，並立即回饋。

7. 盡快處理個案的問題，不要拖延。

8. **治療者需接納個案，減少自我表露。**

9. 真誠比溝通技巧更重要。

五、治療性溝通技巧

　　治療性溝通技巧運用得當將促進護病關係的進展，增加個案對護理師的信任感，對治療整體有極大好處（表 5-3）。

表 5-3　治療性溝通技巧		
溝通技巧	**內容**	**舉例（護理師）**
1. 沉默 (using silence)	藉機觀察病人的一切非語言性行為，以決定後續使用的溝通技巧；要克制自身因病人沉默所引發的不安情緒，需表示病人無論其發言與否都是被支持的；在旁陪伴個案，提供具安全感的環境	在旁陪伴個案，允許不說話
2. 接受 (accepting)	為一中立不批判態度	「是的」、「嗯」
3. **給予認可** (giving recognition)	就事論事的陳述，表示護理師注意到個案的改變	**「我注意到你今天比較有笑容。」「你今天自己鋪床而且很整齊。」**
4. **提出所觀察到的** (making observation)	護理師將觀察到的及對個案的看法和感受說出來，協助其了解自己的行為	「你看起來好像很害怕的樣子！」
5. **提供自己** (offering self)	護理師將自己當成治療工具來陪伴、協助個案	「我是照顧你的護士，你有事可以找我。」
6. **闊寬話題** (giving broad opening)	以開放性問句讓病人自由表達其感受或想法，刺激個案思考自己的問題	・「您今天想談論些什麼？」 ・「早上交班時聽說你喝洗髮精，怎麼回事？」

表 5-3 治療性溝通技巧（續）

溝通技巧	內容	舉例（護理師）
7. 引導主題或引導會談繼續下去 (offering general leads)	運用簡短的字，讓個案感覺護理師對自己的話題有興趣，希望繼續討論	・「願不願意多告訴我一點？」 ・「然後呢？」
8. **將發生的事依時間或順序排序** (pacing the event in time or in sequence)	透過問話將發生事件的現實狀況先後順序連貫，有助於將個案混亂的情緒重整	「你聽到聲音是和媽媽吵架前或吵架後的事情？」
9. 鼓勵病人描述其感受 (encourage pescription of perceptions)	鼓勵病人描述自己的感受，特別是針對暴力、幻聽、自殺、焦慮等狀況，有助於護理師預防意外事件	劉姓病友表示，太太昨晚探訪時曾說小孩及工作使她兩頭忙，加上家中欠人債務，須努力賺錢，將無法常來。 護理師問：「那您的感覺如何？」
10. 鼓勵比較 (encouraging comparison)	鼓勵個案比較個人經驗的差異，有助於其審視自己的問題	「你吃藥前後有什麼不一樣？」
11. 重述重點 (restating)	把個案表達的內容重新整理告知個案，可協助其整理思緒或澄清	病人說：「我小學時的功課很差，老師和同學都不喜歡我，我一氣之下就翹課，13 歲就出社會工作賺錢。」 護理師回答：「你說自己因為小學功課和人緣都不好，所以 13 歲就出來工作。」

表 5-3	治療性溝通技巧（續）	
溝通技巧	內容	舉例（護理師）
12. **反映** (reflecting)	當個案對自己的症狀或未來提出疑問時，護理師宜立即給予反應，提供其獨立思考的機會	病人說：「我的功課很差，該怎麼辦？」 護理師回答：「你覺得呢？」
13. **深入探討問題的核心** (exploring)	針對會談中某些想法做深入的討論	・個案剛與病房之病友發生爭執後，護理師詢問個案：「您能對剛才事情發生的經過作具體的描述嗎？」 ・林姓病友告訴護理師：「我覺得生命是一場空，這世界竟容不下我。」 護理師反問：「您說世界容不下您，指的是……？」
14. 提供訊息 (giving information)	為減輕其焦慮感而提供相關資訊	「病房中職能治療時間是早上 10 點至 11 點半，下午是 2 點半至 3 點半。」
15. **尋求澄清** (seeking clarification)	將個案的模糊意念或不清楚的思考重述之，以確定此為其欲表達之意	病人說：「我的功課越來越差，老師都不喜歡我，我一氣之下就逃課，反正也讀不會，何必那麼辛苦，真想找份工作去賺錢。」 護理師回答：「你是說唸書沒收穫，你希望另有發展。」

表 5-3 | 治療性溝通技巧（續）

溝通技巧	內容	舉例（護理師）
16. 集中話題 (focusing)	協助病人將問題或談話集中於重要的話題上	「回到我們剛才的主題，是談到你工作時人際關係的問題。」
17. 陳述真實情況 (presenting reality)	以堅定溫和態度將事實說出來，有助於其現實感的建立	病人出現幻聽時，可說：「我知道你確實有聽到聲音，但是我沒有。」
18. 提出疑問 (voicing doubt)	將個案扭曲、不合理部分的想法提出理性懷疑，令之再思考自己是否偏差，而修正自己	「你說自己懷孕 6 個月，且還有月經，聽起來很令人難以相信。」
19. 說出暗示之話 (verbalizing the implied)	**幫個案將自己潛藏的意思表達出來**	吳小姐罹患思覺失調症，某日生氣的向護理師表示：「我母親常常碎碎唸，老愛找我麻煩。」 護理師員回答：「你母親這樣的行為讓你覺得很不舒服嗎？」
20. 鼓勵評價 (encourage evaluation)	**當個案病情較穩定，且有病識感時，可鼓勵個案自行評價**	「說說看在情緒控制方面，住院前和現在有什麼不同？」
21. 綜合結論 (summurizing)	**會談告一段落或結束時，將討論重點做結論，重述一次**	「我們這 30 分鐘討論幾個主題，分別是…」

六、非治療性溝通技巧

　　新進人員可能專業成熟度不足，會使用非治療性溝通技巧，宜注意的是使用後對個案與護病關係的影響，故應盡量避免使用（表 5-4）。

表 5-4 非治療性溝通技巧

非治療性溝通技巧	內容	舉例
1. **再保證**(reassuring)	為減少個案吵鬧行為而使用搪塞的言詞，若無效時會對護理師產生不信任感	罹患思覺失調症的陳先生說：「醫生啊，求你救救我啦，那個魔女一直在我耳邊說要殺死我兒子。」楊醫師說：「不會啦！她不會殺你兒子啦！放心啦！」
2. 過度讚許 (giving approval)	過度的讚美會有虛偽感或成為個案的心理負擔	「你是全世界最棒的人。」
3. **不讚許** (disapproval)	帶著傳統的價值觀去評價或要求病人	「你怎麼可以打人，太過分了！」
4. 拒絕 (rejection)	護理師面對無法處理的問題時，用一種直接的方式來逃避，易造成個案的挫折感。	「我不想聽！」
5. 同意 (agreeing)	個案會覺得護理師只是應聲蟲，並不關心自己，且亦不會產生病識感	「你說的對極了！」

表 5-4 　非治療性溝通技巧（續）

非治療性溝通技巧	內容	舉例
6. 反對 (disagreeing)	當個案出現非現實的想法時，護理師強行糾正之；但更造成個案堅信自己的想法	「我不同意你的想法。」
7. 勸告說教 (advising)	護理師以自己的標準建議病人行為的方向	「我認為你不應該墮胎…」
8. 調查 (probing)	不自覺提出許多問題詢問個案	「再多說一些心裡的事嘛！」
9. 挑戰 (challenging)	當個案出現非現實的想法時，護理師不斷解釋企圖改變其想法	躁症黃小姐說：「大家都在暗戀我。」 護理師：「你怎麼可能是萬人迷？」
10. 試探 (testing)	為加強個案病識感而使用，若常用會造成個案抗拒	「你知道自己是什麼病嗎？」
11. 辯護 (defending)	護理師對個案不滿的言詞極力自我辯護	「你怎麼可以說護理師的不好，我們很用心照顧你呢？」
12. 要求解釋思想行為背後的原因 (requesting and explanation)	不斷使用「為什麼」要求其解釋思想行為背後的原因，會令個案感覺咄咄逼人	「你為什麼會這樣想？」
13. 只對字面意義予反應(giving literal response)	當個案使用象徵性隱喻時，護理師只照字面翻譯給予反應	病人江先生說：「你是我妹妹秀蘭。」 護理師：「我不是你妹妹。」

表 5-4　非治療性溝通技巧（續）

非治療性溝通技巧	內容	舉例
14. 將個案煩惱視為一般性 (feeling expressed belttling)	將個案煩惱視之為一般性會令個案覺得自己微不足道更自責	憂鬱症劉老太太説：「人生沒意思。」 護理師：「現在憂鬱症的老人很多喔！」
15. **否認** (denial)	否定個案的感受易阻斷溝通管道	憂鬱症劉小姐説：「我不想活了。」 護理師：「不可能，我看你蠻快樂呀！」
16. **轉移話題** (introducing unrelated topic)	**護理師因個人的焦慮，或不知如何處理而轉移個案的話題**	病人江先生：「我很喜歡你？」 護理師：「走，我們去玩跳棋。」

QUESTI❓N

1. 蔡先生神情焦躁，在病房來回踱步，護理師此時的回應何者適當？(A)「蔡先生，我發現你一直來回走動，我看看能不能幫你？」 (B)「蔡先生，你又情緒不穩啦？該學習控制情緒哦！」(C)「蔡先生，如果你不休息請到大廳，以免影響病友休息。」(D)「蔡先生，注意一下自己的情緒，不然無法出院。」
   解析 辨識病人焦慮情形，促進其自我了解。 （100專普二）

2. 面對一位多疑、敏感、不易信賴人的個案，護理師最適宜採取的治療性態度是：(A)放任自由 (B)就事論事 (C)被動友善 (D)主動友善 （100專普二）
   解析 避免個案有威脅感，採被動友善的治療性態度。

3. 病人表示：「先生離開後自己一個人住在大房子沒人可以說話。」護理師回應表示：「先生離去後的生活讓你感到一個人很孤單嗎？」護理師是使用下列何種溝通技巧？(A)面質(confrontation) (B)重述(restating) (C)回映(reflection) (D)廣泛地開啟(broad opening) （101專高一）
   解析 利用回映技巧讓病人自主思考。

4. 對初入院的病人進行有計畫的環境介紹及自我介紹，與病人建立信任感及確認問題是治療性人際關係哪一期的工作？(A)介紹前期(preorientation phase) (B)介紹期(orientation phase) (C)工作期(working phase) (D)結束期(termination phase) （101專高一）
   解析 (A)介紹前期是收集病人資料、自我分析、計畫會談；(C)工作期是增進病人病識感、提供護理措施、改善病人行為模式；(D)結束期是雙方協議下完成，提供醫護人事更動適應或出院後生活規劃。

解答： 1.A 2.C 3.C 4.B

5. 林護理師於上週上小夜班時，發生張先生自殺未遂的意外事件。本週回病房上白班，當發藥給張先生時拒服藥，林護理師感到生氣乃訓斥他一番。病房護理長見狀，應做何立即處理較適當？(A)更換其他護理師照顧張先生　(B)協助林護理師檢討與調整其照顧的態度　(C)引導林護理師討論對張先生的感受與期待　(D)轉介林護理師接受心理諮商　　　　　　　　　　（101專高一）

解析 林護理師出現情感反轉移的情形，易失去客觀的態度，宜向治療團隊討論其對病人的感受與期待、尋求協助。

6. 林女士，30歲，診斷為憂鬱症(major depression)與護理師會談中表示：「我每天都無法好好睡覺，對過去的感情無法釋懷，不知如何處理。」並要求護理師分享個人交友經驗，護理師最合宜的反應是：(A)應該清楚詳盡的說出護理師的個人經驗　(B)若評估對林女士有益，則可適度的表達　(C)保持超然的立場婉轉的拒絕其要求　(D)為避免成為會談焦點，應轉移話題　　　　　（101專高一）

7. 伍先生因在家出現傻笑、自語，想要拯救地球，整夜不睡覺而於今日被家人送來住院，伍先生向護理師說：「我到這裡來是浪費時間，我不想和任何人說話。」有關護理師的反應，下列何者正確？(A)「您的能力很強，可以拯救地球！」　(B)「沒有人告訴您為什麼來住院嗎？」　(C)「凡事想開一點，都會好轉的。」　(D)「您覺得沒人能了解您的問題嗎？」　　　　　　　（101專高一）

解析 護理師深入了解病人表達話語背後的含意，協助其表達感覺。

8. 右圖為護理評估中收集家族史時，常畫的家庭圖譜（或稱家庭樹），下列敘述何者錯誤？(A)○表示女性　(B)家庭圖譜以個案為主，至少畫三代為宜　(C)男性個案本身用◪表示　(D)◪－○表示兩人之間有婚姻關係

解析 男性個案本身用■表示。

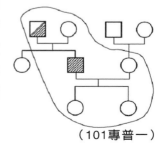

（101專普一）

解答：　　5.C　　6.B　　7.D　　8.C

9. 護理師對病人產生情感反轉移(counter-transference)，可由哪些徵象察覺？(1)過度焦慮　(2)過度關懷　(3)過度理智　(4)過度厭惡。
(A)(1)(2)(3)　(B)(2)(3)(4)　(C)(1)(2)(4)　(D)(1)(3)(4)　（101專普一）
解析 (2)為正性的情感反轉移；(1)(4)為負性的情感反轉移。

10. 護理師在執行護理評估時，請病人描述幻聽的內容，下列何種說法較適當？(A)「都說些什麼？」　(B)「會影響您的生活嗎？」
(C)「這個聲音是怎麼出現的？」　(D)「這個聲音是不存在的！」
（101專普二）
解析 評估幻聽內容，將討論的重點放在幻聽發生時的感受，而非幻聽本身。

11. 護理師對病人說：「你今天跟平常不一樣，你今天是自己鋪床而且很整齊」，此護理師是使用下列何種溝通技巧？(A)陳述真實狀況(presenting reality)　(B)給予認知(giving recognition)　(C)透露感受(sharing perceptions)　(D)提供訊息(informing)　（102專高二）

12. 病人向護理師自我介紹：「我是大學二年級學生，現在是幼兒園老師，我在製鞋工廠上過班，我是商專畢業。」護理師說：「你是說你是商專畢業後在鞋廠工作，之後再去讀大學，讀到二年級，目前在幼兒園當老師。」請問護理師運用何種溝通技巧？(A)澄清(clarification)　(B)提出懷疑(voicing doubt)　(C)依字面意義反應(giving literal responses)　(D)將事件依先後次序排列(placing the event in sequence)　（102專高二）

13. 護理師對所護理的對象產生情感反轉移現象時，下列常見的行為表現是：(1)難以同理病人的某些行為表現　(2)腦海中經常充滿與病人有關的想像　(3)與病人有私人或社交性質的互動關係　(4)從多元角度看待病人的問題與行為表現。(A) (1)(2)(3)　(B) (2)(3)(4)
(C) (1)(3)(4)　(D) (1)(2)(4)　（102專高二）
解析 情感反轉移現象指治療者將過去的經驗轉移到病人身上，可能是正面或負面的，較容易失去客觀性。

解答：　　9.C　　10.A　　11.B　　12.D　　13.A

情況：吳先生29歲，覺得自己的想法很快就被同事知道了，懷疑同事老是在背後講自己的壞話，感到壓力很大而不肯去上班，被家人帶來住院。依此回答下列二題。

14. 護理師與吳先生互動中，下列有關護理師之回應何種適當？(A)「您為什麼會有這種想法呢？」 (B)「不會吧！我想是您自己太多心了！」 (C)「他們為什麼要這樣對您呢？」 (D)「當您覺得同事知道您的想法時，您有何感受？」 （102專高二）

15. 承上題，護理師與吳先生互動時，將會談焦點放在吳先生情緒的癥結處或問題所在，這項溝通原則在治療性人際關係建立過程的哪一期進行為宜？(A)互動前期 (B)介紹期 (C)工作期 (D)結束期 （102專高二）

16. 護理師在照顧慢性精神病人時，下列何項護理措施最可以增進其維護健康的能力？(A)須提供個案具體化指導措施，以利其執行 (B)最好是用「是或否」的問句形式，以引導個案回答問題 (C)進行衛教指導或回覆示教時，多用強制策略，會有較佳效果 (D)盡量多使用批判方式，激發個案潛能 （102專高二）

17. 護理師對某位病人特別關心和照顧，甚至下班後會帶他去吃飯或看電影，並特別為他爭取權益，這是何種互動關係？(A)情感轉移 (B)情感反轉移 (C)試探行為 (D)治療性關係 （102專高一）

解析 反轉移關係指治療者將過去經驗轉移到病人身上，可能是正面的或負面的。

18. 病人表示：「我從小就被植入晶片，我的功力就變得超強，也可以侵入別人電腦內解開密碼。」下列哪一項護理師之回應較適切？(A)「我不相信你這麼厲害。」 (B)「人怎麼可能被植入晶片。」 (C)「你好像期待你自己的能力要很強。」 (D)「不可能，我從沒聽過這些新奇的東西。」 （102專高一）

解答： 14.D 15.C 16.A 17.B 18.C

19. 古小姐，28歲，多次住院，近三個月服藥不規則，常自言自語、傻笑，覺得母親對她不懷好意，不肯吃母親做的飯，有關護理師與古小姐溝通時所需的技巧，何者正確？(A)澄清母親的關心　(B)鼓勵按時服藥　(C)建立信任感　(D)指導症狀處理　（102專高一）

20. 當護生告訴病人，今天是他實習的最後一天時，病人掩面低聲哭泣。此時護生最佳的反應為何？(A)「沒關係，你不要難過，我還會再來看你的。」　(B)「人生無不散之宴席，你要學習適應分離。」　(C)「你不要哭好不好？你一哭，我就不知道該怎麼辦？」　(D)沉默，手輕按病人肩膀　（103專高一）

21. 關於護理師與病人之間建立的治療性護病關係，下列哪一項敘述最適切？(A)互動中需維持非批判性的態度接受病人的價值觀　(B)互動中並不需要專業理念與技巧面對病人　(C)互動關係的結束少有計畫，通常不與病人討論　(D)互動的目的是滿足雙方的需求

（103專高一）

解析 (B)互動中應以專業理念與技巧面對病人；(C)互動關係的結束應有計畫，並須與病人討論；(D)互動的目的是滿足個案的需求。

情況：吳小姐，診斷為憂鬱症(major depression)，整天待在病室中沉默少語，不與任何人互動。護理師探視吳小姐時面帶微笑，身體微微的前傾，經常陪伴、表達關心。請依此回答下列二題。

22. 護理師主要是運用下列何項治療性態度？(A)友善、接納態度　(B)就事論事態度　(C)放縱、無關緊要態度　(D)被動友善態度

解析 面對不願互動的憂鬱症病人可使用非語言、或簡單的語言表達關心，並採友善、接納的態度。　（103專高一）

23. 承上題，某日，護理師前往病房探視吳小姐，發現她傷心欲泣，護理師給予面紙，靜靜的陪在一旁，此時主要是運用下列何項治療性溝通技巧？(A)呈現事實　(B)反映　(C)治療性沉默　(D)面質。

（103專高一）

解答：　19.C　20.D　21.A　22.A　23.C

24. 一位許久未自己整理床鋪的病人，主動整理了床鋪，護理師何者反應較適切？(A)「我注意到你今天自己整理了床鋪」 (B)「你終於清醒了！你要繼續維持下去」 (C)「我覺得你應該每天都自己整理床鋪」 (D)「對嘛！你這樣做才對」 （103專高一）

解析 應給予認可，以就事論事的陳述對病人有好的改變給予鼓勵。

25. 一位被家暴婦女詢問護理師：「我是否應該離開我先生？」護理師回應表示：「這個問題很困擾你？」此回應是屬於何種治療性溝通技巧？(A)反映(reflecting) (B)探索(exploring) (C)集中焦點(focusing) (D)給予認可(giving recognition) （103專高二）

解析 當個案對自己的狀況提出疑問時護理師反問，給予獨立思考的溝通技巧為反映。

26. 病人表示：「我先生雖然會打我，但是他事後都會道歉，所以我很難說他不好而離開他。」下列護理師的回應何者最適當？(A)「你的心裡很矛盾」 (B)「你真是太傻了」 (C)「你應該要離開他」 (D)「離開他的條件是什麼呢」 （103專高二）

27. 評估病人的病識感(insight)，需要多元資料，下列何者為主要評估的問句？(1)你的學經歷背景如何？ (2)你為什麼決定來醫院就醫？ (3)你最近經歷哪些不舒服的症狀？ (4)你對醫師的處方藥看法如何？(A) (2)(3)(4) (B) (1)(2)(3) (C) (1)(3)(4) (D) (1)(2)(4) （103專高二）

28. 下列敘述，何者最符合沙利文(Sullivan)和佩普洛(Peplau)所提出的人際關係模式(interpersonal model)？(A)護理師透過關懷與支持，幫助病人體驗真誠互信的護病關係 (B)協助病人以能減輕焦慮且可被接受的行為取代偏差行為 (C)護理師引導病人發展轉移關係，經由解析病人的抗拒行為來確認問題所在 (D)指出病人語言和非語言溝通行為不一致之處，教導良好溝通原則，改善與他人之溝通 （104專高一）

解答： 24.A 25.A 26.A 27.A 28.A

29. 關於情感轉移(transference)的描述何者正確？(A)護理師將王婆婆
視作自己過世的母親，每日烹煮母親生前愛吃的食物給王婆婆
(B)病人斥責護理師如同對自己的女兒一般　(C)護理師對王先生常
感到不耐煩，他總是讓她想到自己酗酒的父親　(D)護理師常會想
要幫助單親的林小姐照顧她的小孩和她的雙親　　　（104專高一）

解析 情感轉移會出現的行為是個案將過去的經驗轉移到治療者身上；
反轉移為治療者將過去經驗轉移到個案身上。

30. 下列對「反映(reflection)」溝通技巧的描述，何者較適切？(A)可
以反映出個案隱含未現的想法　(B)是同理心的技巧　(C)可以解決
個案內在的感覺　(D)適當的運用反映技巧就不會引起個案的防衛
心　　　　　　　　　　　　　　　　　　　　　　　　（104專高一）

解析 反映可提供個案獨立思考的機會，反映初期隱含未現的想法。

31. 護理師要評估個案的夜眠情形，請問下列哪一項問法較適當？(A)
「昨晚睡覺是否做惡夢？」　(B)「昨晚是否睡得好？」　(C)「昨
晚睡得好不好？」　(D)「昨晚睡得如何？」　　　（104專高一）

32. 下列關於護理師回應病人的描述，何者是屬於治療性人際關係？
(A)「我也曾經失戀過，你可以到我的臉書(facebook)了解我的心
路歷程。」　(B)「你出院後我們還是可以透過臉書分享我們的交
友心得。」　(C)「我認為因為失戀而傷害自己，只會讓你的前男
友看輕你，這是不對的。」　(D)「我們可以一起討論失戀這個過
程如何影響你看待自己的方式。」　　　　　　　　（104專高二）

33. 思覺失調症患者住院第6週，已能完成自我照顧且為病房模範，但
近來出現不整理床鋪且向護理師抱怨自己沒有能力完成自我照
顧。此病人的行為最常出現於治療性人際關係的哪個期別？(A)互
動前期　(B)介紹期　(C)工作期　(D)結束期　　　（104專高二）

解析 結束期病人可能會因即將分離的事實，而呈現退化、退縮、憤怒
及不安等情況。

解答：　29.B　30.A　31.D　32.D　33.D

34. 良好的治療性溝通技巧，有助於護－病關係的建立，並使護理過程得以實施，在與病人治療性對話中，護理師：「我不很確定您的意思，您可以再說一次嗎？」此句對話所對應的治療性溝通技巧為何？(A)重述　(B)回映　(C)澄清　(D)具體性　　（104專高二）
解析　(C)澄清為將個案的模糊意念重述，以確定其欲表達之意。

35. 郭先生住院時向護理師表示：「這飯菜已被敵營的人員下藥，我不能吃！」，此時護理師最適當的回應是：(A)「你多慮了！這飯菜不會有毒的。」　(B)「你很擔心這飯菜有毒而不敢吃？」　(C)「你若擔心就暫時不吃這餐好嗎？」　(D)「為什麼？你有聽到誰說飯菜有毒？」　　　　　　　　　　　（104專高二）

36. 由佩普洛(Peplau)所提出來的人際關係模式(interpersonal model)應用於臨床照護，下列敘述何者正確？(A)護理師教導病人自我調適技巧與方法　(B)治療目標是教導病人參與團體活動　(C)護理師須和病人建立一般的社交人際關係　(D)護理師和病人發展信任和安全的治療性人際關係　　　　　　　　　　（104專高二）

37. 楊小姐診斷為妄想症，向護理師表達不想吃藥，認為藥物只會害她行動不便且整日昏昏欲睡。此時，下列何者是護理師最適切的回應？(A)我們可以一起討論並聽聽妳的想法　(B)別擔心，抗精神病藥物多少有些副作用　(C)我會請醫師開另一種藥物給妳　(D)精神藥物的副作用是大家都會有的　　　　　　　　（105專高一）

38. 患有躁症的劉先生打電話向警察局報案，表示自己被監禁、不自由，要警察來救自己，此時護理師最適宜的處理措施為何？(A)立即把劉先生的電話掛掉　(B)限制劉先生3天不能打電話　(C)劉先生出現不恰當行為，所以予以隔離　(D)與劉先生會談，並傾聽其住院的不舒服　　　　　　　　　　　　　（105專高一）

解答：　34.C　35.B　36.D　37.A　38.D

39. 王先生跟太太說：「我們一起到日月潭玩，慶祝結婚5周年！」太太回應表示：「這個月家裡收支結算下來需節省開銷。」根據交流分析論(transactional analysis)，上述溝通模式為何種溝通型態(transaction)？(A)互補(complementary)　(B)交錯(crossed)　(C)隱密(ulterior)　(D)深層(profound)　　　　　　　　(105專高二)

解析〉王先生的訊息為兒童型，太太以成人型面對，故為交錯式溝通。

40. 剛住院的病人表示：「我一直告訴你們我有聽到神明叫我解救世人，你們為什麼就是不相信我？」下列何者為護理師最適當的回應？(A)「這是幻聽不要相信它」　(B)「我完全同意你有聽到聲音」　(C)「你好好休息明天就好了」　(D)「你感覺很挫折沒人相信你」　　　　　　　　　　　　　　　　　　　　　　(105專高二)

41. 照護一位出現自言自語、側身傾聽的病人，護理師最合宜的措施為？(A)尊重病人，不要詢問　(B)鼓勵病人表達幻聽經驗　(C)顧及安全給予保護隔離　(D)衛教妄想症狀的自我處置　(105專高二)

42. 會談中護理師說：「你有什麼事想告訴我？」「我們從哪兒談起？」這屬於治療性溝通中的何種技巧？(A)給予認可(giving recognition)　(B)開寬話題(giving broad openings)　(C)提出疑問(voicing doubt)　(D)提供資料與訊息(giving information)

解析〉會談中以開放式問句激發個案思考，並自由表達感受，即開寬話題。　　　　　　　　　　　　　　　　　　(106專高一)

43. 護理師評值治療過程及目標的完成，並與病人分享彼此對關係結束的感覺，是屬於治療性人際關係過程中哪一期的任務？(A)結束期　(B)退化期　(C)工作期　(D)互動期　　　　(106專高一)

44. 護理師於會談中詢問病人：「為什麼到醫院來？」、「就你所知，醫師為什麼開這些藥物給你？」請問是為了獲得哪方面的評估資料？(A)病人對環境的了解　(B)病人對疾病的了解　(C)病人的疾病史　(D)病人對疾病的因應能力　　　　(106專高二)

解答：　39.B　40.D　41.B　42.B　43.A　44.B

45. 根據溝通分析理論(transactional analysis)，護理師告訴病人：「參加活動可以幫助你增加社交技巧的能力。」病人回應表示：「我好累喔，拜託讓我休息嘛。」這是屬於何種溝通型態？(A)互補性(complementary transaction) (B)交錯性(crossed transaction) (C)清楚性(clear transaction) (D)隱祕性(ulterior transaction)

解析 (A)溝通方向呈平行或互不交錯，溝通可以順利進行；(C)無此模式；(D)溝通時表面上說的話和心裡想的不一樣。 （106專高二）

46. 護理師與病人在治療性人際關係建立的過程中，工作期的主要任務為何？(A)處理病人的不信任行為 (B)共同訂立契約及目標 (C)共同探討彼此的感受 (D)協助病人學習行為改變 （106專高二）

47. 護理師照顧吳太太時有強烈的敵意，與之互動時顯不耐煩，覺得對方很像自己的婆婆，而難以和吳太太建立護病關係，有關這種關係之敘述，下列何者正確？(A)情感轉移 (B)情感反轉移 (C)試探性行為 (D)阻抗作用 （106專高二）

解析 情感反轉移常出現在工作期，是治療者將過去經驗轉移到患者身上。

48. 人類學家賀爾(Edward T. Hall)的研究指出，人的距離反映彼此的親疏。下列距離的排列，何者正確？(A)親密距離＜個人距離＜公眾距離＜社會距離 (B)個人距離＜親密距離＜公眾距離＜社會距離 (C)親密距離＜個人距離＜社會距離＜公眾距離 (D)個人距離＜親密距離＜社會距離＜公眾距離 （106專高二補）

解析 親密距離約15~46公分；個人距離約46~122公分；社會距離約122~366公分；公眾距離約366公分以上。

49. 林太太在描述過去喪子之事時，護理師表示：「當時小孩過世時，您的感覺如何？」此時是運用何種治療性溝通技巧？(A)接受 (B)提供資訊 (C)鼓勵描述感受 (D)摘要 （106專高二補）

解答： 45.B 46.D 47.B 48.C 49.C

50. 病人長期失眠，對護理師抱怨：「不能睡比死還難過，好痛苦。」若此時護理師希望採用同理心，反映個案的行為及感覺，下列回應何者正確？(A)放輕鬆就可以睡著了　(B)像我失眠也很難受　(C)你覺得很痛苦，我不覺得是個嚴重的問題　(D)嗯！睡不著一定很難過，我們一起來想想辦法　　　　　　　（106專高二補）

51. 吳護理師為精神科日間病房林女士的主護護理師，某日吳護理師帶著林女士找團體帶領者理論，認為其規定的家庭作業太困難使其無法完成，吳護理師的反應為下列何者？　(A)內射作用　(B)投射性認同　(C)情感轉移　(D)情感反轉移　　　　　（106專高二補）

52. 在精神科病房住院病人中，護理師與病人接觸時間最多，與病人建立治療性人際關係，宜善用此治療性人際關係，促進病人自我改變與成長，護理師在評估病人是否適合個別心理治療之條件中，下列何者為宜？(1)智力中上　(2)個性執著　(3)症狀不嚴重　(4)有內省的能力。(A) (1)(2)(3)　(B) (1)(2)(4)　(C) (1)(3)(4)　(D) (2)(3)(4)　　　　　　　　　　　　　　　　　　　　（107專高一）

53. 護理師從事治療性溝通時，下列哪一項行為較合適？(A)隨時觀察病人的情緒反應　(B)為了與病人更親近，談論自己的私事　(C)對病人提出的問題給予建議　(D)盡量使用專業用語，避免口語化的方式　　　　　　　　　　　　　　　　　　　　（107專高一）
解析　(B)治療者應減少自我表露；(C)應鼓勵病人表達，減少說理；(D)應以病人聽得懂的方式對話。

54. 工作期是護理師與病人彼此已建立信任感，面對問題有共識，關於工作期的主要任務為下列何者？(A)解決個案問題　(B)發展安全感　(C)訂定契約　(D)收集基本資料　　　　　　　　（107專高一）
解析　(B)介紹期任務；(C)工作期任務；(D)互動前期任務。

解答：　　50.D　　51.D　　52.C　　53.A　　54.A

55. 患有憂鬱症的小華：「我不想繼續參加這個活動。」護理師：「活動不好玩嗎？」小華：「雖然有時活動很有趣，但我常覺得融入不了別人的話題。」護理師：「不能融入別人的話題讓你感到不舒服嗎？」上述情境中，護理師使用的治療性溝通技巧為何？(A)給予建議(offering advice) (B)讚許(giving approval) (C)反映(reflection) (D)面質(confrontation) （107專高二）

56. 護病關係建立過程中，病人將其對過去經驗中重要對象的感覺、態度和希望投射至護理師身上，稱為：(A)情感轉移 (B)情感反轉移 (C)試探行為 (D)隱匿溝通 （107專高二）

57. 林小姐主動向護理師表示：「我的存在造成了家人的困擾」、「有什麼方法可以解脫」、「吃安眠藥會死嗎？」，此時護理師要對林小姐進行自殺危險程度評估，護理師之回應，下列何者最適當？(A)我陪您去參加活動，轉移您難過的心情 (B)談談您家人對您做了什麼？讓您有這種感覺？ (C)服用安眠藥不會死，談談如何活著？ (D)還有什麼想法閃過心頭？這個想法有多強烈？

（107專高二）

58. 有關佩普洛(Peplau)的概念敘述，下列何者正確？(1)護病關係的介紹期、認同期、工作期及結束期，是重疊及連接的 (2)強調護理師使用治療性人際溝通技巧和病人建立關係 (3)協助病人將現在的經驗與其他經驗統合 (4)透過轉移關係來幫助病人了解自己。(A)(1)(2)(3) (B)(2)(3)(4) (C)(1)(3)(4) (D)(1)(2)(4) （108專高一）

59. 李小姐已住院一個月和護理師會談提到：「一直以來只相信自己，也獨力把自己照顧得很好。」護理師回應表示：「你認為自己把自己照顧得很好，最近半年出現多次割腕的狀況是發生什麼狀況？」此回應是屬於何種治療性溝通技巧？(A)提出懷疑(voicing doubt) (B)鼓勵比較(encouraging comparison) (C)面質(confrontation) (D)鼓勵評價(encouraging evaluation) （108專高一）

解答： 55.C 56.A 57.D 58.D 59.C

解析　面質是使個案察覺自己行為中的矛盾之處，協助個案重新思考、自我察覺。

60. 護理師對張先生的攻擊行為，在初期建立治療性關係過程中，給予的護理措施，下列何項正確？(A)提供結構性的治療環境　(B)鼓勵病人參加支持團體　(C)提供現實感並重建認知　(D)鼓勵使用建設性因應機轉　　　　　　　　　　　　　　　　　　（108專高一）

61. 在治療性人際關係建立中，下列敘述何者最適當？(A)避免探究護理師自己的感覺，主要焦點仍在處理病人的感覺　(B)為求客觀性，護理師應壓抑自己的情緒，以避免造成情感反轉移　(C)護理師應分析自己的特性及感受如何影響關係的建立　(D)可常利用情感反轉移關係來改變病人行為　　　　　　　　　　　（108專高二）

62. 一位剛入院的精神病人林先生，情緒焦躁，因想打電話通知家人辦理出院，跑到護理站前要求出院，對工作人員大聲謾罵，並企圖攻擊護理師，面對該情緒失控的病人，下列何項措施較適切？(A)「你的行為已經干擾到大家，若你不能控制自己的行為，我們只好把你綁起來」　(B)「你看起來很生氣，我們可以談一談嗎？若你仍然無法控制自己的情緒，我們暫時需用約束的方式協助你」　(C)不用告訴林先生要約束他，以免使他更生氣激躁，聯絡其他可以協助的工作人員，直接將林先生約束　(D)「你已經嚴重違反病房住院規定，你再這樣無法自我控制，會更延長住院的天數」　　　　　　　　　　　　　　　　　　　　　　　（108專高二）

63. 護理師跟王小姐討論導致她憂鬱的主要生活壓力源，及遇到壓力時，王小姐常會立即出現責備自己的壓力反應。上述通常是出現於治療性人際關係的哪個期別？(A)互動前期　(B)介紹期　(C)工作期　(D)結束期　　　　　　　　　　　　　　　　　（108專高二）

解答：　60.A　61.C　62.B　63.C

64. 小賀，國小四年級，因逃家被母親帶來兒童心智科求助，醫師建議安排家庭治療，母親卻激動表示醫師弄錯對象，護理師的回應，下列何者較適切？(A)「讓我們一起來幫助小賀。」　(B)「小孩的病，通常是大人的問題。」　(C)「來看家庭治療師，可預防精神疾病。」　(D)「做母親幫助孩子，是責任，也是義務。」

（108專高二）

65. 朱小姐，一位住院的精神病人，22歲，護生實習照顧她已三週，護理師觀察到朱小姐與護生互動良好，且都能在護生陪同下配合病房活動，但每天約下午3點多護生與護理師交班時，朱小姐會出現焦慮，害怕的情形，而頻頻要求入保護室，請問下列哪一項可列入照護計畫中？(A)以時間軸引導個案討論症狀發生的可能原因　(B)與個案訂定行為契約，以減少使用保護室的次數　(C)建議醫師調整藥物　(D)每次症狀出現時，即帶個案回病室　（108專高二）

66. 陳護理師與李先生進行支持性心理治療，每次討論到工作挫折時，李先生總是表示不想討論，護理師再次引導李先生表達，病人就表示要停止會談。李先生呈現的是下列何種行為？(A)試探性行為(testing behavior)　(B)阻抗行為(resistance behavior)　(C)潛抑(repression)　(D)升華行為(sublimation behavior)　（109專高一）

67. 陳護理師接新住院病人，依據治療性溝通原則與新病人進行會談，下列描述何項是陳護理師較適切的表現？(A)與病人保持200公分以上的距離，以確保安全　(B)病人可能有暴力行為，選擇在人來人往的走廊會談較安全　(C)引導病人表達，減少說理　(D)選擇封閉式問話，不必訂定目標　（109專高一）

解答：　64.A　65.A　66.B　67.C

68. 王先生，在家因覺得有人要害他、跟蹤他而不敢睡覺，故由父親帶來住院，住院後仍覺得周遭的人不懷好意，護理師提供之照護措施，下列何者正確？(1)同理並接受病人感受 (2)主動積極接觸關懷病人 (3)評估妄想對病人生活干擾的程度 (4)不要與病人爭辯妄想的真實性。(A) (1)(2)(3)　(B) (1)(2)(4)　(C) (1)(3)(4)　(D) (2)(3)(4) （110專高一）

69. 護理師在精神科急性病房照顧王老先生期間，王老先生常表示她就像是自己的女兒一樣，並以「女兒」稱呼護理師。對此狀況之解釋，下列敘述何者較適當？(A)病人對護理師發生情感轉移　(B)病人有假性痴呆症之變化　(C)這是一般老人對人親切之稱謂　(D)這表示病人對護理師極高之評價 （110專高一）

70. 面對有自傷意念的憂鬱症病人，下列敘述何者最符合治療性溝通行為？(A)「憂鬱症應該可以治好的，不要擔心」　(B)「我認為你應該辭職，專心養病才對」　(C)「想要自殺的人，都在逃避負責任」　(D)「你對目前自己的狀況，不是很滿意」 （110專高二）

解析 (D)使用的是澄清的技巧，澄清病人的想法、意念。

71. 護理師在與病人建立關係的過程中常需要自我坦露(self-disclosure)，有關自我坦露的敘述，下列何者較適當？(A)與病人關係對等，坦露程度決定於關係建立的深淺　(B)自我坦露是有目的、有限度的　(C)只要對病人有助益，都要分享自己的類似經驗　(D)自我坦露能擴大「周哈里窗」(Johari window)之自我隱私象限 （110專高二）

解析 (A)(C)對待病人要真誠，但不代表要做到完全敞開自我，而是在對個案有幫助的情況下適當的表露自己；(D)會減少隱私象限的大小。

解答：　68.C　69.A　70.D　71.B

72. 林小姐入院診斷為憂鬱症，常向護理師表示自己做錯事害得父母離婚，又因為自己不夠好，所以男友跟她分手。下列何項回應最適當？(A)勸導她何必單戀一枝花，男友再找就有了，是他不懂林小姐的好　(B)傾聽並同理她低自尊的感受，適時澄清其價值觀　(C)告訴她事情都過去了，多參加外面的活動就好了　(D)勸她不要再提父母離婚與她有關的想法　　　　　　　　　　（110專高二）

73. 沈女士為慢性精神病病人，平日都可依醫囑按時服用抗精神病藥物，但情緒仍常受幻聽干擾而時有波動，護理師提供的護理措施，下列何者錯誤？(A)同理病人的感受　(B)詢問病人：「聲音說些什麼？」　(C)直接向病人說：「不要胡思亂想！」　(D)鼓勵運用可行之阻斷幻聽的方法　　　　　　　　　　　　　（110專高二）

解析 (C)為非治療性溝通技巧的拒絕。

74. 王奶奶，80歲，因憂鬱症住院。低聲說：「我全身都壞了，兒子不孝順只想要我的財產而已。」護理師說：「妳是擔心自己的身體和財產嗎？」此時護理師所運用的溝通技巧為：(A)澄清　(B)提出懷疑　(C)鼓勵比較　(D)面質　　　　　　　　　（111專高一）

75. 陳護理師因為先生喝酒問題常常引起夫妻之間的衝突，陳護理師想到今天要接的新病人，診斷為酒精使用障礙症(alcohol use disorder)，陳護理師就感到焦慮、生氣，這是下列何種現象？(A)正面情感轉移　(B)負面情感轉移　(C)正面情感反轉移　(D)負面情感反轉移　　　　　　　　　　　　　　　　　　（111專高一）

76. 承上題，陳護理師與新病人接觸前，宜優先進行下列何項措施？(A)隱藏自己內心的焦慮與生氣　(B)請護理長改由其他護理師接此病人　(C)自我覺察這類診斷的病人會讓自己感到不適　(D)自己與病人接觸時不能有任何情緒　　　　　　　　　　（111專高一）

解析 (C)出現反轉移關係時，護理師必須自我反省與檢討，不可因而影響對個案的行為及情境判斷的客觀性。

解答：　72.B　73.C　74.A　75.D　76.C

77. 病人跟護理師說：「我好想死！沒有她，我真的活不下去。」下列何項護理措施最適當？(A)告訴病人「拜託，別那麼笨了，就為了一個女人」　(B)病人現在正在情緒低落時，給他時間獨處冷靜後就會沒事　(C)告訴病人「失去她，你心裡真不好受，要不要多談一些！」　(D)這是失戀者常說的話，過一段時間就好了

(111專高一)

78. 倪女士，29歲，程式工程師，輕躁症發作(hypomanic episode)。「我都有按照醫生的交代認真吃藥，為什麼還會發病？」護理師說：「你覺得很挫折，覺得自己很認真的吃藥卻還是發病」，此時護理師所運用的溝通技巧，下列何者最適當？(A)反映　(B)鼓勵比較　(C)面質　(D)提出懷疑

(111專高二)

79. 精神科醫師伯恩(Eric Berne)在溝通分析中，將人與人互動時彼此的人生地位分為四種型式。下列何者敘述屬於「我好－你不好型」？(A)覺得自己、他人，甚至全世界都毫無意義　(B)相信自己與他人，能積極面對自己與他人　(C)覺得自己沒有價值，常歸咎自己，認為人生不快樂　(D)不相信別人、自大，易以憤怒的狀態去面對別人

(111專高二)

80. 護理人員與精神病人會談時，常用的治療技巧，下列何者正確？(1)全神貫注地傾聽　(2)盡量不要使用「為什麼」的問句　(3)運用面質技巧盡速建立護病關係　(4)運用澄清的技巧了解病人的想法。(A) (1)(2)(3)　(B) (1)(2)(4)　(C) (1)(3)(4)　(D) (2)(3)(4)

(111專高二)

解析 (3)治療性關係建立後使用面質技巧能促進個案發現阻礙其改變的因素，覺察自我矛盾。

81. 護理師展現同理心(empathy)，下列描述何者最適切？(A)完全融入病人的情緒中　(B)不應表露自己的感受給對方　(C)積極傾聽(D)不須探索病人的潛在需求

(112專高二)

解答：　77.C　78.A　79.D　80.B　81.C

82. 張先生因拿油漆潑鄰居，揚言同歸於盡，而被強制送醫，診斷為思覺失調症，在病房大聲說：「哪個鄰居很可惡，故意把車停在我的車道上讓我出不去，我潑油漆只是給他們警告，又不會傷害他們，卻被抓來住院，沒天理。」護理師運用同理心的技巧回應，下列何項最適宜？(A)「總之，潑油漆是不對的行為」 (B)「聽起來，你很生氣」 (C)「先冷靜，我們等警察調查清楚」 (D)「你太太有跟鄰居澄清，並無擋路之事」 （112專高三）

83. 依據交流分析論(Transactional Analysis)所提出的人類自我狀態(ego state)，護理師習慣性的對病人說：「為什麼你總是做錯，你應該……」、「你不可以……」，使得護病關係較為階層化，此為護理師下列何項自我狀態？(A)父母型自我狀態(parent ego state) (B)兒童型自我狀態(child ego state) (C)成人型自我狀態(adult ego state) (D)交叉溝通型態(cross communication) （112專高三）

解析 父母型自我重視規律與價值，又可分為控制型及照顧型。

84. 施先生因症狀不穩而住院治療，他說：「我真的沒病，為什麼把我關起來？」，護理師使用同理心的技巧回應，下列何者最適宜？(A)「其實很多病友也覺得自己沒病」 (B)「你問過醫師為什麼來住院？」 (C)「出院只是早晚的問題，別擔心」 (D)「我了解，你覺得自己沒病，住院讓你感到委屈，不受尊重」 （112專高三）

解析 同理心係指設身處地為他人設想，能體會、了解個案的感受。

85. 33歲病人，躁症發作，午餐時間未用餐，護理師去叫病人吃飯，病人說：「房市我最懂，臺北、新北和竹北我都有置產買房，你叫我吃飯，我就送你一間房。」護理師說：「謝謝，你先告訴我，你要坐在哪裡吃午餐？」此時護理師所運用的溝通技巧，下列何項最適宜？(A)提出觀察(making observation) (B)同理(empathy) (C)面質(confrontation) (D)集中話題(focusing) （112專高三）

解答： 82.B 83.A 84.D 85.D

86. 病人對護理師說：「你對我真好，不像哪個小夜班護理師，好兇喔！他還說你壞話……」，面對病人的分化性行為，護理師提供的護理原則，下列何者正確？(1)傾聽其想法及動機　(2)保持中立的態度與其討論　(3)隱藏此事，不必告訴其他護理人員　(4)以就事論事的態度與其互動。(A) (1)(2)(3)　(B) (1)(2)(4)　(C) (1)(3)(4)　(D) (2)(3)(4)　　　　　　　　　　　　　　　　（112專高三）
　　解析 (3)護理師應就病人的人際操弄保持一致的行為態度面對，避免被病人操縱。

87. 李先生為憂鬱症病人，因工作不順遂，與同事發生嚴重爭執，由案妻陪同到醫院接受治療，下列何項溝通技巧最不適宜？(A)主動傾聽　(B)澄清　(C)拓寬話題　(D)批判　　　　　　（113專高一）
　　解析 精神科專業人員應避免憑藉自己個人價值觀批判個案或他人的行為，而失去作為健康服務人員的專業角度。

88. 有關情感轉移(transference)的敘述，下列何者正確？(A)是指病人將過去經驗的人物情感轉移到護理師　(B)是指護理師將過去經驗的人物情感轉移到病人　(C)對護病關係的建立絕對有不好的影響　(D)是指護理師對病人有性幻想　　　　　　　　　　（113專高一）
　　解析 (B)是情感反轉移；(C)護理師可藉此層關係與個案討論，改善其行為，但此種關係不可一直持續下去。

解答：　　86.B　　87.D　　88.A

精神科常見的各種治療

出題率：♥ ♥ ♥

CHAPTER

06

精神科藥物治療 ─┬─ 抗精神病藥物
　　　　　　　　├─ 抗憂鬱劑
　　　　　　　　├─ 情緒穩定劑
　　　　　　　　├─ 抗焦慮與鎮靜安眠劑
　　　　　　　　└─ 其他精神藥物

肌體治療 ─┬─ 電氣痙攣療法
　　　　　├─ 快速安神法
　　　　　└─ 其他肌體療法

心理治療 ─┬─ 分析式心理治療
團體治療 ├─ 支援性心理治療
　　　　　└─ 訓練性心理治療學派

行為及認知治療 ─┬─ 行為治療
　　　　　　　　└─ 認知治療

家庭治療

環境治療

其他治療 ─┬─ 懷舊治療
　　　　　├─ 藝術治療
　　　　　├─ 遊戲治療
　　　　　├─ 催眠治療
　　　　　└─ 音樂治療

Psychiatric Nursing

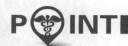

重｜點｜彙｜整

6-1　精神科藥物治療

一、抗精神病藥物(Antipsychotics)

(一) 第一代抗精神病藥物

◆ 作用機轉

阻止突觸前神經元釋放的多巴胺與突觸後神經元結合，阻斷腦內及周邊多巴胺傳遞，其臨床效果與阻斷 D_2 受體能力有關。可治療正性症狀，但對於負性症狀無效（表 6-1）。

表 6-1　第一代抗精神病藥物

分　類	學　名	商品名
Phenothiazine 衍生物類	Chlorpromazine	Thorazine
	Prochlorperazine	Wintermin
	Promazine	Novamin
	Promthazine	Sparine
	Thioridazine	Pyrethia
	Trifluoperazine	Melleril
		Fluzine、Stelazine
Thioxanthene 衍生物類	Thiothixene	Navane
Dibenzothiazepine 衍生物類	Clothiapine	Etumine
	Loxapine	Loxitane、Daxolin
Butyrophenone 類	Haloperidol	Haldol
	Trifuperidol	Triperidol
Benzamides 類	Sulpiride	Dogmatyl

◆ 副作用及其護理處置

　　副作用可能出現在治療的早期或晚期。

1. **錐體外徑症候群**(extrapyramidal symptoms, EPS)：

　(1) **高效價藥物＞低效價藥物**，排序為 Haldol＞Stelazine＞Serentil＞Wintermin。

　(2) EPS↑，則鎮靜、思睡副作用↓（表 6-2）。

表 6-2　錐體外徑症候群(EPS)

症　狀	說　明
急性不自主運動 (acute dyskinesia) **及肌張力不全** (dystonia)	1. 投藥 4~5 天內出現**斜頸、張口吐舌、眼球上吊**、口齒不清、動作失調等，嚴重甚至出現**牙關緊閉、角弓反張**現象 2. 可予 Diazepam (Valium®) 肌肉注射或服用 Biperiden (Akineton®)、Ativan、Artane 來緩解；亦可用**抗膽鹼藥物** Trihexyphenidyl (Artane®)，使平滑肌鬆弛
類帕金森氏症狀 (Pseudo-parkinsonism)	1. **多於服藥 3 個月內發生**，因阻斷多巴胺傳遞的功能而產生 2. 症狀有運動障礙，如步態前傾、快速小碎步、臉部僵硬無表情；生理檢查時呈現遲鈍僵硬與肌肉僵直；身體對稱性細微顫動，如**手指有數鈔票動作** 3. 與多巴胺抑制有直接關係，可以抗膽鹼藥物治療，如 Artane
靜坐困難 (akathisia)	1. **於服藥 3 個月內發生**，個案主觀上感到不安、無法靜坐，須手腳不停的動、**來回走動**或**原地踏步**才能減輕不適 2. 病因不明，**可以 β-blocker 治療**，如 Propranolol (Inderal)、Biperiden (Akineton®)、抗焦慮劑或抗組織胺

表 6-2	錐體外徑症候群(EPS)（續）
症 狀	**說 明**
遲發性不自主運動(tardive dyskinesia, TD)	1. 多巴胺受器過敏，見於**長期服用**抗精神病藥物**超過 2 年以上**之病人，約 15%的人會出現 2. 症狀有**頭部**、**四肢**、**軀幹出現不隨意重複動作**，如鼓嘴、伸舌、**咀嚼**、扮鬼臉、眨眼、手足揮舞等，屬於**不可逆反應** 3. EPS 中最難處理的副作用，無法使用抗乙醯膽鹼藥物緩解的症狀，可考慮更改抗精神病藥物，盡量用第二代抗精神病藥物

2. **抗精神病藥物惡性症候群**(NMS)：

   (1) **高燒**、**盜汗**。

   (2) 自主神經反應：心跳過速、**血壓升高**、呼吸加快等。

   (3) 實驗數據：**白血球增加**、**血清肌酸酐磷酸酶**(CPK)**值上升**（甚至腎衰竭）、譫妄、**意識改變**、吞嚥及言語困難、**肌肉僵硬**等。

   (4) 一旦懷疑為 NMS **需立刻停止使用抗精神病藥物**，並予支持療法，如**矯治發燒**（降低體溫與補充體液）、維持正常生命徵象、或給予較強的肌肉鬆弛劑。

3. 痙攣發作(convulsive seizure)：由於病人痙攣閾值降低而可能發生痙攣。合併癲癇的精神病病人使用抗精神病藥物時應小心監視。

4. 鎮靜作用(sedative effect)：嗜睡(drowsiness)、疲倦，但有助於夜眠，易出現於剛開始給藥的 2 週內，一般來說，抗精神作用越強的藥物，鎮靜作用越小。服用本類藥物時需避免開車和操作機械的工作。

5. **姿勢性低血壓**(postural hypotension)：眩暈和虛弱感，**因抗精神病藥物具阻斷 α 接受器的作用，易引起血壓下降。**

(1) 肌肉注射後和**老人**是危險群，故指導病人在注射藥物後需平躺半小時至 1 小時，若病人抱怨眩暈時應先檢查及記錄血壓，並請病人在改變姿勢時需緩慢，以**預防意外發生**；下床時先坐起幾分鐘再站起來。

(2) 血壓若低於正常範圍，應測量病人站姿與坐姿的血壓，可調整劑量或改用其他藥。

(3) 為提升血壓，必要時可用正腎上腺素藥物(norepinephrine)，切忌使用腎上腺素藥物(epinephrine)，因其會使血壓更低。

6. 抗膽鹼作用：追蹤是否出現抗膽鹼作用，必要時需處置。

(1) **口乾：經常飲用少量水分**、含冰塊、勤漱口、保持口腔衛生及嚼無糖口香糖。

(2) 視力模糊：提供適當光線及大字體書報，減輕眼睛不適。

(3) 便祕：調整飲食多吃高纖食物、補充水分、增加活動量以預防便祕，當出現便祕時，需補充緩瀉劑。

(4) 排尿困難：注意病人小便時間、量，需予以誘尿，必要時予導尿，以減輕尿瀦留之不適，必要時使用排尿相關藥物。

7. 內分泌及新陳代謝方面：因抑制飽食中樞故體重增加；多巴胺降低故出現性慾改變、乳房溢乳、月經不規則。若病人體重增加，可衛教病人多運動、飲食節制以控制體重。

8. **血液系統：骨髓抑制造成顆粒性白血球降低**及發燒。很少發生，若出現症狀應立刻停藥，同時給予抗生素以預防感染。好發於使用 Phenothiazine（如 **Chlorpromazien**、Thiothixene）的病人。

9. **皮膚過敏反應：**Phenothiazine 類藥物（如 **Chloropromazine**）會**引起光毒性使曝曬部位起疹子**。建議盡可能安排室內的活動，外出時宜著帽子、長袖衣物保護。

◆ 注意事項

1. Haloperidol (Haldol)常用於思覺失調症激動性之治療，用以改善妄想等精神病症狀，對急性精神病人有迅速且良好的鎮靜效果，因此**可作為病人出現攻擊的行為的緊急用藥**。

2. 對於興奮、激動或有破壞行為的病人，應選用鎮定作用強的抗精神病藥物，如 Chlorpromazine (Wintermin)。

3. 退縮、淡漠、活動太少的病人則宜選用鎮定作用少的抗精神病藥物，如 Trifluoperazine (Fluzine)。

4. 抗精神病藥物劑量的增減，最好以逐漸增或減的方式較安全。

(二) 第二代抗精神病藥物

◆ 作用機轉

　　具有多重接受器的拮抗作用，**阻斷多巴胺和血清素受體**，有效**減輕正性和負性症狀**（表 6-3）。

表 6-3　第二代抗精神病藥物

分　類	學　名	商品名
血清素及多巴胺阻斷劑	Risperidone	Risperidal
	Ziprasidone	Geodon
第二型及第三型多巴胺特別性受體阻斷劑	Amisulpride	Solian
多種受體阻斷劑	Olanzapine	Zyprexa（金菩薩）
	Quetiapine	Seroquel
	Zotepine	Lodopine
	Clozapine	Clozaril

◆ 副作用

1. 較少引發錐體外徑症候群(EPS)及遲發性不自主運動(TD)等副作用，少有泌乳素上升等不適，為目前抗精神病的首選藥物，需注意因**體重增加**引發**代謝症候群**(metabolic syndrome)，如高血壓、高血糖等，應於用藥前測基準值，並持續追蹤。

2. Clozapine：常見嗜睡、頭暈、便祕、流口水、姿勢性低血壓、**高血糖**、降低癲癇閾值、**體重增加、可能會引發代謝症候群**，以及骨髓抑制可能會造成**顆粒性白血球**降低引發感染，故需長期追蹤、檢驗白血球數據；另外**與抗憂鬱藥物 Prozac 併用會增加痙攣的可能**。

3. Risperidone：可同時改善正、負性症狀，**若劑量＞6 mg/day** 易出現**錐體外徑症候群**、姿勢性低血壓。

4. Clozapine、Olanzapine 抗膽鹼副作用較明顯。

5. Olanzapine：有較低的復發率、可改善憂鬱情緒、一日服用一次，具便利性、與其他藥物交互作用低，常見的副作用是昏昏欲睡、**體重增加**等。

(三) 第三代抗精神病藥物

◆ 作用機轉

多巴胺穩定劑(dopamine system stabilizers, DSSs)，常見藥物如 Aripiprazole (Abilify)，作用機轉推測是因多巴胺 D_2 受體及血清素 5-HT1A 受體的部分作用，及拮抗血清 5-HT2A 受體所產生療效，可穩定多巴胺的過度興奮及神經傳導，並維持多巴胺神經的生理功能而調整運動功能及穩定泌乳素濃度。可改善思覺失調症的正性及負性症狀和憂鬱症的輔助治療，亦用來搭配鋰鹽治療躁期。

◆ 副作用

姿勢性低血壓、便祕、噁心、嘔吐、頭暈、頭痛、失眠、嗜睡、疲勞。

(四) 長效針劑

針對病人服藥遵從性差、欠缺病識感、腸胃道吸收差者可建議使用長效針劑。作用時間可達 2~3 週到 1 個月（表 6-4）。

表 6-4 長效針劑	
學　名	商品名
Fluphenazine decanoate	Modecate (I.M.)
Flupenthixol decanoate	Fluanoxal
Haloperidol decanoate	Halodol
Risperidone	Risperidal consta

◆ 注意事項

1. 長效針劑大部分是高效價的藥物，所以**易產生錐體外徑症候群**。

2. 使用長效針劑前先使用相同的口服劑型後，以降低持久的特異性反應，使用長效針劑先從低劑量開始使用，小心的調到適當的劑量。

3. 長效針劑若為**油性製劑**，肌肉注射時使用 Z 形注射法做**深部肌肉注射**，如三角肌或**臀部肌肉**，注射後**不可按摩**。

二、抗憂鬱劑

表 6-5 抗憂鬱劑		
分　類	學　名	商品名
三環抗憂鬱劑(TCAs)	Amitriptyline	Elavil、Trypatnol
	Clomipramine	Anafranil
	Doxepine	Sinequan
	Imipramine	Tofranil
	Nortriptyline	Aventyl
單胺再吸收抑制劑 — 血清素正腎上腺素再吸收抑制劑(SNRIs)	Venlafaxine	Effexor
	Maprotiline	Ludiomil
	Mianserine	**Norval**
選擇性血清素再吸收抑制劑(SSRIs)	Nomifensine	Merital
	Fluoxetine	**Prozac（百憂解）**
	Fluvoxamine	Luvox
	Paroxetine	Paxil、Seroxat
	Sertraline	**Zoloft**
	Citalopram	Celexa
正腎上腺素及多巴胺再吸收抑制劑(NDRIs)	Bupropion	Wellbutrin
選擇性正腎上腺素再吸收抑制劑(NRIs)	Reboxetine	Edronax
單胺氧化酶抑制劑 — 傳統 MAOIs	Isocarboxazid	Marplan
	Phenelzine	**Nardil**
	Tranylcypromin	Parnate
	Nialamide	**Niamid**
可逆、選擇性 MAO$_{AI}$	Moclobemide	Aurorix（**歐蕾思**）
不可逆、選擇性 MAO$_{BI}$	Selegiline	Deprenyl
單胺接受器調整劑	Mirtazapine	Remeron
	Trazodone	Mesyrel

　　單胺類神經介質假說推論憂鬱症與正腎上腺素和血清素缺乏所致（表 6-5）。

(一) 三環抗憂鬱劑(TCAs)

1. 作用機轉：抑制正腎上腺素和血清素的再吸收，用以阻斷突觸前神經傳導物質的再吸收，而增加儲存於突觸內的量。
   (1) 通常在**服用 3~4 週後才會有效果**，但不會出現依賴情形。
   (2) 半衰期較長通常為 24 小時或 24 小時以上，故一天投予一次即可。
   (3) 測量血漿濃度一般於單一劑量投予後 8~12 小時抽驗。
   (4) Imipramine 適用於動作遲緩病人，思睡效果較 Doxepine、Amitriptyline 低。
   (5) Nortriptyline 有治療窗(therapeutic window)，血漿濃度超過上限，效果反降。

2. 副作用：
   (1) 高血壓危象(hypertensive crisis)：**血壓突然升高、劇烈頭痛、頸部僵硬、心律不整**、心悸。MAOIs 與 TCAs 禁止合用，避免產生高血壓危象。
   (2) 抗膽鹼作用(anticholinergic effect)：口乾、**便祕**、排尿困難、視力模糊等。
   (3) 初期易見心悸、頭暈及**姿勢性低血壓，需預防跌倒**。
   (4) 中樞神經系統會出現抽搐閾降低，引發抽搐，思睡或鎮靜。
   (5) 偶出現乳房脹、男性女乳化、溢乳、射精障礙、勃起困難、顆粒性白血球缺乏、再生不良性貧血、手抖、肌肉無力、步伐不穩、**皮膚過敏**、黃疸。

3. 注意事項：
   (1) 前列腺腫大與**隅角型青光眼病人禁用**。

(2) **更換姿勢必須緩慢避免跌倒**，針對口乾，可以**少量多次喝水緩解**。

(二) 單胺再吸收抑制劑

◆ 選擇性血清素再吸收抑制劑(SSRIs)

1. 作用機轉：選擇性的抑制突觸前神經細胞對**血清素再吸收**，促使血清素神經傳導物的利用率增加，**約 2~4 週才會呈現藥效**。

2. 副作用：**與傳統 TCAs 比較起來副作用少**，大部分 SSRIs 一日服用一次，故病人服藥順從度高。
   (1) 腸胃道：會出現**噁心**、腹瀉，持續服藥後會改善。
   (2) 中樞神經：**嗜睡、頭痛**、激動。
   (3) 性功能：例如勃起困難、**性慾減低**、射精延遲。
   (4) 體重改變。

3. 注意事項：
   (1) SSRIs 與 Clozapine (Clozaril)合用有增加痙攣的風險。
   (2) Fluoxetine (Prozac)因服用後可振奮精神，故宜在**早晨服用**，避免造成失眠。
   (3) Paroxetine (Seroxat)會嗜睡，可在睡前服用。
   (4) SSRI、SNRI 是目前恐慌症第一線用藥，當反應不佳時才選用 TCA。

◆ 血清素正腎上腺素再吸收抑制劑(SNRIs)

1. 作用機轉：與傳統的 TCAs 類似，具阻斷血清素與正腎上腺素再吸收，療效較快出現，由腎臟排泄。

2. 副作用：常見為噁心、思睡及失眠，血壓升高與劑量高低有關，故需定期量血壓，必要時併用 Inderal，亦出現過性功能障礙的個案。

◆ 正腎上腺素及多巴胺再吸收抑制劑(NDRIs)

1. 作用機轉：具多巴胺再吸收阻斷作用及正腎上腺素再吸收抑制作用。

2. 副作用：沒有抗膽鹼作用與嗜睡，較少姿勢性低血壓、無性功能障礙；但食慾會減低，高劑量會出現抽筋。

◆ 正腎上腺素再吸收抑制劑(NRIs)

抑制正腎上腺素再吸收。

(二) 單胺氧化酶抑制劑(MAOIs)

◆ 作用機轉

1. 傳統 MAOIs：同時抑制 A 型及 B 型單胺氧化酶活性，減少正腎上腺素和血清素被分解的比率，提高其濃度，副作用較大。

2. $MAO_A I$：為可逆、選擇性 A 型單胺氧化酶抑制劑，可提高神經突觸血清素、正腎上腺素含量，但是不影響多巴胺神經活性，副作用較少。Moclobemide (Aurorix)可用於焦慮、情緒不穩、無法專心及緩解社交恐懼，副作用為頭痛、失眠、口乾等。

3. $MAO_B I$：為非選擇性 B 型單胺氧化酶抑制劑。Selegiline 可與 L-dopa 併用，可延緩帕金森氏症的惡化，大劑量，可作為抗憂鬱劑及治療失智症。

◆ 注意事項

1. MAOIs 與 TCAs 合用會出嚴重的副作用甚至死亡，故 MAOIs 要改用 TCAs 時須等 2~3 週較適宜。

2. 服用傳統 MAOIs 時飲食需忌酪胺酸(tyramine)，包括乳酪、蠶豆、起士、燻魚等食物及喝酒，避免造成高血壓危象、嚴重肝毒性、死亡等副作用，目前已少用，$MAO_A I$ 中的 Moclobemide (Aurorix)不會與上述食物發生交互作用。

3. 憂鬱症改善後半年內，仍需持續治療較佳。

4. **抗充血劑**(decongestants)不能與 MAOIs 合併使用。

(三) 單胺接受器調整劑

◆ 作用機轉

　　主要刺激突觸後神經細胞內的血清素及正腎上腺素接受器，增加此兩類神經傳導物質的傳遞。

◆ 副作用

1. Mirtazapine (Remeron)：思睡、口乾、便祕、促進食慾及體重增加。

2. Trazodone (Mesyrel)：思睡作用強，適合用於有失眠問題之憂鬱症，需**避免白天服用**；男性可能出現陰莖持續勃起等副作用。

三、情緒穩定劑

　　躁症病人主要的生物化學病因為兒茶酚胺(catecholamine)過度活化，其鈉離子較正常人多出 200%。目前使用最普遍且療效佳的情緒穩定劑為鋰鹽、抗痙攣藥物(Carbamazepine、Valproic acid)。

(一) 鋰鹽(Lithium)

◆ 作用機轉

　　阻斷細胞內之肌醇磷酸酶(inositol-phosphatase)，使神經細胞對神經傳導介質的反應減緩。鋰鹽可抑制兒茶酚胺之釋放並促進其再吸收，其被當作鈉離子的交換劑，最常用來治療**雙相情緒障礙症**，大約 3/4 的急性躁症病人對鋰鹽有良好的反應，一年中有二次以上的躁症發病者，可以鋰鹽預防治療，亦可運用於週期性或內因性憂鬱症。

◆ 副作用

1. **手抖**、疲倦、嗜睡、思考緩慢及**運動協調障礙**。

2. 使用初期常出現噁心、嘔吐，可分多次服藥，或與食物併用。

3. **稀便**，若空腹更易發生。

4. 體重會增加：有促進食慾作用，加上**多尿**、**口渴**等副作用而喝太多飲料。

5. **甲狀腺功能低**：20%長期服用鋰鹽病人（尤其是女性）有此情形，應於服藥前與服藥期間**每半年檢查一次甲狀腺功能**。

6. 常出現粉刺，偶出現牛皮癬。

7. 禁忌症：

   (1) **腎臟疾病**：因鋰鹽在口服 6~8 小時後完全吸收，**50%經由腎臟排出體外**。若有腎臟疾病，將會阻礙代謝過程，使血中濃度上升，引起中毒。

   (2) **心臟疾病者**、孕婦及孩童禁用，有胎兒先天性畸形之報告，孕婦最好改用他種安全藥物。

   (3) 鋰鹽與**利尿劑**、**非類固醇抗發炎劑**、**心血管藥物**併用會造成鈉離子排空，影響鋰鹽代謝，導致鋰鹽中毒，故應避免。

◆ 注意事項

1. **服用鋰鹽 30 分鐘到 2 小時後可達血中濃度之高峰**，半衰期約 18~36 小時，每增加 300 mg 的攝入，血清濃度會增加 0.2 mEq/L。

2. 鋰鹽口服可吸收完全，但進入腦部的速度很慢，藥效常延遲至服藥後 **1~2 週**出現，作用期約為 1 天，故在急性期可合併抗精神病藥物以改善激躁。

3. 病人服藥後出現副作用，**不需立刻停藥**，繼續服用症狀一般會消失，服用過量則可能引起中毒，故此時**應與醫師一同討論用藥的適當性**。

4. **鋰鹽血中濃度一般維持在 0.6~1.4mEq/L，躁症急性期時，鋰鹽治療濃度應為 1.0~1.4mEq/L**；一般治療濃度為 0.6~1.0 mEq/L，若濃度超過 1.5 mEq/L，則可能中毒，老人的治療濃度宜維持在 0.6~0.8 mEq/L 間。

5. **每日治療劑量，建議分成 2~3 次服用**。用藥期間每隔 3~7 天，在服鋰鹽 12 小時後檢查血清濃度。

◆ **鋰鹽中毒**

服用鋰鹽後**半小時至 2 小時**，最容易產生中毒的症狀。

1. 輕度中毒(1.5~2.0mEq/L)：**嘔吐、腹瀉、手抖厲害**、腹瀉、嗜睡、口齒不清、步態不穩等，處置為停藥、支持療法。

2. **中度中毒(＞2.0mEq/L)：意識混亂**、發燒、血壓下降、尿量減少、脈搏不規則、嗜睡、步態不穩、運動失調，甚至**四肢痙攣**、腎衰竭及**死亡**。處置為停藥、**大量給水**，約 5~6L/day；**使用 Aminophylline 及鼓勵攝取適量 NaCl，促進鋰的排出**。

3. 重度中毒(＞4.0mEq/L)：會危及生命；此時的處置需考慮**腹膜透析或血液透析**。

◆ **護理重點**

1. 通常劑量的增加需逐步完成。

2. 因會改變體內鈉與體液間的平衡，故需經常監測體液電解質，**維持充足水分及鹽分的攝取**。

3. **當忘記服藥時，不須補服未服劑量**。

4. **鋰鹽之治療濃度與中毒濃度十分相近，需例行抽血檢測濃度**。

(二) 抗痙攣藥物

除可用作抗痙攣外，亦可作為情緒穩定劑，與鋰鹽併用治療躁症，常用藥物包括：

1. Carbamazepine (Tegretol)：
   (1) 作用機轉：機轉不明，可阻斷鈉離子通路。
   (2) 副作用：暈眩、**走路不穩**、**複視**、眼球跳動，少數出現再生不良性貧血及顆粒性白血球缺乏，宜注意 Stevnes-Johnson syndrome（**史帝文－強生症候群**，為皮膚與黏膜嚴重過敏反應）的發生。肝臟疾病與血液病人避免使用。

2. Valproic acid (Depakine)：
   (1) 作用機轉：**提高抑制性 GABA 的活性**，增加鈉離子流入與鉀離子流出神經細胞膜，而阻斷鈉離子通路，有效血中濃度為 $50\sim100$ μg/L。
   (2) 副作用：鎮靜、疲倦、手抖、運動失調，腸胃方面包括噁心、嘔吐、腹瀉。會出現肝毒性，孕婦不宜使用。

四、抗焦慮與鎮靜安眠劑

傳統的巴比妥鹽(barbiturates)因耐藥性與成癮性的危險而列入管制藥，故少用，並改由 BZD 類藥物取代。

(一) Benzodiazepine (BZD)

◆ 作用機轉

中樞神經抑制劑，成癮性較低，抗焦慮效果佳，其原因有：

1. **刺激藍斑可引發焦慮，BZD 可抑制藍斑過度活躍。**
2. **增加中樞神經系統 GABA 的傳導**，抑制神經細胞衝動的傳導，因此具**抗焦慮、鎮靜、安眠**、肌肉鬆弛、抗痙攣等作用，也可以用在緩解焦慮引起的**強迫症**（表 6-6）。

| 表 6-6 | 常見的抗焦慮劑及鎮靜安眠劑 |

分　類		學　名	商品名
抗焦慮劑		Alprazolam	Xanax
		Diazepam	**Valium**
		Fludiazepam	Erispam
		Lorazepam	**Ativan**
		Oxazolam	Serenal
鎮靜安眠劑	短效	**Triazolam**	**Halcion**
	中效	**Estazolam**	Eruodin
	長效	**Flunitrazepam**	**Rohypnol**
		Flurazepam	**Dalmane**
		Nitrazepam	Mogadon

◆ 注意事項

1. 初次服用 BZD 時，宜選擇平均劑量的最小值，甚至低於平均劑量，再漸次增加，直到最適合的治療劑量。

2. 各種 BZD 的臨床效果差不多，多以半衰期決定給予之種類及次數。半衰期藥效越短，日劑量越大，連續使用越久，越可能於停藥時出現停藥反應。

3. 口服 Diazepam 半衰期為 2.5 小時，排出半衰期超過 30 小時。

4. 大部分 BZD **空胃口服時吸收良好，制酸劑會影響 BZD 吸收。**

5. **避免與酒精**、抗組織胺藥及中樞神經抑制劑併用，以免加強中樞神經抑制作用。**避免與葡萄柚汁、紅黴素併用**，以免增加藥物血中濃度，增強藥效及副作用。

6. 服藥後肌肉易放鬆，需預防跌倒。

7. **不當的長期使用 BZD，可能造成生理和心理的依賴，戒斷時宜逐漸減量，突然停藥容易出現戒斷症狀，包括焦慮不安、顫抖、盜汗、失眠等，建議逐漸減藥。**

8. 長效型的 BZD 藥物，適於睡眠易中斷或早醒個案，如 Rohypnol。短效型的 BZD 藥物，適於入睡困難者，如：Halcion 的半衰期短，約 1.5~4 小時。

9. Chlordiazepoxide (Librium)可助酒精戒斷病人減輕焦慮與不適。

◆ 副作用

1. 主要是**運動失調**與嗜睡，宜避免開車或操作危險的機械儀器。

2. 於懷孕早期使用易造成胎兒兔唇、腭裂、多種先天畸形。

3. 最常見的副作用是鎮靜、疲倦、**頭暈，應小心避免跌倒**。

(二) 非 BZD 類藥物

1. β 腎上腺素刺激阻斷劑(Inderal)可改善焦慮。

2. 抗組織胺藥物具有鎮靜之副作用，故有過敏合併失眠者可使用，如：Hydroxyzine (Atarax)、Diphenhydramine (Benadryl)。

3. Zolipidem (Stilnox)口服吸收好，半衰期 2~3 小時，耐藥性少，可當**安眠藥**，使用上較安全，副作用為頭痛。

4. Zopiclone (Imovane)口服吸收好，半衰期 5 小時，作用機轉與 Zolipidem 相近，但乳汁中含藥達 50%，不宜哺乳。

五、其他精神藥物

1. Ritalin 為中樞神經興奮劑，可以改善過動兒的行為與學習力，**應每年有計畫地停藥二次**，以緩解此藥對患童**身體發育遲緩**的影響。臨床上用於治療注意力無法集中的過動兒、嗜睡症。

2. 乙醯膽鹼酯酶抑制劑(anticholinesterase drugs)可治療阿茲海默症引起的認知功能障礙症。

6-2 肌體治療

一、電氣痙攣療法(Electroconvulsion Therapy, ECT)

以 70~150 伏特的電流通過腦部 0.1~1 秒，誘發可控制的痙攣發作，**先是強直性痙攣 5~10 秒，接著為陣發性痙攣 20~30 秒**，造成腦內電子重新排列組合及**增加正腎上腺素與血清素的濃度達到治療效果**，以改善病人的精神症狀，可快速的達到療效。

(一) 適應症

1. **嚴重憂鬱症**。

2. 藥物治療無效或躁動的**思覺失調症**。

(二) 禁忌症

治療過程中會引起腦內壓突然上升，故腦出血、**腦瘤、心肌梗塞、視網膜剝離**、惡性高血壓、急性肺出血者均不宜使用。

(三) 護理措施

◆ 進行前

1. 須填寫病人或家屬同意書並向家屬**解釋治療過程、成功及失敗的機率、危險性與副作用**。

2. **治療前一日先洗頭**，以減少因油垢附著而增高電阻。

3. 為了避免在治療中病人發生吸入性肺炎，故執行前需禁食 6~8 小時（**至少需 4 小時**），維持呼吸道通暢是執行 ECT 時最重要的護理要項。

4. **排空膀胱**、解大便。

5. **取下活動假牙**、手錶、眼鏡及身上飾物，例如：項鍊、戒指、髮夾。

6. **給予 Atropine** 以減少呼吸道分泌物及防止心跳過慢。

7. 換病人服並打上靜脈點滴。

◆ **進行過程**

1. 病人仰臥於木製床，置一小枕頭於頸下，使頸部微往後伸，以保持呼吸道通暢。再放一壓舌板於上下大臼齒間，預防痙攣時咬傷舌頭。

2. 應予以短效巴比妥鹽(Barbiturates)靜注以誘發麻醉，使病人肌肉鬆弛，誘導麻醉之常用藥為 Brietal sodium (Methohexital)或 Amytal sodium。

3. 置放電極治療的部位以酒精或生理食鹽水棉球擦拭乾淨，以減少因油垢附著而增高電阻。

4. 電擊板放置的位置在**額顳葉交界處，若進行單側電療，需置放在非優勢大腦半球**，通入電流來治療。

5. 電療中當全身出現強直性痙攣時易發生呼吸暫停，必須馬上保持呼吸道通暢。

6. 進行電氣痙攣法時，為防發生骨折或脫臼現象，需雙手固定病人主要關節，包括病人的頭、下顎、兩肩、腰部及各關節處，不可固定太過用力以免導致骨折。

7. 當進行電療時，需觀察病人反應，記錄其反應過程與持續痙攣的時間，至少需持續 25 秒才有治療效果。

8. 電療後需維持呼吸道的通暢，去除口鼻分泌物，可側躺並抬高床頭以利分泌物流出。

◆ **進行後**

1. 維持呼吸道通暢，執行後須將病人側臥或頭側一邊，以防吸入分泌物。

2. 需密切監測其血壓變化，直到血壓穩定為止。

3. 密切觀察病人意識變化，**使用床欄以策安全**或約束病人四肢臥床休息，以防意外發生。

4. 評估是否出現合併症，當出現短期記憶力喪失現象時，應多予**澄清並解釋**人、時、地定向力方面，提供安慰與保證，**不要質問**病人。

5. 病人清醒後，可協助進食。

6. 鼓勵清醒後的病人，參與日常病房活動。

(四) 副作用

1. **呼吸暫停**：常發生，應立即暢通呼吸道，必要時人工呼吸。

2. **認知**：暫時性定向感喪失、譫妄和**暫時性記憶喪失**，通常 6 個**月後**認知功能會恢復到原來功能。

3. **系統性影響**：頭痛、肌肉痠痛、噁心、嘔吐等。

4. **骨折或脫臼**：電療中若沒有固定好病人導致。

二、快速安神法(Rapid Neuroleptization, RT)

1. 短時間內注射高效價短效抗精神病藥物，以密集肌肉注射 Haloperidol 10 mg/hr，使病人安靜下來，接著再改為口服投藥的方式。

2. **適用於強烈攻擊、自殺或傷人行為等急性精神症狀發作之病人**，如思覺失調症人出現激躁不安或有自傷傷人傾向時。

3. **須注射至病人完全安靜下來為止，即劑量有上限，一天不超過** 100~150 mg 為原則。

4. **口服劑量約為注射劑量的 1.5~2.0 倍。**

5. 注意事項：當病人出現嚴重的 EPS、收縮壓小於 90 mmHg 或病人睡眠時數大於 6 小時且症狀改善，即停止使用。

6. 副作用：中樞抗膽鹼中毒、抗精神病藥物惡性症候群、急性不自主運動及肌張力不全或生命徵象異常。

三、其他肌體療法

(一) 光線療法

1. 針對**季節性憂鬱症病人**治療，治癒率約 50~60%。

2. 病人每日一段時間曝露在強光下，**經由眼睛對光的照射效應而達到療效**，約 3~7 天症狀改善。

3. 併發症：眼睛疲勞、鼻竇乾燥、易怒、頭痛、失眠，一般可由縮短治療時間或增加光源和病人的距離而改善。

(二) 腦部磁波刺激療法

　　將電流通過放於腦部特定部位的線圈，使產生磁場，以影響腦部活動。

(三) 外科手術

1. 以外科手術將相連的腦纖維切除，並刺激或破壞腦組織，以改善無器質性病因病人的行為、思想或情緒障礙症。

2. 手術後可能導致人格改變、智能損傷。

3. 適應症：情感性精神病、強迫或焦慮相關障礙能症為主。

4. 禁忌症：人格障礙症。

6-3 心理治療

一、前　言

1. 可進行心理治療的條件：
   (1) 病情不重。
   (2) 具高度意願與動機。
   (3) 願意自我反省並改變自己。
   (4) 較聰慧且個性較富彈性者。

2. 心理治療人員應有專門的訓練。

3. 心理治療的機制在於使個體藉由自我了解而改變，人際互動可以促使雙方改變，人的情緒及行為可以藉由操作而改變。

4. 精神疾病在**穩定期的治療目標為教導自我症狀的處理**。

5. 兒童、青少年的心理治療與成人最大的不同在於依賴性較強、認知領悟的能力較弱、對治療動機及意義的了解較缺乏。

二、相關理論及學說

(一) 分析式心理治療

　　源自佛洛依德的**精神分析論**，以**潛意識**、人格結構及**防衛機轉**來解釋精神疾病的症狀與病因，主張偏差的行為來自**潛意識內在衝突未獲解決**，分析病人所使用的心理防衛機轉，協助病人由被潛抑的焦慮中掙脫，為精神科常使用的心理治療。**藉重新經歷孩童時期的生活過往**，了解自己使用之防衛機轉。治療技巧為**自由聯想、夢的解析、抗拒的分析、情感轉移來修正早期創傷**。

(二) 支援性心理治療

支援性心理治療是了解病人目前的生活問題，**強化病人自我的功能**，給予合宜的協助與支援，使其恢復或增進適應人際與社會環境之能力，治療策略為**鼓勵情緒發洩**。支援性心理治療共有三個派別：

1. **個案為中心**(client-centered)治療：羅傑茲(Rogers)認為治療者應以個案為中心，**無條件的正向尊重個案**，全心協助並接納個案；以同理心了解個案的情緒、行為，藉此**鼓勵個案自我表露並修正阻礙改變的阻力**。由個案來決定談話的主題，為訓練個案關心他人，偶爾可讓會談主題轉至護理師身上。

2. **存在主義治療法**(existential humanistic therapy)：**強調人是自主的，可自由創造生存的價值意義**，目標為協助個案掌握現在，激發鬥志，追求生命的價值。

3. 完形治療法(gestalt therapy)：重視個人的思考、情感與行為，治療目標為促進個案自我認識，包括潛能、性格、理想、本身的需求及自我與環境的互動等，進而依賴他人轉而自我支援，願意自我解決問題。

(三) 訓練性心理治療學派

1. **認知治療**(cognitive therapy)：強調**個案的情緒困擾是由於個人有不合理的信念所造成的**，若能協助個案省察不合理信念，以理性想法取代之，則能解除情緒困擾。

2. 行為治療：強調人的行為是透過學習而來的，行為理論包括古典與操作制約和學習理論，配合實驗心理學和各種行為技術，幫助個案修改不適當的行為模式。

3. 交往分析治療：人格結構包括由父母自我(parent ego, P)、成人自我(adult ego, A)及兒童自我(children ego, C)組成的，與人溝通

時個人依情境做調整，治療重點是協助個案了解自己與他人溝通方式的問題，重新學習適當的人際溝通。

4. **現實治療**(reality therapy)：屬於短期，**重視現實**問題的處理，由格拉瑟創立，強調**承擔責任**是改善自我的首要步驟，進而學習合乎現實標準行為以獲得成功的自我，適用於青少年犯罪、危機處理、戒毒、反社會人格異常者，治療重點為認識自我、面對現實、控制行為、抒解情緒壓力、以達成功的自我控制。

5. **現實定向治療**(reality orientation therapy)：精神科病房中其牆壁上懸掛大型記事板，板上標明當天的日期、時間、天氣與病房中進行的各項治療活動，所依據的理論基礎。

三、心理治療的過程

1. 治療初期：與案主建立良好之治療關係。收集基本資料、建立信任感、強化其治療的動機、明確界定治療中之角色任務情境及澄清相關錯誤概念。

2. 治療中期：確認案主問題，促進案主採取行動來改善。**幫助案主發現改變自己的助力及阻力**、鼓勵其面對焦慮的情境、協助案主接受自己的限制。

3. 治療末期：結束治療關係。回顧整個療程、逐漸使案主獨立，並處理分離情緒。

6-4　團體治療

團體治療是一種以團體方式呈現的心理治療類型。**治療性團體是社會的縮影**，由一群人組成，所以會出現團體動力，成員在治療中經由對別人的觀察和治療者的協助，對自己有更多的認識；透過治療的有效因素，**病人可獲得支持和情緒宣洩**，**處理在治療過程中發生的移情作用**，並學習改變自己。

一、團體治療的結構

1. **團體治療的組成以 8~10 人最理想**；治療場所應以隱密、舒適為原則；組員座位採環形圍坐的安排，治療者能環顧整場之外，組員較易發言、也易有互動。安排團體治療的時機以病人病情穩定時期較適合。

2. 團體聚會時間每週 1~2 次，**每次以 45~60 分鐘為最佳**，亦有以 90 分鐘為最上限。

3. 團體成員的選擇：考慮病人參與團體動機與意願、病況是否穩定、病人的診斷等，例如腦傷的病人就不合適團體治療。

4. 團體性質：

   (1) 同質性與異質性：

   a. 同質性團體：當團體具有同一特質，成員間的年齡、性別、職業、教育程度、疾病診斷、過去生活經驗或待解決的問題相似性高者稱之，例如藥癮、衛教、服藥團體宜採同質性團體型式。

   b. 異質性團體：當團體具有不同特質時稱之，較可以提供更多元的經驗分享，例如人際關係、社交技巧訓練、主見訓練團體、青少年團體、離婚婦女團體、生活討論會等。

   (2) 開放式和封閉式：

   a. 開放式團體：指團體成員可以自由參加，並無限制，每次參加的成員可以改變。

   b. 封閉式團體：一旦開始進行時，成員數與團體進行次數皆固定不動，即使中途有人退出亦不遞補，故封閉式團體較開放式團體有助於發展較深入的團體關係，**容易產生凝聚力**。

二、團體治療的相關理論

1. **心理分析理論**：藉由心理分析治療能協助個案表露其潛意識，以達到人格的重建。

2. **人際關係理論**：重視透過關懷及支持，與個案建立信任、真誠的治療性人際關係。

3. 溝通分析理論。

4. 團體動力理論：注重團體整體的動力狀況，而成員的個別表現源於團體所討論的議題，及當時成員彼此間的人際互動所影響。

5. 認知行為治療理論。

6. 存在主義及完形主義：透過治療者本身情緒經驗或過去經歷的適度自我表露的引導下，於團體中分享內心感受，促進接受治療者之間的表達與分享。

7. **心理演劇**(psychodrama)理論：**屬於團體治療的一種**，由莫雷諾(Moreno)創始，強調行動、反動分析，並注重**此時此刻**。

   (1) 特色：透過行動來親身體驗，透過戲劇直接且即時的演出，自然的流露內心的感受，透過**情感宣洩**與自我覺醒使問題改善，也因為情緒宣洩使個案有相當大的衝擊。

   (2) 基本概念：行動與演出、自發性與創造性、**此時此刻**、情感宣洩。

   (3) 演出要素：導演（治療者）、**主角（被治療者）**、舞台、觀眾、輔角。

   (4) 觀眾必須遵守三不原則：不發問、不建議、不分析。

三、 **療效因素**(Therapeutic Factor)

　　團體治療的療效因素在治療中相當重視，目前耶隆(Yalom)提出的 12 項團體治療的療效因素最具代表性（表 6-7）。

表 6-7	團體治療的療效因素

因　素	說　明
寄予希望	透過成員的經驗分享或問題得到幫助與改善，讓其他成員感受到自己的改變是有希望的
普及性	**又稱共通性**，學習到自己與其他人有相同想法與反應，覺得自己不是孤單的，治療者鼓勵團體成員分享自己的經驗
利他性	在參加團體治療之後，體會到人必須互相幫忙，**為他人想，提供支持**，利人也利己，透過利他自己亦得到滿足感
人際學習	在團體治療中提醒個人看清自己給他人的印象及他人對自己的看法，也幫助個人了解自己與他人溝通過程的障礙，增進成員對人際關係的了解與責任，減少對人際互動的曲解，例如：詢問 A 成員：「B 成員常打斷你的發言，你有什麼感覺？」
模仿性	當成員認同治療者的行為，或是某成員的適當行為後增加其學習機會，之後進行模仿學習該行為
凝聚力	**在團體中成員能經驗「所屬感」感受到自己是團體的一份子**被接納，**對團體認同並願意**參加，也體認自己的問題團體其他成員願意幫忙解決，甚至成員中途離開團體，其他成員皆表示請他回團體之情況
情緒宣洩	團體情境提供機會讓成員經由表達放鬆緊張的情緒，情緒可以有出口宣洩
社交技巧的發展	透過團體活動幫助成員發展社交技巧，學習辨識哪些是人際關係不合宜的行為，學習自我表達、傾聽、同理他人
傳遞資訊	透過團體的分享得到治療者或成員的各種想法、建議與指導，無形中提供成員各種資料訊息
修正原生家庭情境	成員在團體中不知不覺出現在原生家庭中慣用的認知與行為，治療者透過此機會幫助成員面對與修正，如團體中 A 和 B 位成員吵架，C 成員表示：「看他們吵架就好像我和我媽一樣，我媽總認為她是對的……」

表 6-7	團體治療的療效因素（續）
因　素	說　明
存在因素	人存在必須面對的主題包括：自由、死亡、空虛、孤獨等在團體中可提供機會公開討論或經驗分享
自我了解	透過團體互動成員更了解自己的喜好、個性、想法、習慣，及平時少接觸的那部分的我，進而掌握自我

四、團體進行過程

1. **介紹期**(orientation stage)任務：
   (1) **引導成員彼此認識，促進成員間的互動**以及團體之信賴度，此時成員彼此陌生而缺乏信賴感，治療者應顧及團體中普遍存在的焦慮。
   (2) **形成團體目標應同時促使團體規範成形**，團體規範是在團體中擬訂的，為團體活動應遵行的準則，應以團體的利益為前提，包括團體的價值觀。

2. **工作期**(working stage)任務：
   (1) **治療者此時可扮演催化劑的角色**，主要特徵是「解決問題」，主要任務為直接面對與完成團體任務。本期團體的士氣、相互信任感及自我坦露增加，成員會願意試著與他人分享祕密或接受治療的真正原因，再幫助病人正視問題的癥結所在，進而解決之，因此需多**鼓勵成員提出新議題，以進行討論**。
   (2) 了解個案在團體中所顯現的「明顯」或「隱藏」的溝通；此時最好的互動型式，應是交互網狀的，而非一對一的；分享感覺、訊息，而相互獲利是此期的寫照之一，藉由互動過程，協助團員省察自己及學習新經驗是主要目標之一。
   (3) 憤怒及不滿應適當處理，促使團體再學習，治療者發現團體進行中成員間充斥著不滿的情緒，此時治療者應**引導成員討論不滿的情緒**。

(4) **阻抗情形**：如團體主題讓學員想起不愉快的情境，本期為團體治療的過程中團體成員最容易中途退席的時期。

(5) 容易出現**情感轉移及反轉移現象**，也會有成員**主動積極發言**，甚至打斷其他成員成為團體中**獨占者**的角色。

3. **結束期**(termination stage)任務：

(1) 對於整個團體治療的議題做總整理及**回顧**。

(2) **協助成員準備與團體分離，鼓勵成員表達對團體結束的焦慮**，幫助團體成員了解在團體中所學，並不因團體結束而消失。

五、注意事項

1. 治療者帶領團體心理治療活動應**把握此時此刻**的原則，以促進成員們自我省察。

2. 在團體討論過程中，治療者可評估成員間的人際衝突。

3. 護理師帶領支持性治療團體時，重在協助成員因應生活壓力。

6-5　行為及認知治療

一、行為治療

(一) 行為治療的相關理論

行為是可以經由學習而達到改變，依循某些準則或目標而改變的，且**可以操弄的**。行為治療是修正不適當的「**刺激－反應**」之連結，運用及統合古典制約理論、操作制約理論、社會學習理論、認知行為理論，以學習的原理，設計出一套結構化的治療過程並掌控其情境，利用各種行為修正技術，控制相關情境，以改善病人目前的症狀行為。

(二) 行為治療的原則

1. 採行為治療來修正病人的行為，**確認問題行為**為第一優先。

2. 當醫療團隊成員決定幫病人在病房中進行行為治療前，需**事前與病人及家屬有充分的溝通，不可以增強物操縱病人**。

3. 行為治療進行前，醫療團隊成員應對病人詳細說明行為治療中治療者及病人的角色、職責、制定治療契約之原因，**共同擬定契約內容**。行為治療契約內容應包括：**治療目標、約定行為具體標準及給予增強物（或給予處罰物）的方法**等、治療時間及地點，最後應有治療者與病人的簽章以示負責。

4. 執行過程需協助病人多加反覆練習，當病人對於新的適應方式**感到焦慮時，應持續的給予病人鼓勵**。

5. 運用正向回饋技巧來獎賞病人之無暴力攻擊的行為，目標行為應具體明確。

6. **適用於訓練慢性精神病人的自我照顧能力。**

(三) 治療技巧與臨床運用

表 6-8　行為治療法

方　法	說　明
行為修正法 (behavior modification)	1. **增強原則**：正增強利用增強物來強化某行為，**負增強則是不給增強物；用以建立新行為的較佳策略是正增強**。增強物的給予時機： 　(1) 連續性強化：用於治療初期，可在短期看到效果 　(2) 間歇性強化：當個案已養成習慣時，**工作人員不可用行為治療操縱病人** 2. **處罰原則**：用處罰來阻止不當行為，但有道德的爭論

| 表 6-8 | 行為治療法（續） |

方　法	說　明
負向增強法 (negative reinforcement)	1. 增加某種行為的表現，而該表現可以避免或逃避厭惡的事件，進而達到行為修正之目的 2. 例如：服刑中的囚犯，因行為表現佳而獲得減刑
代幣制度	1. 操作制約的一種，以**正向增強法**來達到行為修正效果，可依病人需求而靈活應用 2. 當個案**出現被期望的行為**時，以代幣（類似錢幣或刻有標記的硬幣）作為獎勵，待累積至一定數量即可換取其他的報酬或增強物；例如：對於參與的病友，每發言一次給積分一點，最後依點數兌換獎品 3. 選擇代幣原則：需以個案喜好為依據，**可按目標完成分為幾種等級，獎品價值由小到大；也可選擇社會性增強物，如一段親子獨處時間**
塑型法 (shaping)	1. **又稱逐步養成，應用操作制約原理以循序漸進的方式建立個體新行為的歷程**，將期望的行為分為數個步驟細節，當病人完成其中一部分即給予增強，直到病人能完成整個行為為止 2. 例如：個案自我照顧能力差，護理計畫初期只要他能自行梳頭就給予增強，之後必須自行梳頭及洗臉才給予增強，並逐漸提高行為標準
處罰法	1. 又稱**嫌惡治療**(aversion therapy)，利用負面刺激消除負向行為，此法少用，多用於偏差行為如酒癮、吸菸、暴露狂等，須注意勿將此當作操縱之手段 2. 例如：戒酒發泡錠，但需經個案同意施行
相互抑制法 (reciprocal inhibition)	1. 請病人想像一些很輕鬆、自在的畫面，或者**學習漸進式肌肉放鬆法**來幫助其放鬆 2. 例如：運用**深呼吸**及**自我暗示**來控制焦慮
鬆弛練習	利用肌肉與心境上的放鬆處理壓力與焦慮症狀

表 6-8 行為治療法（續）	
方 法	**說 明**
系統減敏感法 (desensitization technique)	1. 用**與個案一起確認引起焦慮的特定情境或事物**，並藉由**鬆弛訓練，循序漸進的訓練病人接近懼怕的事物**，以降低對刺激的敏感度 2. **將引發焦慮的嚴重程度定出等級** 3. 從最低焦慮的情境開始，依序暴露引發焦慮的情境進行系統性減敏感程序 4. 例如：用於強迫症、**畏懼症**、**廣泛性焦慮症**等
類化法 (generalization)	1. 類似的刺激可能引起類似的反應 2. 例如：**教導肌肉放鬆技巧處理焦慮症狀，在日常生活中也可運用此技巧，處理人際互動的焦慮**
消除法 (extinction)	1. **有計畫的忽略不被期望的特定行為，以去除某種習慣行為** 2. 例如：不理會個案哭鬧行為，而除去其慣性的哭鬧
洪水法(flooding)	給予個案更大的刺激，可使原本害怕刺激的效能降低而消失，需先界定問題與刺激強度，評估個案的合作性，並填同意書
生物回饋 (biofeedback)	以特殊工具監測心跳、血壓、腦波、肌電位等因焦慮產生變化，進而領會放鬆要領，學習改變焦慮。常用於治療與自律神經系統有關的疾患，特別是心身症、壓力症候群等，主要用來治療焦慮症
社交技巧訓練 (social skill training)	1. 藉由演練各種社會或生活情境，**安排學習情境與提供學習機會，增進其生活適應能力，以利社會化** 2. 訓練原則：要得到病人同意、目標需**明確具體**、**循序漸進**、技巧由簡到繁，熟練一項技巧再學習新的一項技巧、**反覆學習**、**正向增強**、引用現實生活的例子或**角色扮演**、工作人員態度應一致 3. 促進技巧項目：溝通與表達技巧、問題解決技巧、**改善人際交往技巧、工作會談技巧**

表 6-8	行為治療法（續）
方　法	**說　明**
肯定訓練 (assertive training)	**低自我的評價、低自尊**會使個案不敢表達自己的想法，順從他人支配，使自我的評價更差，**甚至社交退縮**。肯定訓練可提升自尊心與自我價值感，建立有效溝通模式，以肯定方式與人互動

二、認知治療

(一) 認知錯誤(Cognitive Distortions)

1. **獨斷推論**(arbitrary inference)：沒有充分證據下做出負向推論。

2. **情緒推理**(emotional reasoning)：依自我感受作推論。

3. **災難化思考**(catastrophizing)：負面的推論事情。

4. **外化的自我價值**(externalization of self-worth)：由他人的肯定才能肯定自我的價值等。

5. **解讀別人的想法**(mind-reading)：在沒有明確證據下錯誤解讀他人的想法。

6. **思考兩極化**(dichotomous thinking)：事情不是全好就是全壞。

(二) 認知治療的相關理論

　　心理或行為的困擾源於**個人對外在刺激的認知反應錯誤或不合理**，包括解釋、想法、信念與價值觀，**造成焦慮或適應不良**，進行認知治療前必須先讓病人**了解自我認知架構，再進行認知重建**。著重於此時此刻的問題，駁斥並修正非理性或負面的思考。

1. 認知行為修正法：藉由自我指導改變個案的自我語言以重建認知結構。

2. **理情行為治療法**(RET)：由艾里斯首創，提出人類情緒和行為失調是個體內在所存有的非理性信念系統，治療時不以消除症狀為目標，而是引導個案檢視其價值觀，**評估、駁斥並改變這些非理性信念，協助個案產生一套理性的生活哲學**，藉由改變個體想法去除情緒困擾。

3. **認知治療法**：由貝克(Beck)所創，認為**負面的思考模式易導致憂鬱、自卑的情緒**，提出自動化思考的概念，治療重點為協助個案辨識自己的負面或扭曲導致功能障礙的認知，**進行認知再建構**；貝克提出憂鬱症病人的認知觀點：**負向期待**(negative expectation)、**過分概化**(overgeneralize)、**極端**(extreme)。極端(extreme)是指將事情視為是與非，或成功與失敗。

6-6　家庭治療(Family Therapy)

(一) 家庭治療的目的

　　家庭治療在協助家庭消除異常和病態情形，以便執行健康的家庭功能。**因為家庭成員彼此間的互動是有關聯，因此應以家庭整體為著重點**，而非各成員（個人）。

(二) 家庭治療的特點

　　注重家庭各成員間的人際關係，**著重於改善家庭成員相處的方式、家庭功能及協助家庭改善當下問題**，促進家庭成員之間的溝通和理解；個人的問題行為會因為其他成員的需要而持續。

(三) 家庭治療理論

1. **系統性家庭治療**：家庭是動態的平衡系統，當家庭成員出現功能上的改變，會影響其他成員，主張偏差行為或心理問題是整個家庭系統的產物，而不是個人單一的問題。

2. **策略性家庭治療**：為溝通性取向療法的一種，即以改變家庭**溝通**方式為中心，使家庭練習不再使用不良的行為型態進行溝通。

3. **結構性家庭治療**：行為是家庭與成員互動的結果，強調家庭結構與症狀的關聯，主張不論個體的症狀為何，只要家庭結構以及互動關係改變，則症狀將隨之消失。

4. **分析性家庭治療**：以心理分析了解家庭成員的心理及行為動機，改變家庭的的情感表達方式。

(四) 家庭治療的治療技巧

1. **思考重組**：在執行家庭治療過程中，當太太抱怨先生事事管她、要求她、限制她的活動，而護理治療師則引導太太將先生的行為視為一種關懷與互相依賴的表示。

2. 利用**家庭生態圖**(ecomap)畫出家庭成員的基本資料及親疏關係，可以評估家庭與外界環境的互動，了解次系統與家庭問題及功能的關係。

3. 確認家庭問題後，可透過**訂定階段目標**協助改善家庭互動，必要時可**設置家庭作業**。

6-7　環境治療

　　環境治療是指病人的生活環境中，運用規劃、設計的環境，使個案能藉此達到病情或個人適應的改善。環境治療是以科學的態度去**掌握病人的環境，社會情緒氣氛有治療的功能**。環境中的活動與設施均須依病人的需求而設置，包括硬體環境（有形物理環境）與治療性氣氛（人際互動、病房治療活動）兩大部分。

(一) 環境治療的特性

　　環境治療同時顧及個人自我發展和環境間關係等變數，病人能正向地影響本身的治療及別人的治療，提供民主及社會化的機

會。**治療性環境具備提供最少之必要限制與最多選擇的自由**。世界衛生組織的心理衛生白皮書中指出，對精神病人而言，**最理想的治療場所為病人最熟悉，且最少束縛的環境**。

(二) 環境治療的相關理論

1. **畢乃爾(Pinel)解開病人的手銬腳鐐，揭開環境治療的序幕**。瓊斯(Jones)治療性社區論點為**病人有權利為自己的治療作決定；包括病人在內的每一個人均有影響決策的權力；同時顧及個人自我發展、情緒及治療環境間的變數**。

2. **岡德森提出環境治療功能性要素**：
   (1) **阻遏**(containment)：藉由行為上的限制維護個案生理完整，例如安排有暴力攻擊的病人進入安全結構的保護室環境，過程必須向病人解釋說明限制的原因。
   (2) **支持**(support)：**協助自我照顧缺失病人完成日常生活活動**。

(三) 環境治療的原則

表 6-9 ＼ 環境治療原則

項目		原則
硬體環境	安全性	1. 病室環境：陳設家具、設備具備安全性，如玻璃應採強化玻璃、家具損壞應立即修復等
		2. **安全檢查**：病人入院、訪客拜訪時，應將具危險性的物品如剪刀、水果刀等，放於上鎖的櫃子，再依病人特殊性，個別實施安檢處理
	舒適性	病人可依喜好布置自己的床位，**如放家人的照片**
	顏色	暖色調（紅、橘、黃等）給人熱情、刺激、積極、溫暖之感，能增加活力。冷色調（藍、綠等）給人鎮靜、理智、涼爽、緩和之感，能幫助放鬆
	保護室	1. 最小面積應有 10 m^2，**採柔和色調，如淡藍、淡綠**等為佳，以穩定病人情緒
		2. 應有觀察窗，隨時知曉病人狀況

表 6-9	環境治療原則（續）

項目		原則
治療性氣氛	態度治療	寬容、主動友善（**憂鬱、退縮的病人**）、被動友善（**被害妄想嚴重的病人應使用**）、溫和堅定、**就事論事**、**設定限制**。對待每一個病人的**態度一致**，如此病人可以知道自己被期待的行為
	治療性氣氛	**工作人員需先自我覺察，能自尊也尊重別人，成為病人的角色模範**，提供病人支持、接納、關懷、學習、尊重的態度，有助於病人學習與成長
醫療行為情境	病房規則	告知病房規則、活動內容、**住院生活作息表**，公布於病室，提供病人清楚的行為期望與團體時間的規律性
	生活討論會	全體工作人員與病人一起開會，由工作人員或病人共同住持，以討論病房規則、病房生活與人際問題等。注意成員間能否開放地溝通，並處理病人不適切行為或干擾行為
	醫療小組討論會	包括每日晨間會報、團隊會議討論**病人照護方向**
	病人自治會議	**鼓勵參與病房中之決定與管理**、各項治療活動，最能**增加病人的責任感**
	休閒活動	憂鬱症病人的治療性環境安排較適合安排體操、玩球等動態活動，有助於改善憂鬱心情
	職能治療	精神科病人因疾病使其社會功能受損，因此出現許多挫折，低自尊與社交技巧欠佳的情形常有，因此可有計畫的安排訓練相關技巧，**協助病人發展個人價值**

6-8 其他治療

1. **懷舊治療**：常用於老人照護，老年人面對老化過程而感失落、無力或無望時，**回憶與生涯回顧治療**（如翻閱過去的相簿與回顧過去成功經驗）最能協助其體驗生命意義，肯定老人的能力、重享功能與滿足。可幫助老人整合生命，檢視生命歷程，**進而提升其自尊心與自信**，最後協助老人尋找生命的意義，坦然面對死亡的議題，降低對死亡的恐懼。治療過程中要重視老人的自主權，切勿試圖改變老人的價值觀。

2. 藝術治療：運用心理治療工具或媒介，透過語言及非語言的表達與藝術創作，探索個人問題，以達到自我認識與自我成長。

3. 遊戲治療：被廣泛運用於受虐、發展延遲、行為適應不良的兒童，幫助兒童表達與宣洩情緒。

4. 催眠治療：利用催眠的技巧，引導個案進入催眠狀態後，以進行心理治療。

5. 音樂治療：音樂可增加腦內啡分泌，幫助改善情緒，運用音樂為工具，藉以恢復、維持及改善個人身心健康，其作用包括降低疼痛、舒緩情緒、增加感覺動作功能、強化早期療育、幫助老年病人預防退化、降低焦慮感、舒緩情緒，例如面對壓抑情緒，以自傷方式表達憤怒的病人，可以安排音樂治療增加情緒的表達。

QUESTI❓N

1. 下列何者主要是根據行為治療模式？(A)電療　(B)代幣制度　(C)夢的解析　(D)家庭治療　　　　　　　　　　　　　　（103專高一）

   解析〉代幣制度為操作制約的一種，利用正向增強來修正行為。

2. 小明每週都準時且積極參與團體治療的討論，但此次在團體的表現沉默不參與討論，詢問下表示本週團體的主題讓他想起小時候被父親責罵的情境所以很不舒服。小明於團體的表現是屬於下列何種行為？(A)試探　(B)阻抗　(C)退化　(D)操縱　　　（103專高二）

3. 團體治療進行過程中，有二位成員因彼此意見不合而發生爭執，導致其中一位成員憤而離開團體，此時團體中瀰漫著一股不安的氣氛，護理師採取之處置，下列何者最適宜？(A)延續之前討論的主題　(B)再度強調團體的規範　(C)暫停團體以調節衝突事件　(D)鼓勵成員表達此時的感受　　　　　　　　（103專高二）

   解析〉若團體進行中成員間充斥著不滿的情緒，治療者應引導成員討論不滿的情緒。

4. 小珍因憂鬱症而在青少年精神科病房住院，在病房中小珍由每日的刷牙、洗臉、參與活動及言語表達等累積許多代幣，以換取由母親陪同外出的機會，有關代幣制(token economy)之敘述，下列何者正確？(A)可依病人需求而靈活應用　(B)主要為社交技巧訓練　(C)代幣本身不是一種增強物　(D)只可用來換取次級增強物　　　　　　　　　　　　　　　　　　　　（103專高二）

5. 有關病房規則的敘述，下列何者正確？(A)為工作人員管理上的方便，故需訂定病房規則　(B)為維持一致性，故其內容是不容更改的　(C)可提供病人明確的病房規則　(D)可依病人狀況隨時修正　　　　　　　　　　　　　　　　　　　　　　（103專高二）

解答：　　1.B　　2.B　　3.D　　4.A　　5.C

6. 精神科病房的護理照顧模式，下列何者是運用行為模式(Behavioral Model)的範例？(A)懷舊團體治療　(B)對有嚴重幻聽的病人，給予現實的刺激，例如會談，聽音樂　(C)指導個案演練自我介紹　(D)協助個案找到存在的意義與價值　（104專高一）

解析 行為治療的原則為：與病人及家屬有充分溝通、協助病人多加練習，持續給予鼓勵、訓練慢性病人的自我照顧能力等。

7. 運用行為修正減少病人隨意碰觸他人身體的行為，而與病人訂定行為契約，行為契約的內容應該包括下列哪些？(1)問題行為次數的紀錄　(2)增強物的種類　(3)處罰物的種類　(4)病人的姓名和同意後的簽名。(A)(1)(2)(3)　(B)(2)(3)(4)　(C)(1)(3)(4)　(D)(1)(2)(4)　（104專高一）

8. 下列何項措施是團體治療結束期領導者協助成員最適合的作法？(A)將未完成的議題轉介到下一個團體治療中執行　(B)鼓勵成員表達分離的感受　(C)允許團體結束後成員自行聚會　(D)鼓勵成員針對尚未解決的議題深入討論　（104專高一）

9. 有關認知行為治療之敘述，下列何者正確？(1)運用學習理論，解決生活上的問題　(2)主要在於探討個案童年早期的經驗，以修復其心理創傷　(3)可促進健康的因應行為　(4)可協助個案克服生活上的困難及促進其成長。(A)(1)(2)(3)　(B)(1)(3)(4)　(C)(1)(2)(4)　(D)(2)(3)(4)　（104專高一）

解析 探討個案童年早期的經驗，以修復其心理創傷為分析式心理治療。

10. 小蘭，23歲，診斷：重度憂鬱症，住院治療後症狀仍未改善，出現咬舌自盡、拒吃、拒喝等強烈自殺意圖，請問，為了預防自殺行為的發生，臨床上會採用下列哪一種治療方法可達到快速的療效？(A)音樂治療　(B)電氣痙攣療法　(C)睡眠剝削療法　(D)光線治療法　（104專高一）

解答：　6.C　7.D　8.B　9.B　10.B

11. 團體成員表示：「自己曾經被其他同學毆打，所以覺得自己是最沒有用的人」，護理師詢問參與團體的其他成員：「團體中有哪些人也有類似的經驗？」此項技巧最可以促進下列何種團體治療因子的產生？(A)希望灌注(Instillation of hope)　(B)模仿行為(Imitative or identification behavior)　(C)普遍性(Universality)　(D)利他性(Altruism)　　　　　　　　　　　　　（104專高一）

　　解析 普遍性(Universality)學習到自己與他人有相同經驗，認為自己不孤單，治療者鼓勵成員分享自身經驗。

12. 張護理師帶領支持性團體治療已進入第五次，在工作期階段成員彼此之間的互動增加、彼此支持並分享意見，有關此階段治療之重點，下列何者正確？(1)尋找阻礙改變的因素　(2)鼓勵面對焦慮的情境　(3)探討病患的內心世界　(4)幫助病患回顧團體的成長。(A) (1)(2)(3)　(B) (1)(2)(4)　(C) (1)(3)(4)　(D) (2)(3)(4)　　　　　　　　　　　　　　　　　　　　　　（104專高二）

13. 下列有關電氣痙攣療法(ECT)的敘述，何者正確？(A)病人若沒有取下活動假牙，可不必置放壓舌板　(B)病人電擊後，沒有過多分泌物，且呼吸順暢，可不必抽痰　(C)病人若是成年且急性住院中，可不必再簽署同意書　(D)病人若皮膚油垢多，導電佳，可不必給予電膠液　　　　　　　　　　　　　（104專高二）

　　解析 (A)病人需取下活動假牙；(C)治療前需簽署同意書；(D)油垢多，會增加電阻。

14. 下列有關椎體外徑症候群(extrapyramidal syndrome, EPS)的敘述，何者正確？(A)斜頸、牙關緊閉等現象，最易出現在長期用藥後　(B)坐立不安、來回走動等現象，最易出現在用藥初期幾天內　(C)類帕金森氏症(Pseudo-Parkinsonism)最容易出現在用藥3個月內　(D)不斷眨眼、鼓嘴咀嚼等現象，最易出現在用藥3個月內　　　　　　　　　　　　　　　　　　　　　（104專高二）

解答：　11.C　　12.A　　13.B　　14.C

解析 (A)斜頸、牙關緊閉等現象，最易出現在用藥4~5天內；(B)坐立不安、來回走動等現象，最易出現在用藥3個月內；(D)不斷眨眼、鼓嘴咀嚼等現象，最易出現在用藥2年以上。

15. 有關杜瓦爾和希爾(Duvall & Hill)家庭發展理論的敘述，下列何者正確？(A)將家庭發展分為四個階段　(B)每個階段都有其重要的發展工作　(C)青少年的家庭指家中最大的孩子約10~12歲　(D)老年期的家庭是指空巢期至退休階段的家庭　　（104專高二）

　　解析 (A)將家庭發展分為八個階段；(C)青少年的家庭指家中最大的孩子約13~20歲；(D)老年期的家庭是指退休階段至死亡的家庭。

16. 運用精神分析模式(psychoanalytic model)為基礎的臨床照護，其治療過程的焦點為何？(A)運用自由聯想和夢的解析解釋病人潛意識中的衝突　(B)討論病人病情的變化與預後　(C)治療的過程即是透過教育，改變行為　(D)透過治療性人際互動，協助病人建立現實感　　（105專高一）

17. 張先生罹患憂鬱症多年，醫師開立Fluvoxamine maleate (Luvox)給他服用，臨床上有關選擇性血清素再吸收抑制劑(selective serotonin reuptake inhibitor, SSRI)常見的副作用之敘述，下列何者正確？(1)噁心　(2)睡眠障礙　(3)性慾降低　(4)體重增加。(A) (1)(2)(3)　(B) (1)(2)(4)　(C) (1)(3)(4)　(D) (2)(3)(4)　（105專高一）

18. 行為治療的原則中有關逐步養成法之敘述，下列何者正確？(1)移動步驟可大一點　(2)由簡單的方式開始　(3)用來塑造新的行為　(4)用於自我照顧缺失者。(A) (1)(2)(3)　(B) (1)(2)(4)　(C) (1)(3)(4)　(D) (2)(3)(4)　　（105專高一）

　　解析 應循序漸進。

19. 溫先生，80歲，罹患鬱症多年，常有時不我與的感嘆。護理師應安排溫先生參加下列何種團體治療，以幫助其重整過去生活事件？(A)娛樂團體　(B)會心團體　(C)懷舊團體　(D)心理演劇　　（105專高二）

解答：　15.B　16.A　17.A　18.D　19.C

解析 懷舊治療常用於老人照護，回憶與生涯回顧治療最能協助其體驗生命意義並重享功能與滿足，藉由回顧過去成功經驗，進而提升其自信。

20. 承上題，在團體過程中，溫先生感受到「經由幫助他人使自己在生活中變得更重要，也更看重了自己」，進而提升他的自尊心，上述現象，下列何項最符合團體治療性因子？ (A)利他性(altruism) (B)共通性(universality) (C)人際學習(interpersonal learning) (D)發展社交技巧(development of socializing techniques) （105專高二）

解析 (A)利他性：體會到人必須互相幫助，為他人著想；(B)共通性：學習到自己與他人有相同想法與反應，覺得自己不適孤單的；(C)人際學習：幫助個人了解自己；(D)發展社交技巧：幫助團體成員發展社交技巧。

21. 一位雙相情緒障礙症精神病人，其腎功能不佳，下列何種藥物較不適合使用？ (A) Quetiapine (Seroquel) (B) Carbamazepine (Tegretol) (C) Valproic Acid (Depakine) (D) Lithium Carbonate (Lithonate) （105專高二）

解析 鋰鹽會在口服後6~8小時候完全吸收，50%經由腎臟代謝，若腎功能不佳，會阻礙代謝過程造成中毒。

22. 護理師和病人約定若未出現攻擊行為且維持一週，便可以解除禁止外出的限制，這是利用何種行為修正的原理？ (A)正向增強 (B)負向增強 (C)處罰 (D)消除 （105專高二）

解析 (A)正向增強：給予獎勵；(B)負向增強：減少厭惡的事件；(C)處罰：增加厭惡的事件；(D)消除：有計畫地忽略，以去除某種習慣。

23. 探索病人早期人格發展中所出現的心理情結，是屬於下列何種型態之心理治療？ (A)團體治療 (B)娛樂治療 (C)分析式心理治療 (D)行為治療 （105專高二）

解答： 20.A 21.D 22.B 23.C

解析 (A)團體治療：治療性團體是社會的縮影，病人可獲得支持與情緒宣洩，處理在治療過程中發生的移情作用，學習改變自己；(B)娛樂治療：安排休閒性的娛樂活動；(D)行為治療：利用行為修正技術，控制相關情境，以改善病人的症狀行為。

24. 臨床上發現病人有問題行為而需進行行為治療時，護理師在評估病人的問題行為時，應主要觀察的內容，下列何項正確？(1)在何種情況下（行為前情境）(2)病人出現何種行為 (3)家人的感受 (4)行為之後產生什麼結果。 (A) (1)(2)(3) (B) (1)(2)(4) (C) (1)(3)(4) (D) (2)(3)(4) （106專高一）

25. 在家庭治療理論中，認為當家庭成員出現功能上的改變，會影響其他成員，且主張偏差行為或心理問題是整個家庭系統的產物，而不是個人單一的問題，此為哪類學派之理論重點陳述，下列何項正確？(A)系統性家庭治療(family system therapy) (B)策略性家庭治療(strategic family therapy) (C)結構性家庭治療(structural family therapy) (D)分析性家庭治療(psychodynamic family therapy) （106專高一）

26. 用鋰鹽的病人，若服用以下哪類藥物會引起鋰鹽在血液的濃度增加之危險，下列何項正確？(1)血清素及甲基腎上腺回收抑制劑（serotonin and norepinephrine reuptake inhibitor, SNRI，如venlafaxine）(2)血管收縮素轉換酵素抑制劑（angiotension-coverting enzyme inhibitor, ACE-inhibitor，如抗高血壓藥，captopril）(3)非類固醇抗發炎劑（non-steroid anti-inflammatory drug, NSAID，如ibuprofen）(4)利尿劑（如thiazide）。 (A) (1)(2)(3) (B) (1)(2)(4) (C) (1)(3)(4) (D) (2)(3)(4) （106專高一）

解析 鋰鹽的代謝需要鈉離子的幫助，因此利尿劑、非類固醇抗發炎劑、心血管用藥等使鈉離子排空的藥物，服用後可能造成鋰鹽中毒。

解答： 24.B 25.A 26.D

27. 有關選擇性血清素回收抑制劑(selective serotonin reuptake inhibitors, SSRIs)，如：fluoxetine (Prozac)、sertraline (Zoloft)等藥物之陳述，下列何項正確？(1)用於治療憂鬱症疾患 (2)建議早飯後服用 (3)常見噁心、睡眠障礙等副作用 (4)抑制突觸後神經細胞對血清素之回收。(A) (1)(2)(3)　(B) (1)(2)(4)　(C) (1)(3)(4)　(D) (2)(3)(4)　　　　　　　　　　　　　　　　　　（106專高一）

解析 (4)選擇性的抑制突觸前神經細胞對血清素的再吸收。

28. 護理師在精神科病房帶領團體治療，病友在團體中感謝其他病人對他的接納與信任，分享他從團體中體驗到人與人之間是可以相互信賴，此活動運用下列何項精神護理概念模式？(A)行為模式　(B)人際關係模式　(C)心理分析模式　(D)存在主義模式

（106專高一）

29. 治療者詢問團體中其他成員：「大家是否有類似的感受或經驗？」請問治療者的用意為何？(A)引導出問題的共通性　(B)重現原生家庭經驗　(C)示範社交技巧　(D)促進成員對生命本質的了解　　　　　　　　　　　　　　　　　　　　（106專高二）

30. 病房的設計中都會擺放時鐘和月曆，主要目的在提供下列何種功能？(A)協助自我覺察力　(B)訓練閱讀感官功能　(C)培養獨立自主行為　(D)刺激與增加現實接觸　　　　　　（106專高二）

31. 有關環境治療的敘述，下列何項正確？(1)躁症病人應減低過度的環境刺激 (2)監視憂鬱症病人防止自殺行為 (3)提供思覺失調症病人新的認同對象 (4)行為失控時即刻使用身體約束及保護隔離。(A) (1)(2)(3)　(B) (2)(3)(4)　(C) (1)(2)(4)　(D) (1)(3)(4)

（106專高二）

解答：　27.A　28.B　29.A　30.D　31.A

32. 在團體治療的場合中，病人表示她都睡不好，另一位病人說：「我以前也睡不好，後來準時吃藥，按時去睡，我現在就睡很好了。」有關耶隆(Yalom)的療效因子之敘述，下列何者最正確？(A)病友提供灌注希望(instillation of hope)的療效　(B)發展社交技巧(development of socializing techniques)　(C)病友的建議是一種原生家庭經驗再現的療效　(D)病友的建議可引導體會生存(existential factor)的意義　　　　　　　　　　　　（106專高二）

33. 一位14歲飲食障礙症病患表達：「我之前曾一度吃了麵包變得很胖，因此我現在必須嚴禁吃任何碳水化合物以免發胖。」根據認知扭曲的概念，此種表述為下列何種認知扭曲？(A)控制的謬誤(control fallacies)　(B)情緒推理(emotional reasoning)　(C)讀心術(mind reading)　(D)過度推論(over generalization)　　　　（106專高二）

34. 有關電氣痙攣療法(electroconvulsive therapy, ECT)護理照護的敘述，下列何者正確？(A)目前最常見的適應症為焦慮症　(B)電流通過腦部引發痙攣，會先出現陣發性痙攣，再出現強直性痙攣　(C)病人接受ECT治療者，並不需要事先洗頭，因為油垢有利於電傳導　(D)病人接受ECT治療前，應確認病人排空膀胱與除去活動假牙　　　　　　　　　　　　　　　　　　　（106專高二）

解析 (A)常用於治療憂鬱症、思覺失調症；(B)先出現強直性痙攣，約5~10秒後出現陣發性痙攣；(C)治療前一天，患者需事先洗頭。

35. 陳女士因失眠問題而至精神科門診求治，醫師開立Zolpidem(stilnox)10 mg睡前服用，臨床上有關Zolpidem之敘述，下列何者正確？(1)抗焦慮作用高　(2)日間思睡及暈眩　(3)肌肉鬆弛作用低　(4)第四級管制藥　(A) (1)(2)(3)　(B) (1)(2)(4)　(C) (1)(3)(4)　(D) (2)(3)(4)　　　　　　　　　　　（106專高二補）

解析 Zolpidem為一種安眠藥，即俗稱之「史蒂諾斯」的成分，在治療劑量內，只有安眠作用，無抗焦慮、抗癲癇、肌肉鬆弛等作用。

解答： 　32.A　　33.D　　34.D　　35.D

36. 團體規範對團體的溝通及互動影響很大，而遵守團體規範是身為團體一份子的基本要求，對於團體規範的陳述，下列何項正確？(1)公開陳述的形式表達 (2)促進團體目標的實現 (3)形成團體的獨立自主 (4)處理人際間的衝突。(A) (1)(2)(3)　(B) (1)(2)(4)　(C) (1)(3)(4)　(D) (2)(3)(4)　　　　　　　　　（106專高二補）

37. 抗精神病藥物Clozapine與選擇性血清素再吸收抑制劑(SSRIs)合併使用時，臨床上可能的藥物交互作用為何？(A)循環功能減弱，呼吸抑制　(B)骨髓抑制加成效果　(C)增加痙攣的危險　(D)中樞神經系統抑制加成作用　　　　　　　　　（106專高二補）

38. 柯先生住院後因症狀干擾，焦躁而摔椅子打破護理站玻璃，有關治療性環境的安全性維護，下列敘述何者正確？(1)護理站為維護安全，宜採強化玻璃 (2)損害椅子應立即修繕 (3)增加環境的刺激 (4)必要時依醫囑保護隔離。(A) (1)(2)(4)　(B) (1)(3)(4)　(C) (1)(2)(3)　(D) (2)(3)(4)　　　　　　　　　（106專高二補）

39. 當護理師對病人進行認知行為治療時，病人表達：「假如我沒有晉升到經理，我就是一個失敗者」，根據認知扭曲的概念，此種表述為下列何種認知扭曲？(A)控制的謬誤(control fallacies)　(B)情緒推理(emotional reasoning)　(C)讀心術(mind reading)　(D)思考兩極化(dichotomous thinking)　　　　　　　　　（106專高二補）

40. 護理師在進行精神病人之家庭評估時，家庭生態圖(ecomap)最主要為提供下列何項訊息？　(A)了解家庭發展的模式　(B)了解家庭解決問題之影響因素　(C)了解家人的健康狀況　(D)了解次系統與家庭問題及功能的關係　　　　　　　　　（106專高二補）

解析 家庭生態圖是將家庭（小系統）比擬社會（大系統）的一部分，繪出家庭成員的基本資料及親疏關係，評估家庭與外界環境的互動關係。

解答：　　36.B　　37.C　　38.A　　39.D　　40.D

41. 精神科護理師執行病人行為治療的過程中，有關行為治療在臨床運用之陳述，下列何項正確？(1)建立個案的增強物 (2)評估個案的改變意願 (3)收集個案的問題行為 (4)醫療團隊人員分別規劃執行。 (A) (1)(2)(3)　(B) (1)(2)(4)　(C) (1)(3)(4)　(D) (2)(3)(4)
解析 (4)醫療團隊成員應共同擬訂計畫及治療契約。　　　　（107專高一）

42. 當團體發展至「工作期」的階段時，團體領導者應有的角色，下列何項正確？(1)避免成員互相攻擊 (2)鼓勵成員誠實表達 (3)維持團體的凝聚力 (4)協助成員準備與團體分離。 (A) (1)(2)(3)　(B) (1)(2)(4)　(C) (1)(3)(4)　(D) (2)(3)(4)　　　　（107專高一）
解析 (4)為結束期的工作事項。

43. 護理師提供病人以任務為導向的「認知行為治療」，針對「認知行為治療」之相關陳述，下列何項正確？(1)著重於處理此時此刻的問題 (2)強調兒童早期發展階段的問題 (3)協助克服日常生活中適應不良的困難 (4)引導病人調整想法和行為。 (A)(1)(2)(3)　(B) (1)(2)(4)　(C) (1)(3)(4)　(D) (2)(3)(4)　　　　（107專高一）

44. 團體治療過程中張先生和史先生因意見不合而互相爭執，張先生因此憤而離開團體，使團體瀰漫著不安的氣氛，團體治療者的處置，下列何者正確？(1)中斷團體的進行安撫史先生 (2)強調成員應遵守團體規範 (3)允許害怕的成員暫時離開團體 (4)鼓勵成員表達此時的感受。 (A) (1)(2)(3)　(B) (1)(2)(4)　(C) (1)(3)(4)　(D) (2)(3)(4)　　　　（107專高二）
解析 (1)治療者應引導成員討論不滿的情緒，促使團體再學習。

45. 理情行為療法(rational emotive behavior therapy, REBT)，常利用家庭作業來訓練個案分析自己的信念，並學習合理的思考方式，有關其步驟之陳述，下列何者正確？(1)正確的描寫情緒 (2)記錄導致情緒反應的客觀事件 (3)找出不可替代的合理信念 (4)記錄個案對此客觀事件的內在信念。 (A) (1)(2)(3)　(B) (1)(2)(4)　(C) (1)(3)(4)　(D) (2)(3)(4)　　　　（107專高二）

解答：　41.A　42.A　43.C　44.D　45.B

46. 朱先生，診斷為思覺失調症(schizophrenia)，持續服用第二代抗精神病藥物Clozaril (clozapine)中，護理師給予身體健康狀態評估時，應注意評估該藥物的副作用，下列何項正確？(1)顆粒性白血球缺乏症　(2)低血糖　(3)口水分泌過多　(4)代謝症候群。(A) (1)(2)(3)　(B) (1)(2)(4)　(C) (1)(3)(4)　(D) (2)(3)(4)　（107專高二）
解析(2)可能引發代謝症候群而造成高血糖等症狀。

47. 何先生因準備進行電氣痙攣療法(electroconvulsive therapy, ECT)而顯焦慮，護理師和其討論並提供相關護理指導，下列何者正確？(1)治療後有暫時的記憶力喪失　(2)治療前要先拿下活動假牙　(3)治療前會給予注射Demerol藥物　(4)治療清醒後可照常參與病房活動。(A) (1)(2)(3)　(B) (1)(2)(4)　(C) (1)(3)(4)　(D) (2)(3)(4)
解析(3)治療前使用Atropine減少唾液分泌物，治療中使用Methohexital誘導麻醉。　（108專高一）

48. 精神科病房特別重視治療性環境之營造，有關環境治療之原則，下列何者正確？(1)設施兼具人性化與家庭化　(2)活動設計宜達整體一致性　(3)讓病人有機會參與環境的決策　(4)工作人員成為病人的角色模範。(A) (1)(2)(3)　(B) (1)(2)(4)　(C) (1)(3)(4)　(D) (2)(3)(4)　（108專高一）

49. 周護理師為避免影響到病房的安寧，會去遏止正在嬉鬧的兩位病友，當病友安靜後會獲得護理師的稱讚，有關行為治療的原則中對周護理師的護理行為敘述，下列何者正確？(A)正向增強　(B)負向增強　(C)相互抑制　(D)連鎖策略　（108專高一）
解析正向增強法是當個案出現被期待的行為後即給與獎賞，以加強個案出現該行為的頻率。

50. 有關光照療法的作用機轉之敘述，下列何者最適當？(A)經由黏膜對光的照射　(B)經由皮膚對光的照射　(C)經由眼睛對光的照射　(D)經由肢體對光的照射　（108專高一）
解析光照療法利用人造特殊光源，經由眼睛間接照射，協助腦部血清素、多巴胺、褪黑激素等分泌平衡，以改善睡眠及情緒。

解答：　46.C　47.B　48.C　49.A　50.C

51. 下列何者符合環境治療的原則？(A)老人住院病房牆壁與地板宜採對比色，以防跌倒　(B)精神科病房的保護室宜採用鮮紅的顏色，以幫助情緒壓抑的病人有宣洩管道　(C)精神科病房須嚴格限制病人保有私人物品，以維護病人安全　(D)精神科病房宜增加競爭活動，以幫助暴力病人有宣洩管道　　　（108專高一）

　　解析 (B)採用柔和的顏色，如淡藍、淡綠等為佳；(C)應依照病人的特殊性，有個別性的安檢處置；(D)環境治療應讓病人覺得舒服、身心感到安全，並避開引發焦慮的壓力源。

52. 參與團體治療後，病人分享：「團體中別人給我的回饋幫助我了解到，如何表達自我感受，才不會造成不好的後果」，這表示團體治療對此病人最能達到下列何種治療因子？(A)利他性(altruism)　(B)希望灌注(instillation of hope)　(C)人際學習(interpersonal learning)　(D)情感宣洩(catharsis)　（108專高二）

53. 護理師給藥時，發現病人取藥後未服下並轉身離開。下列何項是此時最適當的護理措施？(A)通知醫師將藥物改為針劑　(B)協助磨粉以確實服藥　(C)提供精神疾病之衛教　(D)要確認病人確實服下藥物　　　（108專高二）

54. 與高齡老人一同翻閱家族相簿，回憶美好時光與成功經驗，提升其自尊與自信的治療為何？(A)理情治療　(B)動機治療　(C)現實治療　(D)懷舊治療　　　（108專高二）

55. 醫院病房的陌生環境，易使個案產生不安的情緒，在此狀況下，改善個案對住院環境不安的措施，下列何者最適切？(A)認知治療　(B)行為治療　(C)環境治療　(D)心理治療　　　（108專高二）

解答：　51.A　52.D　53.D　54.D　55.C

56. 有關多元與安全醫療照護環境的敘述，下列何者正確？(A)人性化治療性環境的安排，工作人員需先自我覺察，能自尊也尊重別人　(B)人性化治療性環境的考量，病人在入院時不可進行安全檢查　(C)病房的布置應盡量溫馨，但絕對不可放置病人自己的物品　(D)為減輕病人症狀的干擾，不宜讓病人參與環境中的決策　　　　　　　　　　　　　　　　　　　（108專高二）

57. 護理師在精神科病房帶領團體治療，鼓勵病人與他人分享生病感受，並在團體中表示感謝其他病人對他的包容、接納與信任，此活動運用下列何項精神護理概念模式？(A)行為模式　(B)人際關係模式　(C)心理分析模式　(D)存在主義模式　　（109專高一）
解析 人際關係模式重視透過關懷及支持，與個案建立信任、真誠的治療性人際關係。

58. 在精神病房有關環境治療之敘述，下列何者最適切？(A)就病房環境治療而言，「使參與(involvement)」是緊急處置的最重要功能　(B)急性病房基於安全考量，所有病人著病人服，且不建議提供電話卡或鏡子　(C)病房活動設計，盡量增加團體統一的活動，降低個別差異　(D)需要提供自治自主的機會，且住院中便要連結家庭與社區資源　　　　　　　　　　（109專高一）

59. 有關行為治療的「逐步養成法(shaping)」之敘述，下列何者最適切？(A)是應用「削弱」原則，建立想塑造的行為　(B)行為塑造過程，經常由最困難的行為先著手　(C)移動步驟建議越快越好，降低個案反應牢固現象　(D)經常應用於自我照顧功能缺失的個案身上　　　　　　　　　　　　　　　　　（109專高一）
解析 (A)應用操作制約原理；(B)(C)從簡單開始，將行為目標劃分步驟，在完成一個步驟後即給予增強，直到完成整個行為為止。

解答：　56.A　57.B　58.D　59.D

60. 有關鋰鹽Lithium (Lidin®)，下列何項敘述最適切？(A)躁症急性
期治療濃度建議是2.0~2.5 mEq/L　(B)有效濃度與中毒濃度很接
近，若病人忘記服藥時，建議隔天一次補服未服劑量　(C)最佳
測量濃度是服藥後的2~4小時以內　(D)服藥後半小時到2小時，
血清濃度達最高峰，此時較易產生中毒症狀　　　　（109專高一）

解析 (A)維持在1.0~1.4 mEq/L；(B)忘記服藥時不可與下次藥物一起服
用；(C)服藥後半小時到2小時，血清濃度達最高峰。

61. 針對以藥物治療焦慮症狀之敘述，下列何者最為正確？(A) BZD
(benzodiazepine)對焦慮症的療效是阻斷大腦藍斑(locus coerulus)
的過度活躍　(B) BZD (benzodiazepine)類的藥物因可減少血清素
的失調現象，因此可用於治療強迫症狀　(C) TCA (tricyclic
antidepressant)類的藥物藥效因比其餘抗憂鬱劑快，因此可用於恐
慌發作初期的病人　(D) BZD (benzodiazepine)類的藥物因可分成
數次服藥，因此可為治療老年病人焦慮症狀的首選

解析 (B)與GABA結合，產生抗焦慮、促進睡眠的作用；(C) SSRI、
SNRI是恐慌症第一線用藥，當反應不佳時才選用TCA；(D) BZD
有放鬆肌肉效果，可能造成老人跌倒機率增加。　　（109專高一）

62. 鋰鹽(lithium)是治療雙相情緒障礙症(bipolar disorder)之重要的情
緒穩定劑，當病人持續使用鋰鹽治療時，必須定期醫療檢查的項
目，下列何項正確？(1)肝臟功能　(2)腎臟功能　(3)甲狀腺功能
(4)肺臟功能。(A) (1)(2)　(B) (2)(3)　(C) (1)(3)　(D) (1)(4)

解析 (2)鋰鹽50%經腎臟排出，若有腎臟疾病會阻礙其代謝；(3)服用
者有高達20%，有甲狀腺腫大或甲狀腺功能低下，故須定期檢
查。　　　　　　　　　　　　　　　　　　　　（109專高二）

63. 護理師在進行精神病人的行為治療過程中，依病人特性設計有效
的行為治療計畫，其常用的治療技術，下列何項正確？(1)正增強
(2)認知療法　(3)代幣制度　(4)行為逐步養成。(A) (1)(2)(3)　(B)
(1)(2)(4)　(C) (1)(3)(4)　(D) (2)(3)(4)　　　　　（109專高二）

解析 (2)認知治療強調協助個案修正不當認知，建立替代想法。

解答：　60.D　61.A　62.B　63.C

64. 護理師在照顧精神疾病病人服藥時，下列關於評估病人可能出現服藥副作用的敘述，何者正確？(A)服用clozapine者最需要注意靜坐不能(akathisia)的發生，應評估其焦躁、來回走動的情形 (B)服用chlorpromazine者最需要注意光過敏反應的發生，應提醒避免直接日曬 (C)服用haloperidol者最需要注意體重增加與月經不規則的可能，應主動給予護理指導 (D)服用sulpiride者最需要注意顆粒性白血球缺乏症的發生，謹慎監測全血球計數

解析(A)為第二代抗精神病藥物，較少出現靜坐不能等錐體外症狀，會造成體重增加、顆粒性白血球缺乏症；(C)主要副作用為強烈錐體外症狀；(D)副作用為嗜睡、震顫、不自主運動、口乾、便祕、體重增加、月經不規則。 （109專高二）

65. 阿雄國小三年級，自從父母離婚後，與母親相依為命，但於母親再婚後出現翹課、不參加活動，顯得鬱鬱寡歡，母親極為苦惱而接受家庭治療的幫助，有關其家庭治療的主要目的，下列何項正確？(1)矯正個人性格的偏差 (2)改善家庭功能 (3)協助家庭改善問題 (4)改善家庭成員的互動。(A) (1)(2)(3) (B) (1)(2)(4) (C) (1)(3)(4) (D) (2)(3)(4) （109專高二）

解析家庭治療的目的是協助家庭消除異常和病態之情形，改善家庭心理功能、家庭成員的互動方式。

66. 團體成員在團體中，覺得自己的問題不再是那麼特殊，可以分享各自的感受，而得到相互支持，這項團體的治療性因子，下列何項正確？(A)利他性(altruism) (B)寄予希望(installation of hope) (C)普及性(universality) (D)情感的解脫(catharsis) （109專高二）

67. 王女士平日容易緊張且抱怨晚上睡不好，醫師開立triazolam (Halcion) 0.25 mg睡前服用，護理師給予服藥注意事項之指導，下列何項正確？(1)注意暈眩並防跌倒 (2)造成靜坐困難 (3)避免同時吃葡萄柚 (4)避免同時服用紅黴素(erythromycin)。(A) (1)(2)(3) (B) (1)(2)(4) (C) (1)(3)(4) (D) (2)(3)(4) （109專高二）

解析(2) triazolam為鎮靜安眠藥，不會產生靜坐困難等錐體外症狀。

解答： 64.B 65.D 66.C 67.C

68. 朱同學16歲，因重度憂鬱症而住院治療，有關其住院時之環境治療，下列敘述何項正確？(1)環境須是高度結構化及控制的　(2)以外在的控制處理其抗拒行為　(3)協助個案統整好的／壞的自我　(4)支持個案的自我探索及提供希望。(A) (1)(2)(3)　(B) (1)(2)(4)　(C) (1)(3)(4)　(D) (2)(3)(4)　　　　　　　　　　　（109專高二）

69. 李同學10歲，是智能不足的兒童，因為在學校常與同學發生衝突並出手打壞同學眼鏡，學校護理師對於其暴力行為擬定行為修正約定：如果1天都未出現任何肢體攻擊，下列處置何者最適當？(A)可以獲得3張小小兵的娛樂點數　(B)不用罰寫國語課本的內容　(C)取消下課後整理課桌椅的規定　(D)紀錄3天皆能遵守約定，才給與文具獎勵　　　　　　　　　　　　　　　　　（109專高二）

　　解析 (A)為正增強，利用增強物強化未出現肢體攻擊的行為，建立新行為的較佳策略是正增強。

70. 當病人服用下列何種藥物時，護理師需教導病人有關體重增加之副作用？(A) Alprazolam (Xanax)　(B) Propranolol (Inderal)　(C) Olanzapine (Zyprexa)　(D) Venlafaxine (Efexor)　　　（110專高一）

　　解析 Olanzapine為第二代抗精神病藥物，易造成體重增加，引發代謝症候群。

71. 病人服用抗精神病藥物，有關錐體外徑副作用(extrapyramidal symptoms, EPS)之敘述，下列何者正確？(A)會有體溫升高至41℃以上，與肌肉僵硬　(B)出現斜頸、牙關緊閉和舌頭收縮，稱之為遲發性不自主運動　(C)出現坐立不安、來回走動或原地踏步是出現靜坐不能(akathisia)的現象　(D)出現鼓嘴、不斷眨眼和做鬼臉，是屬於急性肌肉緊張異常(acute dystonia)的現象

　　解析 (A)為抗精神病藥物惡性症候群症狀；(B)(D)遲發性不自主運動主要症狀是頭部、四肢及軀幹的肌肉發生不隨意、不規則、舞蹈性重複動作，常見鼓嘴、眨眼、扮鬼臉等症狀。　　（110專高一）

解答：　　68.C　　69.A　　70.C　　71.C

72. 環境治療應用於急性住院病房之敘述，下列何項較適當？(A)提高環境刺激，以照護躁症病人感官增加之需求　(B)不論哪種情境使用身體約束及保護室隔離，都不符合環境治療原則　(C)多種感官刺激的環境不適合失智症個案的照護　(D)運用環境治療設計的原則於「住院生活作息表」及「生活討論會」（110專高一）

解析 (A)應盡量減少環境的刺激源；(B)保護室目的是為了提供具保護性、安全性的獨立環境，協助病人緩和情緒；(C)能刺激感官知覺的活動有助於達到穩定情緒及認知訓練。

73. 牛先生，最近被診斷為憂鬱症，醫師開立服用sertraline (Zoloft®)藥物治療，有關Zoloft之敘述，下列何者正確？(1)選擇性血清素回收抑制劑(SSRIs)　(2)血清素－正腎上腺素回收抑制劑(SNRIs)　(3)一般持續服用2週以上才有療效出現　(4)服藥會有嗜睡、噁心嘔吐等副作用。(A) (1)(2)(3)　(B) (1)(2)(4)　(C) (1)(3)(4)　(D) (2)(3)(4)　　　　　　　　　　　　　　　　　　　　（110專高一）

74. 王小姐診斷為妄想症(delusional disorder)，認為自己的伙食被下毒，而拒絕食用，下列護理措施何者最適切？(A)宜安排固定的護理師照顧，培養信任感　(B)扶著病人的手協助餵食　(C)保證醫院食物沒毒，請病人不必多想　(D)護理師直接食用以證明食物沒有毒　　　　　　　　　　　　　　　　　　　（110專高一）

75. 下列何者為貝克(Beck)認知學說的主要論述？(A)精神問題與個人童年早期未解決之衝突及焦慮有關　(B)人格是被環境所塑造，可用行為改變技巧矯正　(C)情緒低落是對自己、他人及外界的錯誤解釋　(D)高情感表露的家庭可能會增加精神疾病的復發率

（110專高二）

解答： 　72.D　 73.C　 74.A　 75.C

76. 有關抗精神病藥物的敘述，下列何者藥理作用最能歸屬於「第二型及第三型多巴胺特別性接受器阻斷劑(specific D_2 / D_3 antagonist)」？(A) Amisulpride (Solian®)　(B) Olanzapine (Zyprexa®)　(C) Risperidone (Risperdal®)　(D) Ziprasidone (Geodon®)　　　　　　　　　　　　　　　　　　　（110專高二）

解析 (B)為多種受體阻斷劑；(C)(D)為血清素及多巴胺阻斷劑。

77. 有關錐體外徑症候群之藥物副作用(extrapyramidalsymptoms, EPS)的敘述，下列何者正確？(A)開始使用抗精神病藥物治療的最初3~4天，最常產生的EPS是靜坐不能(akathisia)　(B)開始使用抗精神病藥物治療1個月後，病人最常產生的EPS是急性肌肉緊張異常(acutedystonia)　(C)開始使用抗精神病藥物治療1個月內，通常會出現遲發性不自主運動(tardivedyskinesia, TD)　(D)開始使用抗精神病藥物治療的前3個月，就可能產生類似巴金森氏症的運動不能、表情呆板及手抖副作用　　　　　　　　　　　（110專高二）

解析 (A)(B)服藥後3~4天最常發生急性不自主運及肌張力不全，靜坐不能多發生在服藥後幾天到數週之間；(C)發生於長期（2年以上）服用抗精神藥物的病人。

78. 有關精神科護理中認知治療的敘述，下列何者最適當？(A)宜強調個案過去的事件，而非此時此刻的問題　(B)個人的邏輯推理錯誤或不合理想法，常造成焦慮或適應不良　(C)以單一事件對大多數事件做推論，是屬於過度個人化(personalization)　(D)生理回饋儀是基本必備，始能達到認知改變　　　　　　（110專高二）

解析 (A)著重於此時此刻的問題；(C)此為過度推論，個人化是於認為所有的事都與自己有關，必須對所有的事情負責而自責；(D)生理回饋儀是讓個案自我監測生理變化，進而學習放鬆的要領。

解答：　　76.A　　77.D　　78.B

79. 護理人員應用行為治療原則於急性病房住院精神疾病病人，下列何者最適當？(A)病人一出現不適當行為，一律立即給予懲罰 (B)醫師與護理師分別扮黑白臉，對懲罰的態度可不同，以增強其適當的行為　(C)出現攻擊行為後，取消禁止外出購物活動，是符合負向增強法　(D)選擇對個案有影響的增強物，可增強適當的行為　　　　　　　　　　　　　　　　　　（110專高二）

80. 有關Benzodiazepine (BZD)的護理指導，下列何者最適當？(A) BZD是代謝較快的藥物，將可以改善其記憶力　(B) BZD類藥物主要就是鎮靜安眠，無法用來抗焦慮　(C)建議勿飲酒的主要原因是酒精促排尿，就會大量將BZD排出　(D)長期服用BZD可能造成依賴，戒斷時宜逐漸減量　　　　　　　　（110專高二）

解析(A)(B) BZD是抗焦慮藥物，具有鎮靜安眠效果；(C)與酒服用會增強中樞抑制效果。

81. 護理師在病房照護病人，經常會應用行為治療協助病人行為改變，下列敘述何者最適當？(A)護理師稱讚病人可以踴躍發言，病人因而更願意分享，這是應用負向增強原理　(B)護理師和病人約定，如果不出現干擾行為達3天，就可以解除暫禁外出，這是應用正向增強原理　(C)為協助病人養成盥洗習慣，從簡單開始，將任務分成許多步驟推動，是應用逐步養成法的行為處置 (D)將攻擊他人的病人，四肢約束送進保護室觀察，最主要是運用負向增強原理　　　　　　　　　　　　　　　　（111專高一）

解析(A)為正向增強；(B)為負向增強；(D)為處罰。

82. 強調人是自主的，可自由創造具有價值意義的生存方式，是下列何項心理治療的理論觀點？(A)心理分析治療　(B)個人中心治療 (C)存在－人文主義治療　(D)認知行為治療　　　（111專高一）

83. 王小姐在精神科病房住院，住院期間某日與其他病人爭執，出手攻擊對方。依據行為治療理論，下列何項負向增強(negative reinforcement)的處置最適當？(A)減少外出購物次數　(B)送到保護室　(C)不讓病人吃點心　(D)執行約束　　　　（111專高一）

解答：　79.D　80.D　81.C　82.C　83.AB

84. 有關現實治療的描述，下列敘述何者最適當？(A)可藉由正當、責任與現實來有效管理個人的生活　(B)運用面質技巧，矯正個案的錯誤認知　(C)重視過去的探討，而非此時此刻和未來　(D)運用潛意識引導，協助認識自我的需求　　（111專高一）

85. 王小姐，45歲，體重適中，是居住在社區的思覺失調症病人，因服用抗精神病藥物clozapine，之後發現有代謝症候群。下列敘述何者最適當？(A) clozapine 出現代謝症候群的症狀，包括嚴重流口水、白血球缺乏等　(B)立即停藥是控制代謝症候群的最好策略　(C)應先釐清代謝症候群是遺傳性或非遺傳性　(D)先測量病人的尿酸做為基準值，有利後續持續追蹤　　（111專高一）

解析 (A) clozapine易造成代謝症候群，症狀包括體重上升、血脂異常、高血糖等；(B)應與醫師討論處理其副作用；(D)應監控其三酸甘油脂、LDL、血糖、血壓等。

86. 承上題，對王小姐因藥物副作用產生的代謝症候群，下列何項護理措施最適當？(A)了解clozapine產生糖尿病的危險性，只需追蹤服藥後1年之空腹血糖即可　(B)了解clozapine對尿酸的影響，建議採用低普林飲食　(C)了解流口水是clozapine造成的代謝症候群問題之一，建議醫師變更藥物　(D)了解clozapine 對體重上升的影響，開始服藥後需持續提供病人營養及運動諮詢　　（111專高一）

87. 有關抗精神病藥物的副作用，下列敘述何者最適當？(A)可能引起血壓下降，病人臥姿改為立姿動作應緩慢及注意安全　(B)靜坐不能副作用主要發生在服用抗精神病藥物達兩年以上的病人　(C)服用第一代抗精神病藥物較第二代抗精神病藥物容易發生代謝症候群　(D)若發生類巴金森氏症的錐體外徑症候群副作用，應立即停藥觀察　　（111專高二）

解析 (B)多發生於服藥後數天到幾週間；(C)第二代較易造成體重增加，引發代謝症候群；(D)多發生於服藥後3個月內，仍須繼續服藥或與醫師商量。

解答：　84.A　85.C　86.D　87.A

88. 有關病人服用精神科相關藥物的反應及處置，下列何者最適當？
(A)病人開始服用Venlafaxine (Efexor®)若抱怨有噁心感(nausea)，應建議立即停藥或換藥　(B)觀察到剛服用Mirtazapine (Remeron®)的病人有鎮靜(sedation)表現，應建議立即停藥或換藥　(C)服用選擇性血清素再吸收抑制劑(selective serotonin reuptake inhibitor, SSRI)的病人，可衛教其自我限制熱量攝取，因為其體重隨時會增加　(D)觀察到服用Haloperidol (Haldol®)的病人有遲發性不自主運動(tardive dyskinesia)的表現，應建議立即停藥或換藥　　　（111專高二）

解析 (A)(B)抗憂鬱藥物須服用2週以上才有療效，故應避免病人自行停藥或換藥；(C) SSRI會造成消化系統副作用如噁心、嘔吐、食慾不佳、體重下降。

89. 某次張小姐在團體治療過程中說：「尤先生剛才指出我在團體中講話的態度引起別人的不舒服，使我更了解到自己和別人互動的問題。」這段話在團體治療中有關對治療性因素的敘述，下列何者最適當？(A)利他因素　(B)人際學習　(C)模仿行為　(D)普遍性　　　（111專高二）

90. 下列何者屬於心理分析治療的策略？(A)抗拒的解析　(B)正向增強　(C)人際溝通訓練　(D)認知再建構　　　（111專高二）

解析 心理分析治療即佛洛伊德精神分析學說，使用策略有抗拒的解析、自由聯想、夢的解析。

91. 根據門寧格(William Menninger)所提出的態度治療理論，對於有操控、挑撥、過分要求的病人，最適當的治療態度為何？(A)主動友善　(B)被動友善　(C)就事論事　(D)寬容　　　（111專高二）

92. 關於認知行為治療技巧的敘述，下列何者最適當？(A)僅需要寫下能夠支持負向想法的證據　(B)用會引起焦慮或災難化的解釋　(C)分析早期發展對問題的影響　(D)利用觀察現實，排除自我中心　　　（111專高二）

解答： 88.D　89.B　90.A　91.C　92.D

93. 林小姐，15 歲，診斷為思覺失調症，多次因和母親的男朋友有爭執，出現幻聽。下列何者居家護理措施最適當？(A)教導病人接受母親的男友　(B)建議病人獨居減輕衝突　(C)安排強制住院(D)安排家庭治療　　　　　　　　　　　　　　(111專高二)

解析 家庭治療可協助病人加強與母親社交及處理事務的能力，幫助恢復日常生活與責任心。

94. 有關電氣痙攣療法之敘述，下列何者最適宜？(A)可使憂鬱症病人的血清素與正腎上腺素濃度下降　(B)恐慌症是電氣痙攣療法的最主要適應症　(C)單側式電極片放置於優勢大腦額顳葉交接處　(D)治療前病人須午夜後禁食及簽署同意書　(112專高一)

解析 (A)可使濃度增加；(B)憂鬱症是最主要適應症；(C)放在非優勢大腦那一側。

95. 有關電氣痙攣治療(electroconvulsive therapy, ECT)之併發症，主要為下列何項？(1)頭痛　(2)腦出血　(3)呼吸暫停　(4)短暫記憶喪失。(A) (1)(2)(3)　(B) (1)(2)(4)　(C) (1)(3)(4)　(D) (2)(3)(4)

　　　　　　　　　　　　　　　　　　　　　　　　　(112專高一)

解析 (2)病人沒固定好時可能發生骨折或脫臼，但不會腦出血。

96. 有關情緒穩定劑Valproic Acid (Depakine®)的敘述，下列何者正確？(A)主要用於預防鬱症的治療　(B)常見皮膚紅疹的過敏反應，但少有體重增加的副作用　(C)其穩定情緒之作用機轉為增加抑制性神經傳導物質GABA的濃度　(D)有效成人每日劑量約500 mg，且血中濃度需達1.5~2.0 μg/L　(112專高一)

解析 (A)用於預防躁症；(B)常見鎮靜、嗜睡、手抖等副作用；(D)成人每日15 mg/kg，有效血中濃度為50~100 μg/L。

解答：　　93.D　　94.D　　95.C　　96.C

97. 有關步驟的敘述，下列何者最不適認知行為治療宜？(A)協助個案了解其負向想法，如何影響他的情緒狀態與行為反應　(B)找出證據來證實個案的想法，是沒有根據或與真實情況不相符　(C)了解個案的深層經驗結構，尊重及保護個案的存在的真實性　(D)找出影響個案產生負向想法的內在錯誤信念或假設，並加以修正　　　　　　　　　　　　　　　　　　　　（112專高一）

　解析 (C)根據理情行為治療，應找出其不良信念並加以駁斥，再形成新的、合理的信念。

98. 有關團體治療的敘述，下列何者最適宜？(A)團體的組成人數以3~5人為最佳　(B)成員間的凝聚力是進行團體治療的重要因子　(C)同質性團體比異質性團體好　(D)封閉性團體比開放性團體好

　解析 (A)以8~10人最為理想；(C)(D)各有優缺，應以成員特性來做為團體型態的選擇。　　　　　　　　　　　　　　　（112專高一）

99. 有關行為治療的運用，下列何者最適宜？(A)依病房管理方便，建立增強物　(B)依醫療需求訂定行為治療計畫　(C)與個案簽訂契約，不需要徵求家屬同意　(D)個案行為治療的執行，需醫療團隊的合作　　　　　　　　　　　　　　　　　　（112專高一）

100. 有關鋰鹽的敘述，下列何者正確？(A)每日治療劑量之鋰鹽，建議分成2~3次服用　(B)藥物主要由肝臟代謝，服藥階段須注意病人肝功能　(C)急性躁期的血中藥物濃度建議維持在0.6~1.0 mEq/L　(D)濃度超過4 mEq/L，須停藥與補充水分，但不建議透析治療　　　　　　　　　　　　　　　　　　（112專高二）

　解析 (B) 50%經腎臟排出；(C)急性躁期可提高至1.0~1.4 mEq/L；(D)可採腹膜透析或血液透析治療。

101. 有關抗精神病藥物的敘述，下列何者正確？(A)抗精神病藥力效果越強者，錐體外徑症候群作用越明顯　(B)抗精神病藥力效果越強者，自主神經系統副作用越明顯　(C)抗精神病藥物強度越強者，建議的每日口服治療劑量就越高　(D)抗精神病藥物作用越強者，其鎮靜作用強度也是越強　(112專高二)

[解析] 效價高的抗精神病藥物，產生錐體外徑症候的機會越高，抗膽鹼作用和鎮靜作用弱。

102. 下列何項為BZD 類抗焦慮藥物？(A) zolpidem (Stilnox®)　(B) lorazepam (Ativan®)　(C) estazolam (Eurodin®)　(D) flunitrazepam (Rohypnol®)　(112專高二)

[解析] (A)非BZD類鎮靜安眠藥；(C) BZD類中長效鎮靜安眠藥；(D) BZD類長效鎮靜安眠藥。

103. 治療過程中，治療者提供無條件正向關懷與接納，強調人類成長和自我實現的潛能，此為下列哪一種治療法？(A)心理分析治療法(Psychoanalysis Therapy)　(B)行為治療法(Behavioral Therapy)　(C)理情治療法(Rational-Emotive Therapy)　(D)個人為中心式治療法(Person-Centered Therapy)　(112專高二)

104. 個別心理治療的主要目的與原則，適當的措施包括下列哪些項目？(1)鼓勵病人自我表露 (2)修正阻礙改變的阻力 (3)協助了解疾病診斷 (4)提供社區就業資訊。(A) (1)(2)　(B) (2)(3)　(C) (3)(4)　(D) (1)(4)　(112專高二)

105. 精神科急性病房為維持治療性的硬體環境，須符合下列哪項原則？(A)禁止擺設私人物品，以維持環境的一致性　(B)為病人安全，病房不得裝設窗簾　(C)為維護病人隱私，保護室不應設置玻璃窗　(D)設置公共電話，以供病人對外聯繫之用　(112專高二)

[解析] (A)禁止攜帶危險物品或違禁品；(B)窗簾為病人隱私目的裝設；(C)保護室應有觀察窗，使工作人員隨時知曉病人狀況。

解答：　101.A　102.B　103.D　104.A　105.D

106. 有關家庭治療的護理措施，下列何者最適宜？(A)當下解決問題，不可安排家庭作業　(B)不需要訂定目標　(C)著重討論過去情境所發生的事物　(D)促進有效的溝通 （112專高二）

> **解析** (A)(C)改善家庭當下互動問題，必要時可設置家庭作業；(B)確認家庭問題後，可透過訂定階段目標協助改善家庭互動。

107. 王先生，診斷為思覺失調症，使用抗精神病藥物clozapine (Clozaril®)，用藥前體重、血壓及空腹血糖在正常範圍，第8週時體重上升10%，第12週時血糖驗出130 mg/dL，目前精神症狀及認知功能明顯改善，且已回到職場。下列敘述何者最適切？(A)病人服用clozapine時，出現血糖高，不需過度緊張，也不需再追蹤處理　(B)造成病人血糖高的因素與其年齡、運動程度、家族史有關，與藥物無關　(C) clozapine屬於第一代抗精神病藥物，導致代謝症候群的可能性低　(D)病人精神症狀及認知功能已經改善，雖出現血糖問題，不宜驟然停藥 （112專高二）

> **解析** (A)(B)需注意因體重增加引發代謝症候群，如高血壓、高血糖等，應於用藥前測基準值，並持續追蹤；(C)屬於第二代抗精神病藥物。

108. 承上題，王先生服用clozapine藥物時，下列何者為首要健康風險控制預防措施？(A)營養、運動諮詢與追蹤代謝症候群相關數據　(B)蛋白質控制之飲食管理　(C)低鈉飲食之血壓控制　(D)危機管理 （112專高二）

> **解析** clozapine易引起體重增加及代謝異常，應給予病人適當介入或治療來預防或改善代謝異常。

109. 有關抗精神病藥物(antipsychotics)副作用之處理，下列何者正確？(A)使用propranolol (Inderal®)緩解類巴金森氏症副作用　(B)以抗痙攣藥物，緩解急性肌張力不全副作用　(C)以抗膽鹼藥物(anticholinergic drugs)緩解遲發性運動不能副作用　(D)使用biperiden (Akineton®)緩解靜坐不能的副作用 （112專高三）

解答：　106.D　107.D　108.A　109.D

解析 (A)為β-阻斷劑，適用於靜坐不能、手抖等症狀；(B)抗痙攣劑可作為情緒穩定劑；(C)可緩解急性肌張力異常、類帕金森氏症。

110. 有關電氣痙攣療法(ECT)的敘述，下列何者正確？(A)治療時採用150~300伏特電流通過腦部1分鐘引發痙攣　(B)通常是先產生陣發性痙攣，而後才出現強直性痙攣　(C)用在雙相情緒障礙症急性躁期的病人，療效最佳　(D)單側式ECT，通常將電極片放在非優勢大腦的額顳交接處　　　　　　　　　　（112專高三）

解析 (A)採70~150伏特電流通過腦部0.1~1秒；(B)先是強直性痙攣約5~10秒，接著是陣發性痙攣；(C)於憂鬱症、思覺失調症病人效果明顯。

111. 病人主要服用的精神科藥物為clozapine (Clozaril®)，下列敘述何者正確？(A)此藥最常見嚴重致命副作用是史蒂文強森症候群(Steven-Johnson syndrome)　(B)用藥後，病人血糖會下降　(C)病人停藥後，可立即停止抽血監測血球數　(D)評估病人白血球下降的症狀　　　　　　　　　　　　　　　　　　　（112專高三）

解析 Clozapine會引發錐體外症候群、代謝症候群、顆粒性白血球缺乏症，投藥後前3個月應每週檢查白血球數目，之後每月檢查一次。

112. 有關情緒穩定劑carbamazepine 的敘述，下列何者正確？(A)常見副作用是輕微手抖或腸胃不適，但皮膚疹或複視很少出現　(B)連續服用藥物5 天後作用可達高峰，有效成人劑量約為60~120 mg/day　(C)發現病人黏膜潰爛，需確認是否為Steven-Johnson syndrome (SJS)　(D)因為具有明顯的腎毒性，用藥第1~2個月必須每週抽血監測腎功能　　　　　　　（112專高三）

解析 (A)(D)副作用包括嗜睡、暈眩、複視、眼球跳動、再生不良性貧血、顆粒性白血球缺乏症及血小板降低等（骨髓抑制）、皮疹、史蒂芬－強生症候群(SJS)；(B)治療濃度為8~12 μg/ml。

解答：　110.D　111.D　112.C

113. 28歲男性病人,因嚴重精神病症狀,語無倫次及攻擊他人,連續注射5 mg的haloperidol (Haldol®)達每天20~30 mg,護理師發現他的生命徵象極不穩定、吞嚥困難、全身冒汗,對此抗精神病藥物惡性症候群,下列何項敘述最適切?(A)體溫降低 (B)肌酸酐酶(creatine kinase)濃度會驟降 (C)雖然生命徵象不穩定,但病人的意識都能維持清楚 (D)建議立即停藥,並加上支持療法,例如補充體液 （112專高三）

解析 抗精神病藥物惡性症候群會出現發燒、意識改變、心跳過速、血壓上升、血清肌酸酐與磷酸酶上升及腎衰竭等症狀。

114. 李同學就讀高中三年級,日前媽媽生病過世,李同學因為失落、哀傷住進急性病房,護理師在住院過程提供支持性心理治療(supportive psychotherapy),下列有關支持性心理治療概念的描述,何者錯誤?(A)為改善病人症狀 (B)為提升個案的自尊 (C)可強化李同學的自我功能 (D)宜探討問題背後的原因

解析 支持性心理治療是以同理的態度協助病人正視目前生活中所遭遇的問題,學習情緒、生活壓力與困難的處理,而非深究其原因。 （112專高三）

115. 有關家庭治療之敘述,下列何者最適切?(A)鮑恩(Bowen)家庭治療理論中三角關係(triangles),僅存於夫妻或手足間 (B)鮑恩(Bowen)家庭治療之目標是降低家庭成員分化程度 (C)策略性(strategic)家庭治療以解決家庭溝通問題為導向 (D)家庭治療並不處理家庭危機,僅提供諮商與行為修正 （113專高一）

解析 (A)三角關係是指不同次系統間形成的關係。如夫妻次系統中的親密關係的焦慮,透過孩子的加入就能減低焦慮,形成三角關係;(B)(D)目的在於幫家庭解決心理健康問題。

116. 有關認知行為治療的敘述,下列何者最適切?(A)不處理壓力的生理反應 (B)引導個案調整想法和行為 (C)強調個案早期發展階段的問題 (D)了解個案潛意識對人際關係的影響 （113專高一）

解析 認知治療強調協助個案修正不當認知,治療者引導個案找出不當的信念,最終能嘗試用新的替代方式解決問題。

解答: 113.D 114.D 115.C 116.B

思覺失調類群的護理

出題率：♥ ♥ ♥

思覺失調症─┬─ 病　　因
　　　　　├─ 診斷標準
　　　　　├─ 臨床表徵
　　　　　├─ 病程發展
　　　　　├─ 治　　療
　　　　　├─ 護理重點
　　　　　└─ 預　　後

妄想症─┬─ 病　　因
　　　　├─ 臨床分類
　　　　├─ 治　　療
　　　　├─ 護理重點
　　　　└─ 預　　後

Psychiatric Nursing

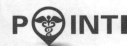

重｜點｜彙｜整

7-1 思覺失調症(Schizophrenia)

一、病　因

(一) 生物因素

1. 遺傳：約占 70%，**為多因子遺傳，血緣越近的親屬患有思覺失調症，得病的可能相對越高。同卵雙胞胎**罹病率高於異卵雙胞胎，**男性多於女性**。

2. 神經傳遞物質：
   (1) 多巴胺接受體數量在邊緣系統及基底核過多。
   (2) 血清素過低與正腎上腺素減少與負性症狀有關。
   (3) 正性症狀與多巴胺的過度活動有關，精神病藥物即是透過阻斷多巴胺來緩解精神症狀。

3. 腦組織異常變化：約 20%病人有腦側室或第三腦室擴大、一部分的小腦萎縮、腦組織的濃度異常和腦部不對稱等；**負性症狀可能與腦室擴大有關**。

(二) 心理因素

1. **精神分析理論**：思覺失調症是因兒童早期發展出現障礙，當病人面對壓力時會產生退化(regression)與防禦(defense)現象；且**自我(ego)強度薄弱而本我(id)過強**，致現實生活中表現出內向、退縮、孤僻、自戀及怪異行為。

2. **雙重束縛溝通型**：當父母同時傳達相反、**矛盾**的訊息給子女時，會使孩子無所適從，影響其正常自我發展，形成思覺失調症。

3. 人際關係理論：沙利文和佩普洛認為，思覺失調症病人大多早年經歷過痛苦的親子關係，以致長大後出現退化性行為。

(三) 社會文化因素

低社經地位、移民者較多、社會動盪及文化不和諧等地區，其居民罹患思覺失調症的機率較高。

二、診斷標準

1. 1 **個月內**出現下列二項症狀以上，且**至少一項是**(1)~(3)**正性症狀**：(1)**妄想**；(2)**幻覺**；(3)**胡言亂語**；(4)整體上混亂或僵直行為；(5)負性症狀。

2. 發病後個案工作、人際、自我照顧能力明顯低於發病前。

3. 症狀**至少持續 6 個月以上**，超過 2 年則屬慢性思覺失調症。

三、臨床表徵

1. 原發症狀：4A 症狀，包括**連結鬆弛**(associative disturbance)、**自閉式思考**(autistic thinking)、**情感障礙**(affective disturbance)**和矛盾情感**(ambivalence)，後人加上聽幻覺(auditory hallucination)成為 5A 症狀。

2. 續發症狀：妄想、幻覺（**以聽幻覺最常見**）、錯覺、刻板行為、僵直等，常出現在精神病人或其他精神疾病病人身上較不具獨特性的症狀。

3. 主要的五種症候群：**正性症狀、負性症狀、認知缺損、情緒障礙、社會和職業功能障礙**。

4.正、負性症狀：

(1) **正性症狀**(positive symptom)：偏向思考內容、思考形式或知覺上的障礙，例如：妄想、幻聽、思考障礙，腦影像學檢查正常，腦組織受損少，發病期短，對藥物治療反應佳，預後較好。

(2) **負性症狀**(negative symptom)：偏向情感、人際關係、自我概念或精神動作上的異常，例如：**情感淡漠、社交退縮**、思考貧乏、動作遲緩、缺乏驅動力。思覺失調症負性症狀之治療，藥物效果有限，適當的職能復健可以改善負性症狀。腦影像學檢查可見腦室擴大，腦神經原損失較多，發病期較長，對藥物治療反應差，預後殘餘病徵會引發慢性失能，影響恢復能力。

5. 殘餘症狀(residual symptoms)：在急性發病期或經過治療後，常尚存一些症狀，如思考流程障礙、奇怪的穿著及行為，以及明顯的表情平淡、生活懶散、缺乏動機等。

四、病程發展

思覺失調症為長期慢性化疾病，病程變化性大，可分為三階段（表 7-1）。發病期與殘餘期會交替發生，並且殘餘期常每況愈下，有些病人持續經驗再復發，如此將造成進一步的惡化。

表 7-1 思覺失調症病程發展

分期	發展說明
前驅期	社會關係退縮、情感表達不適切、人格變化等**負性症狀**
發病期	即特殊的精神病症狀，出現顯著的妄想、幻覺、聯想鬆散及語無倫次等，發作**與心理社會壓力事件有關**
殘餘期	恢復前驅期的症狀，特別是**情感平淡**的現象，無法自我照顧及工作

五、治　療

1. **急性期**：目標在**緩解急性精神症狀，以藥物治療為主**，包括住院或其他加強照護。

2. **慢性期**：**目標在維持和改善功能**，藥物仍須持續規則服用，併以精神復健、強調技能訓練與再教育為主。

3. 預防（持續和維持）：以改善功能及預防精神症狀復發為主。

4. 治療方法包括藥物治療、電氣痙攣療法、社會心理治療及精神復健治療等。

5. 抗精神病藥物對思覺失調症的正性症狀較有效，使用後會出現錐體外徑症候群、痙攣及射精困難等副作用，可用 Akineton 治療之（抗帕金森氏症藥物），不可任意停藥。

六、護理重點

1. **妄想的護理：鼓勵病人討論對妄想內容的情緒與感受**，無論是否合理。有時與病人討論妄想內容有助其了解妄想不是真實的，但如果護理師的行為表現與其妄想一致，反而會加重病人的妄想。

2. **幻聽的護理**：
   (1) 當病人有幻聽時，宜採用**呈現事實**之溝通技巧，**同理病人之感受，再簡單澄清自己沒有聽到聲音**。
   (2) 教導病人透過增強對外界的刺激減低幻覺，如**轉移注意力**、戴耳機、與人交談、閱讀及運動等方式。
   (3) **教導家屬危機處理方法**，例如當病人認定幻聽是他人故意發出聲音在整自己，感到生氣意欲理論時，**應以肯定的語氣告知：「這是一種不適當的表現方式。」**

(4) 病人的潛在需要可能反映在幻聽幻覺內容中，**應重視其未滿足之需要，並討論需要與個案的關係**，及幻聽的處理方法。

(5) 評估病人的焦慮源，及幻聽**對日常生活的影響**。

(6) 幫助病人認識自己的焦慮與幻聽的關係。

(7) **維持信任的治療性關係，關懷病患的需要並給予協助。**

3. **被害妄想的護理**：病人擔心有人下毒而不願用餐，可考慮以下措施：

(1) 按時提供食物給病人。

(2) 當餐車送達時，允許病人自行選擇一份食物。

(3) **提供病人可自行拆封、開罐的食物。**

(4) 對於初次處理時，可以簡單堅定的口氣告知病人：「食物中沒有下毒」。

(5) 不要隨意動病人的餐點，讓病人自行動手，特別是包裝的食物。

(6) 安排和其他病友一起進食，觀看別人用餐的情形，**但亦可允許病人在自己病房內用餐**。

(7) **面對病人的被害妄想時，須保持同理及接納的態度。**

(8) 持續觀察病人用餐的情形，當拒食行為可能造成生命威脅時，須提供點滴輸液或鼻胃管灌食，**並事先給病人清楚的解釋**。

(9) 有的病人在自閉或退化情形下不願改變姿勢，則須以口頭引導協助病人用餐或協助餵食。

4. **規則服藥**：

(1) **給藥時需觀察藏藥行為**，檢查舌下、兩頰、上下唇、手指夾縫或和病人講講話等以確認。

(2) 注意是否出現吐藥行為，需在視線範圍內將藥物服下，有的病人會躲避監視器的位置吐藥。

(3) 必要時可與醫師討論是否改予長效針劑或滴劑。

(4) 了解個案拒絕服藥的原因及服藥後的感受。

(5) 確定病人知道所做的治療，建議記下用藥後之感受。

(6) 提供家人完整的衛教，長期使用藥物對於防止思覺失調症的復發有助益。

5. 疾病慢性化的影響而出現生活散漫、無所事事、缺乏意志力，護理重點為**鼓勵其參與自我照顧及結構性活動**，如利用分解動作一步步**引導完成自我照顧**，另外，鼓勵病人參加病房活動的護理措施為**協助病人安排日常作息、每天運用短暫時間與病人接觸、藉由病房活動來提供刺激**。

6. 情緒層面：

(1) 接受病人有情緒高低起伏及發洩情緒的需要，並提供情緒發洩的空間及方法。

(2) **若病人言辭表達出現障礙或拒絕活動時，護理人員仍須陪伴在身旁，並且在固定的時間來接觸病人，讓病人感受到關懷之意。**

(3) 指導病人覺察焦慮情緒引發的原因，並教導焦慮的處置方法。

7. **教導病人及家屬病情復發的症狀**：初期的症狀是睡眠障礙，之後出現憂鬱的情緒，逐漸疏於個人梳洗和衛生，食慾變差，甚至會錯過三餐，之後出現身體抱怨，包括不快感、頭痛和便祕等，拒絕做任何事情，之後逐漸出現症狀。

8. 教導病人及家屬再復發的處理：再復發的處理包括創造安全的環境，有協助者在一旁觀察症狀、**學習適當的情緒管理、適當的休閒活動、主動找醫師討論是否應調藥、學習判斷自殺的前兆**、與自己信任的人分享症狀和避免接觸負面的資訊。

七、預　後

1. 布魯勒(Bleuler)對思覺失調症病人預後是根據對病人長達 20 年追蹤研究結果的研究，結果為約 1/4 病人可完全恢復，約 1/2 病人呈現嚴重障礙，約 1/4 病人呈現半緩解狀態。

2. **約 10~15%病人死於自殺**，一般而言，若適當的治療，2/3 以上病人預後良好。

3. 預後較佳的條件：
   (1) **無病前性格障礙**。
   (2) **急性發作**。
   (3) **中年發病**，發病時間較晚。
   (4) **發病後混亂症狀明顯或正性症狀**。
   (5) 發病有明顯誘因者，突然發病。
   (6) 已婚者較單身預後佳。
   (7) 無社交隔離者。

4. 思覺失調症再復發的原因：
   (1) 與環境及家庭因素相關甚大。
   (2) 父母性格若屬於高情感表達(high expressed emotion)再復發偏高。**高情感表達**的特徵有：過度干涉、過度批評、過度關心，例如：嚴苛批評行為失當之處、關懷生活中一切細節、擔憂其無法勝任工作，**護理人員協助這類家屬的方法為提供情緒宣洩的管道**。

7-2　妄想症(Delusional Disorder)

一、病　因

(一) 生物因素

1. 神經生化學：腦部**邊緣系統**及基底核的多巴胺活動量升高時會引發妄想行為。

2. 遺傳：妄想和思覺失調症或雙向情緒障礙症無明顯相關。

(二) 心理因素

1. 佛洛依德提出妄想症病人是過度扭曲操作心理防衛機轉所導致。主要是對人缺乏基本的信任、不當的猜疑、敏感等，與心理防衛機轉中的否認作用(denial)、投射作用(projection)及反向作用(reaction formation)具有高度相關。

2. **多疑、固執的人格特質亦可能是疾病的導因之一。**

(三) 社會文化因素

　　低社經地位、移民、遷移、嚴重壓力源等皆可能誘發妄想的發生。而妄想症病人大多會有社交隔離、低自尊、缺乏安全感傾向，故其人際關係、婚姻關係普遍不好。

二、臨床分類

　　最顯著或唯一的症狀即是「系統化的妄想」，有一種或多種非怪異妄想**持續至少 1 個月**，一般多無幻覺，僅有短暫情感障礙，常見類型為被害型及嫉妒型，病人**不會自覺有病**，家人也未必能強迫就醫。

1. 特異型(specified type)：有明顯的妄想主題，例如愛戀型(erotomanic type)、誇大型(grandiose type)、嫉妒型(jealous type)、被害型(persecutory type)、身體型(somatic type)。

2. 非特異型(unspecified type)：沒有明顯的妄想主題，不適合以上分類者。

三、治　療

　　病人多半是在非自願情形下接受治療，較難以建立治療性人際關係。故治療上以建立醫病信任關係為首要目標，但**不宜過早面質其妄想**，反而須**先同理**其因妄想所致之內心痛苦。在藥物治療上，仍以抗精神病藥物為主，並可視情況需要輔以家庭治療。

四、護理重點

1. 急性期入院時，個案病識感通常較為低落，服藥意願較低，常拒藥或藏藥，**服藥後，與病人談話數分鐘，以確定藥物未藏於口腔內**。

2. 關係建立初期採被動友善態度，以免增加病人戒心。**安排固定的護理人員照顧病人以建立信任的關係**。在做任何處置前，宜先給予簡單的解釋。

3. **教導病人辨識症狀與發展因應症狀的方法**。需**評估妄想對其生活的干擾程度**，無論妄想內容是否合理，**鼓勵討論對妄想的情緒與感受，同理並接受其感受後呈現事實**。

4. 對於病人妄想，可以運用理性懷疑的溝通技巧，讓他了解不可能出現此情形，但態度應婉轉、勿過於堅持而與病人成對立關係。**採不強制、不面質的態度**，避免運用試探技巧來了解病人之妄想情形。

5. 懷疑心重的病人之護理措施：
   (1) 預防病人受其他病人打擾。
   (2) 遵守諾言且態度誠懇。

(3) 不在病人看得到但聽不到的範圍內，與其他人談論太久，避免在病人看不到的地方說話、發笑。

(4) **提供有包裝的食物，讓個案自己動手打開。**

(5) 移開病人身旁具傷害性的物品。

6. 妄想型病人宜**進行單獨而無競爭性質的活動**，如畫畫、拼圖、編織衣帽等，**以增進自信與安全感**；待病況穩定後較可進行鬥智的活動，如玩跳棋。**提供安全的環境**減少症狀帶來的傷害。

五、預　後

　　妄想症病人若有較好的工作，且社會適應能力好，發病時間較短，有明顯的誘發因子，並能接受適當的治療，則大部分的病人預後皆良好。

QUESTI?N

1. 李先生，罹患思覺失調症已3年，最近因自動停藥再度入院，時常觸摸女性胸部，並表示要與女性工作人員發生關係。今天李先生再度對護理師頻頻詢問精子跟卵子如何碰在一起，下列護理措施，何者較適切？(A)告訴李先生，這是很不禮貌的行為　(B)對於李先生的挑釁充耳不聞　(C)回應李先生：「你好像對這議題很有興趣喔？」　(D)訂定行為約定，以修正李先生再討論此議題　　　　　　　　　　　　　　　　　　　　　　　　　　（101專高一）

2. 李小姐，妄想症個案，表示鄰居們欺負她一個弱女子，常說她壞話，所以常帶著MP3錄音機到處錄音蒐證，並對鄰居提告。對於李小姐的症狀說明何者正確？(A)屬於誇大型妄想症，藉由妄念以消除其緊張及無能感　(B)常用否定及投射防衛機轉處理內心衝突　(C)妄想症通常在20歲前發病　(D)妄想內容會從最初的妄想逐漸轉為幻覺，尤其是聽幻覺　　　　　　　　　　（101專高一）

   解析 (A)屬於被害妄想；(C)多於中年期發病；(D)少有幻覺出現。

3. 思覺失調症的5種主要症候群，除正性症狀、負性症狀外，尚包括哪3種？(1)認知缺損　(2)人格違常　(3)情緒障礙　(4)社會和職業功能障礙。(A) (1)(2)(3)　(B) (2)(3)(4)　(C) (1)(2)(4)　(D) (1)(3)(4)　　　　　　　　　　　　　　　　　　　　　　　（101專高二）

4. 管小姐表示一直有一個男人的聲音在罵她，說要殺了她，請問護理師提供何種措施較適切？(A)我沒看到有其他人在這裡，不過我知道你現在一定很害怕，我在這裡陪你　(B)把門關起來，提供私人空間供管小姐情緒發洩　(C)將管小姐帶到大廳以轉移注意力　(D)通知醫師投予針劑以鎮靜管小姐情緒　　　　　（101專高二）

解答： 　　1.C　　2.B　　3.D　　4.A

5. 薛太太，診斷為思覺失調症，入院3天，常站在窗邊自言自語且自笑，請問下列護理措施何者正確？(A)當薛太太出現幻覺症狀時，應安排薛太太一個私人空間，以免幻覺影響其他病友　(B)護理師必須了解幻覺是思覺失調症的症狀之一，所以在與薛太太會談時盡量不要討論幻覺症狀，以免加重其症狀　(C)最好每天更換不同的護理師，以增加薛太太的刺激，才不致於一直沉浸在幻覺中　(D)主動關懷薛太太的需要，並提供協助　（101專高二）

6. 賴先生，36歲，診斷為思覺失調症，入院時賴先生與護理師會談表現極為焦慮，坐立不安，不時地東張西望，壓低音量說話，表示要小心被竊聽，請問護理師此時最適當的反應為何？(A)和病人一樣壓低聲音與病患會談，以確保病人安全　(B)當下以紙筆記錄賴先生的反應，告訴會交班給其他醫療人員以確保其安全　(C)以平穩音調向病人說明他現在所處的地點及說明在這裡他的安全受到保障　(D)終止會談，以保障病人的安全感　（101專高二）

解析 當病人因幻覺感到焦慮不安時，需接受病人之感受，給予安全感並且澄清事實。

7. 有關思覺失調症的敘述，下列何者正確？(A)幻覺以視幻覺出現最常見　(B)疾病的烙印現象不會影響社區適應　(C)患者在核磁共振攝影(MRI)易發現腦室縮小傾向　(D)男女發病率無差別

解析 (A)幻覺以聽幻覺最常出現；(B)疾病的烙印現象會影響社區適應；(C)MRI大多發現腦室擴大情形。　（101專高二）

8. 依據家庭理論對於思覺失調症的敘述，下列何者正確？(A)低情緒表達的家屬比高情緒表達的家屬易出現排斥及拒絕個案　(B)個案常是家中最受寵的孩子，因而失去社會適應能力而產生症狀　(C)混淆不清的世代界線，易造成子女成為思覺失調症患者　(D)患者自我(ego)較強，原我(id)較弱，致使內在產生衝突而呈現的症狀　（102專高二）

解答：　5.D　6.C　7.D　8.C

9. 王先生思覺失調症，因嚴重妄想及幻聽干擾，自我照顧能力差而身體異味重，且出現破壞家中物品，以及攻擊父親而遭強制住院治療，下列何者應為其優先之照護活動？(A)王先生一入院，應立即給予預防性約束，以免因症狀明顯，不願留下住院而再出現攻擊行為，波及其他病友　(B)面質個案之憤怒感受，探討暴力發生之行為導因，預防個案再出現暴力　(C)立即請人協助處理王先生之個人清潔，以保持衛生　(D)確認王先生過去暴力原因與徵兆，積極觀察以利防範　　　　　　　　　　　（102專高二）

10. 吳太太，45歲，診斷為慢性思覺失調症，覺得每個人都想害她，尤其對於送來的飲食也不願意進食，下列護理措施何者正確？(A)為了確保吳太太的安全，拍打吳太太的肩膀以做安全保證　(B)讓吳太太自己動手處理自己的餐點　(C)以簡單堅定口吻告知吳太太：「放心啦！沒有人會毒你的。」　(D)安排吳太太在大廳進食　　　　　　　　　　　　　　　　　　　　　（102專高一）

解析 面對病人的被害妄想時，護理人員須保持同理及接納的態度，提供病人可自行拆封、開罐的食物。

11. 孫先生，60歲，診斷為妄想症，懷疑太太對其不忠，常與太太爭吵，甚至出手毆打而住院治療，給予心理治療之首要目標為何？(A)面質病人的妄想內容　(B)積極建立病人的病識感　(C)建立治療性關係　(D)積極接觸病人　　　　　　　　　　　　　　（102專高一）

解析 妄想症病人多半是在非自願情形下接受治療，因此須先建立醫病信任關係以利治療進行。

12. 薛先生為慢性思覺失調症病人，身體有異味，今日準備洗澡時，薛先生拿起臉盆久久沒有動作，請問護理師的措施中，下列何者正確？(A)護理師主動幫薛先生洗澡盥洗　(B)採分解動作，一步一步指導以協助完成洗澡　(C)提醒薛先生回神，讓其自己完成盥洗準備　(D)要求病友幫薛先生洗澡　　　　　　　　（103專高一）

解析 思覺失調症慢性化會使病人出現生活散漫、缺乏意志力情形，應鼓勵及協助病人參與自我照顧。

解答：　　　9.D　　10.B　　11.C　　12.B

13. 下列何項因素不是作為預估思覺失調症預後的指標？(A)發病年齡　(B)家中排行　(C)發病速度　(D)臨床症狀 （103專高一）

14. 近年研發的Risperidone對於思覺失調症具有極佳療效，護理師於解釋病情時須了解下列何者為此藥的主要作用？(A)主要與中樞神經系統內之GABA神經傳導物質結合，以緩解精神症狀　(B)作用在抑制乙醯膽鹼酶以緩解精神症狀　(C)增加鈉離子流入及鉀離子流出神經細胞膜以緩解精神症狀　(D)透過阻斷多巴胺改善正性症狀，也作用於血清胺改善負性症狀 （103專高一）

15. 有關思覺失調症正性症狀的生物性化學因素敘述，下列何者正確？(A)正腎上腺素(norepinephrine)濃度過低　(B)皮質醇(cortisol)分泌過度　(C)多巴胺(dopamine)濃度過高　(D)血清素(serotonin, 5-HT)分泌失調 （103專高一）

16. 下列哪一症狀屬於精神症狀的負向病徵(negative symptoms)？(A)吳太太認為自己的腦子被外星人植入微電腦，腦子被外星人控制　(B)張先生持續喃喃自語在大廳走動，時而膜拜，時而哭泣　(C)方小姐整日躺在床上，對病房活動參與意願不高　(D)王太太，耳邊常聽到男女對話聲 （103專高一）

17. 下列何者為評估思覺失調症患者「預後差」的影響因子？(A)突然發病　(B)藥物治療後可有明顯症狀的改善　(C)發病前有顯著之導因　(D)早年發病 （103專高二）

18. 陳先生認為電視正在轉播自己的故事，明顯出現脫離或扭曲事實的情況，此時陳先生出現何種障礙？(A)情緒障礙　(B)行為障礙　(C)思考障礙　(D)人格障礙 （103專高二）

    解析 思維廣播是被控制妄想，為思考障礙。

19. 李小姐診斷為思覺失調症，深信有人因想搶走其丈夫而陷害她，並告訴她今晚就會有所行動，對病房活動皆無興趣參與。此狀況下之李小姐呈現的正性症狀有幾項？(A)三項正性症狀　(B)兩項正性症狀　(C)四項正性症狀　(D)一項正性症狀 （103專高二）

解答：　　13.B　　14.D　　15.C　　16.C　　17.D　　18.C　　19.B

解析 正性症狀包含幻覺、錯覺和思維障礙等,李小姐出現被害妄想及幻聽兩項正性症狀。

20. 洪爺爺在家能自我照顧,無聯想鬆弛或不適切情感。但他深信存於銀行的現金已被某行員私吞,且具體說出緣由,而與行員發生爭執。下列何者最有可能是其診斷?(A)思覺失調症錯亂型 (B)思覺失調症妄想型 (C)妄想症 (D)雙相情緒障礙症(103專高二)

21. 吳先生診斷為思覺失調症,此次住院治療穩定後準備出院,母親表示在家中藥物都是她協助給與,病人都可配合服藥,因為擔心其吃藥後產生副作用且對身體有傷害,所以當病人沒有干擾行為時就沒給他吃藥。下列何者是護理師最適當的措施?(A)建議強制社區治療 (B)建議改為長效針劑治療 (C)強調規則服藥的重要性 (D)轉介康復之家進行復健 (103專高二)

22. 陳先生70歲,入院期間頻頻擔憂睡眠不佳,現正服用Alprazolam(Xanax®),有關此藥物之敘述,下列何者正確?(A)為非BZD類藥物 (B)主要用於抗精神病症狀 (C)注意暈眩並預防跌倒 (D)此藥之半衰期超過24小時 (103專高二)

解析 (A)為BZD類藥物;(B)用於抗焦慮症狀;(D)半衰期約6~10小時。

23. 李小姐是護理系學生,第一次照顧思覺失調症妄想型個案,在進入病房做自我介紹時,個案拒絕李小姐進入,並表示自己不需要照顧,請問下列哪一項護理措施為宜?(A)不要積極接觸病人,在病患於大廳活動時,可以在一旁觀察病人 (B)持續安排會談重新澄清自己的角色及功能 (C)伸出手與個案握手,以表示自己的友善 (D)避免個案妄想內容固著,會談時要採用面質技巧以澄清妄想內容真實性 (103專高二)

解析 (B)(C)面對妄想型個案應採被動友善的態度;(D)溝通原則採用不強制、不面質的態度。

解答: 20.C 21.C 22.C 23.A

24. 護理師觀察到張太太對罹患思覺失調症女兒極為關心，來病房探訪時常跟前跟後，替她做所有的事，醫療人員會談時，也常急著替女兒回答，這一類家屬稱之為何？(A)高度照顧者負荷　(B)雙重束縛溝通　(C)高度情感表露　(D)代罪羔羊　（103專高二）

解析 高度情感表露：對病人有批評、敵意、情緒過度干涉等。

25. 有關思覺失調症的描述，何者正確？(A)男性發生率明顯高於女性　(B)病人情感平淡、退縮與正腎上腺素減少有關　(C)發病與遺傳因素較無關聯　(D)正性症狀與血清素過高有關　（104專高一）

解析 (A)女性發生率明顯高於男性；(C)其發病與遺傳因素有關聯；(D)負性症狀與血清素過低有關。

26. 王先生為思覺失調症個案，近日出現語無倫次、答非所問；情感表露減少；行為怪異；聽幻覺等症狀，依布洛伊勒(Bluer)所提出之原發性症狀(4As)，王先生符合其中幾項？(A) 1項　(B) 2項　(C) 3項　(D) 4項　（104專高一）

27. 王小姐診斷為思覺失調症，近日出現無人在旁時，側身傾聽，自言自語並揮舞雙手，此時王小姐最有可能出現的表徵是？(A)知覺感受改變　(B)思考內容變異　(C)情感表現平淡　(D)社會互動退縮　（104專高一）

28. 小玲初診斷為思覺失調症，第一次住精神科病房，服藥後精神症狀漸穩定，此時護理師提供何項護理目標最符合小玲的需求？(A)提供認知心理治療　(B)建立自我照顧能力　(C)認識精神疾病及症狀處置　(D)強化家庭支持功能　（104專高二）

29. 李小妹，7歲，母親告訴她要做一個懂事的小孩，要幫媽媽分擔工作，結果李小妹8個月的弟弟哭時，李小妹跑去抱弟弟欲哄騙時，媽媽怒斥：「為何要去抱弟弟，把弟弟弄哭，真是一個不乖的孩子。」請問，母親所傳遞的訊息，屬於家庭理論中的哪一種現象？(A)代罪羔羊　(B)雙重束縛　(C)偽共生　(D)混淆不清的世代界線　（104專高二）

解答：　24.C　25.B　26.B　27.A　28.C　29.B

30. 思覺失調症的症狀是依據對腦部功能的了解及抗精神病藥物的效果來呈現，有關思覺失調症的主要症狀群之敘述，下列何者正確？(1)飲食障礙　(2)認知症狀　(3)正性／負性症狀　(4)社會／職業功能失調。　(A) (1)(2)(3)　　(B) (2)(3)(4)　　(C) (1)(2)(4)　　(D) (1)(3)(4)　　　　　　　　　　　　　　　　　　　　（104專高二）

31. 王先生罹患慢性思覺失調症，具有工作意願，但工作學習能力較不足時，為保障就業權利，下列何項工作最適合？(A)無償工作　(B)志工服務　(C)庇護性工作　(D)競爭性工作　（104專高二）

32. 有關思覺失調症的病因敘述，何者正確？(A)思覺失調症病人的前額葉代謝增加，但是枕葉代謝降低　(B)思覺失調症病人的多巴胺接受體在邊緣系統與基底核處都有增加　(C)移民者往往社經階層較高，因此思覺失調症罹病率較低　(D)人際關係理論的病因學認為思覺失調症病人成年早期經歷痛苦親子關係，因而誘發思覺失調症　　　　　　　　　　　　　　　（105專高一）

解析 (A)思覺失調症病人的前額葉代謝降低，但是枕葉代謝增加；(C)移民者往往社經階層較低，因此思覺失調症罹病率較高；(D)人際關係理論的病因學認為思覺失調症病人童年經歷痛苦親子關係，因而誘發思覺失調症。

33. 患有思覺失調症的魏小姐，深信隔壁床的病友想謀取她的房產，想偷她的地契，神情焦慮，想與隔壁病友保持距離，並要求護理師協助更換房間。魏小姐最有可能的健康問題是：(A)社交互動問題　(B)感覺知覺變異問題　(C)思考內容變異問題　(D)病識感問題　　　　　　　　　　　　　　　　　　　　（105專高一）

34. 劉先生診斷為思覺失調症，目前經過治療後精神症狀已穩定，但無法進行自我照顧及工作角色，情感表現平淡且人際溝通能力受限。劉先生目前的病程屬於哪一期？(A)前驅期　　(B)發病期　　(C)殘留期　　(D)復發期　　　　　　　　　　　　　　　　　（105專高二）

解析 (A)前驅期：逐漸出現社會關係退縮，人格有變化；(B)發病期：出現顯著的妄想、幻覺；(D)復發期：殘留期後再發病。

解答：　　30.B　　31.C　　32.B　　33.C　　34.C

35. 趙先生為慢性思覺失調症病人，於病房中表情淡漠，多躺於床上，少與人互動；常有傾聽動作並自笑自語，尚不影響他人；衣著髒亂有惡臭，下列何者為趙先生最優先的健康問題？(A)人際互動問題　(B)正性症狀的影響　(C)感覺知覺變異　(D)自我照顧問題　　　　　　　　　　　　　　　　　　　　　　（105專高二）

36. 楊先生診斷為思覺失調症，護理師要求他站起來，他就坐下；要求他往前走，他卻往後退。護理師為使楊先生能順利服下藥物，下列何項護理措施最適宜？(A)與他約定，若服下藥物則給予獎品　(B)暫緩給藥，等他想吃時再給予服藥　(C)以堅定的態度，告訴他一定要服藥　(D)通知醫師處理　　　　（105專高二）

37. 多巴胺於大腦中皮質(mesocortical)分泌異常時，較容易出現何種症狀？(A)情感平淡　(B)幻覺　(C)妄想　(D)混亂行為（105專高二）

38. 伍先生，為思覺失調症病人，平日不太與人互動，行為較退縮，護理師為其訂定護理計畫並安排為期8週的社交技巧訓練，有關社交技巧訓練遵循的原則，下列敘述何者正確？(1)需重複修正與練習　(2)應用角色的扮演　(3)快速且積極的教導社交技巧　(4)訓練的目的宜清楚。(A) (1)(2)(3)　(B) (1)(2)(4)　(C) (1)(3)(4)　(D) (2)(3)(4)　　　　　　　　　　　　　　　　　　　　　　（105專高二）

39. 謝先生因思覺失調症(schizophrenia)住院，在許護理師上班時經常對她出現吵鬧、依賴或討好等行為，許護理師了解這是謝先生對自己的情感轉移，進而提供適當的護理措施，下列何者最不適宜？(A)運用支持性心理治療予關懷抒解情緒　(B)安排相關環境治療並鼓勵參與活動　(C)運用再教育性心理治療訓練其獨立自主　(D)運用面質指出此項行為嚴重影響治療性關係 （106專高一）

解析〉面質的運用需待護理人員與個案建立起良好關係，否則會讓個案對護理人員感到不信任。

解答：　35.D　36.C　37.A　38.B　39.D

40. 陳先生，32歲，罹患思覺失調症(schizophrenia)已6年，入院時顯得散漫，不願意參加病房活動，下列哪一項護理措施最適合？(A)隨時陪在病人身邊督促病人參與病房活動　(B)與病人討論安排日常生活作息，參與病房活動　(C)了解這是疾病造成的負性症狀，並接受這已是病人最好的預後情況　(D)向病人解釋規則活動的重要性，以提升參與活動的動機　　　　　　（106專高一）

41. 王先生，32歲，診斷為思覺失調症(schizophrenia)，入院第3天，白天躺床拒絕參加病室活動，表示自己晚上都睡不好，因為平時沒那麼早睡，醫院作息太早睡了，很不習慣。為協助王先生改善睡眠，下列哪一項措施最適合？(A)睡前吃一些小點心，以利促進睡眠　(B)鼓勵王先生晚上10點再上床，即使不想睡也要躺著，自然就會睡著　(C)為了避免晚餐後因為疲累就上床睡覺，建議在晚餐後喝一杯茶以維持就寢前的清醒　(D)安排王先生參與病室活動，減少白天躺床時間　　　　　　（106專高一）

42. 王先生，28歲，診斷為思覺失調症，在自己患病多年後，同意接受醫師的新藥計畫，嘗試新一型的抗精神病藥物來控制幻聽的干擾，且配合服務，王先生主要採用下列何種復元模式？(A)醫療模式　(B)復健模式　(C)賦權模式　(D)居家模式　　　（106專高一）

43. 李先生受被害妄想影響，認為有人要對他不利，拿出身上預藏的水果刀表示要傷害對他不利的人，下列處置何項最適切？(A)尋求人力支援，立即取走個案手上的水果刀　(B)狀況緊急，在等待支援人力之時，請病人、家屬協助處置　(C)口頭斥喝李先生要立即放下刀子　(D)告知李先生沒有人要對他不利，請李先生將水果刀交給工作人員　　　　　　　　　　　　（106專高一）

解答：　　40.B　　41.D　　42.A　　43.A

44. 黃先生，診斷思覺失調症，表示自己是調查局南機組幹員，被派到公司臥底，最近他查到公司與某位政府高層有進行一項見不得光的交易，所以被下降頭，護理師的反應下列何者最適當？(A)你好像很害怕，可是就我所知並沒有下降頭這件事　(B)向黃先生提出質疑「調查局有南機組嗎？」　(C)政治新聞對你影響很大　(D)傾聽黃先生的陳述　　　　　　　　　　　（106專高二）

45. 初次住院的王先生表示：「我一直聽到有個女生的聲音在耳邊罵我，真的好痛苦！」護理師的回應，何者最適當？(A)「我可以感受你現在的痛苦。」　(B)「這個聲音是幻聽。」　(C)「別理它就好了。」　(D)「罵回去就不會痛苦了。」　　　（106專高二）

46. 30歲的王先生患有思覺失調症，受到幻聽干擾，目前住院中。護理師發現王先生對著牆壁喃喃自語，詢問後王先生表示：「我一直聽到有個女人的聲音」，請問護理師的反應，下列何者正確？(A)不予理會病人的回應　(B)別擔心，這些聲音是不存在的　(C)這聲音對你有什麼影響　(D)嗯！我知道了　　　（106專高二補）

47. 吳小姐，入院一週，對病房的環境顯現出多疑不安，認為工作人員都在監視她，對病房的規定感到不滿，覺得是工作人員特別刁難她，此時最適當的護理措施為何？(A)傾聽吳小姐的抱怨，並重申病房的規定是適用全病房的病友，並期望吳小姐遵守　(B)傾聽吳小姐的抱怨後保證所有的規定都是為病人好　(C)傾聽吳小姐的抱怨，並修正病房規定以滿足她的需求　(D)傾聽吳小姐的抱怨，並告知，這是吳小姐的症狀，才會覺得工作人員特別刁難她　　　　　　　　　　　　　　　　　（106專高二補）

解答：　44.D　45.A　46.C　47.A

48. 張小姐大學畢業，罹患思覺失調症已7年，出現下列症狀中，下列何者屬於思覺失調症之正向症狀(positive symptoms)？(1)自言自語及自笑　(2)平日多躺床　(3)認為自己是羅志祥的女朋友　(4)出現膜拜行為。(A) (1)(2)(3)　(B) (2)(3)(4)　(C) (1)(3)(4)　(D) (1)(2)(4)　　　　　　　　　　　　　　　　　　　　　　　　　(106專高二補)

　解析 (2)是負向症狀。

49. 林先生，48歲，診斷思覺失調症，入院第1天，對病房活動配合，與護理師會談時表示有人在他腦子裡裝了雷達，來控制他的想法，會談時，下列護理措施何者正確？(A)指出現實與妄想之差別　(B)傾聽並了解病人的想法　(C)以時間軸討論妄想內容及確認引發因子　(D)增強個案驗證事實的能力　　　(106專高二補)

50. 李小姐，診斷為妄想症，入院時瞪大眼睛驚恐環伺四周，抗拒住院，認為周遭的人都是派來監視她的，護理師一進病房，立即被李小姐喝斥並趕走，護理師與李小姐建立治療性人際關係，下列敘述何者正確？　(A)一再向李小姐澄清自己是護理人員，並不是派來監視她的人　(B)每天主動關懷李小姐需求，並提供協助　(C)邀請李小姐參與病室活動，以增加與其他病友互動的機會　(D)在一旁觀察李小姐，並適時提供必要的照護　　　(106專高二補)

51. 承上題，李小姐堅信周邊有人要害她，對他人的問話都抱持懷疑態度，今天護理師在與李小姐會談時，突然有另一位同仁打岔詢問明天會議的事，下列護理師的回應何者正確？(A)為了避免會談中斷太久，請同仁當面在李小姐面前在護理師的耳邊簡單交代事情　(B)立刻中止會談，與同仁離開　(C)請同仁先回護理站，待會談結束後再去找他　(D)請李小姐等一下，起身到病房外跟同仁談話　　　　　　　　　　　　　　　　(106專高二補)

解答：　　48.C　　49.B　　50.D　　51.C

52. 邱先生，38歲，診斷為思覺失調症，入院時，身上發出油垢味，衣服髒亂，家屬表示病人生活都可自理，惟獨洗澡需要催促的情況下可以完成，護理師要求邱先生入院後先整理外觀，下列哪一項措施最適宜？(A)請家屬直接帶到浴室洗澡　(B)請邱先生準備洗澡用物去洗澡　(C)請其他病友向個案表達聞到他身上發出異味的感受，以激勵個案洗澡的意願　(D)尊重個案的習慣，不強迫個案洗澡，同理個案的行為是因為疾病所致，待治療後即可改善

　解析 應鼓勵病人參與自我照顧。　　　　　　　　　　　　（107專高一）

53. 思覺失調症病人當出現劇渴而有大量飲水的現象時，臨床上應採取哪些醫療處置，以監測其飲水量？(1)估計晝間體重增加的百分比　(2)測量尿比重　(3)抽驗血鈉值　(4)抽驗血鉀值。(A) (1)(2)(3)　(B) (1)(2)(4)　(C) (1)(3)(4)　(D) (2)(3)(4)　　　（107專高一）

54. 陳先生，48歲，診斷思覺失調症，入院第4天，表示自己是孫悟空齊天大聖，具有七十二變的能力，活動量大，時有膜拜行為，表示看到觀世音菩薩降臨，偶有做出打鬥行為，表示要與邪魔鬥法，無法安靜用餐，進食量差，必須提醒下才可完成自我照顧，下列哪一項護理措施最適切？(A)能區辨現實與幻覺之差異　(B)建立良好的人際互動模式　(C)維持身體基本需求　(D)增強自我肯定及價值　　　　　　　　　　　　　　　　　（107專高一）

　解析 急性期治療目標在於以藥物控制其精神症狀，改善後併以精神復健維持其功能，故現階段護理措施應以維持病人身體基本需求為主。

解答：　52.B　53.A　54.C

55. 簡先生，24歲，診斷為思覺失調症，個子矮小，沒自信，說話極小聲，從小求學成績不佳，人際關係不好，後來被分派到資源班就讀，常受同學欺負，護理師今天發現個案都躲在房間不願意到大廳活動，與之會談表示某病友昨天傍晚打他，搶他的食物吃，有走到護理站，但不知怎麼跟護理師說。護理師的回應，下列哪一項最適切？(A)教導病人並示範到護理站時如何尋求協助　(B)要求施暴病友前來向個案道歉　(C)安排時間讓施暴病友與病人當面說明當天發生的情況　(D)告知病人，遇到問題要有基本防禦能力　　　　　　　　　　　　　　　　　　　　（107專高一）

56. 陳女士，50歲，診斷為思覺失調症，目前居家生活中，其症狀穩定可持續參加社區工作坊活動，她接受工作訓練與自我照顧技能訓練，下列護理措施何者最適宜？(A)提供其用藥建議與監測　(B)加強其個人衛生與建立生活作息　(C)協助申請競爭性工作的就職機會　(D)轉介個案至護理之家，以適應老年生活（107專高一）

57. 伍先生，28歲，診斷為思覺失調症，在家排行老么，發病至今已5年多，父母為主要照顧者，對個案感到愧疚認為是延誤就醫而造成個案生病，不希望兒子吃藥吃到笨笨的而自行調藥，個案平時在家協助父母管理房屋租賃的事務，最近因為出現自語現象，目前入院一週，個案外觀整齊，沉默，少與他人互動，生活可自理，但每天下午四點會站在大門前等待家人協助洗澡，觀察個案與家人互動融洽，溝通無礙，下列哪一項是照顧個案的首要任務？(A)了解家屬對於個案發病的感受，並鼓勵家屬讓病人自行沐浴　(B)讚賞家屬對個案的用心，並支持家屬透過照顧活動增進親子間關係之建立　(C)建議家屬增加探視次數以改善個案獨處的不自在　(D)鼓勵個案主動向家屬表達謝意　　　　（107專高二）

解答：　　55.A　　56.B　　57.A

58. 蔡女士，60歲，罹患思覺失調症已30年，自我照顧能力明顯退化，日間常因來不及如廁而尿濕褲子，下列護理措施何者最適當？(A)每2小時帶病人如廁 (B)配戴尿布以避免尿濕褲子 (C)減少飲水量，以避免造成尿失禁 (D)教導病人憋尿運動，以增加骨盆底肌肉強韌性 （107專高二）

　　解析 針對疾病慢性化病人的照護重點為鼓勵其參與自我照護活動，一步步引導病人完成自我照顧。

59. 施小姐，25歲，初診斷為思覺失調症，已入院一個月，預計下週辦理出院，護理師欲安排家屬衛教，下列哪項藥物衛教較適當？(A)個案回家後可能某些功能會退化，需要立即回門診請醫師調整藥物劑量 (B)告知家屬，個案症狀穩定後可以逐漸減少藥物 (C)若個案拒絕服藥時，可以先停一兩餐的藥，再說服個案吃藥 (D)說明規律服藥的重要性與藥物可能出現的副作用 （107專高二）

60. 李先生因思覺失調症而住院治療2週，每次母親來訪就吵著要回家，致使母親生氣地說：「再吵就不來看你了！」使得李先生擔心母親不要他了，而反覆至護理站詢問。護理師提供有關家庭互動之護理措施，下列何者正確？(1)利用症狀作處理 (2)適當支持和教導 (3)著重現在情境的互動 (4)採用家屬的方法。 (A)(1)(2)(3) (B)(1)(2)(4) (C)(1)(3)(4) (D)(2)(3)(4) （108專高一）

61. 剛入院的思覺失調症病人躲在病房角落，深信將有大批警力要捉捕他入獄。此時最適當的護理措施為下列何者？(A)澄清只是精神症狀並不是真的 (B)保證警察不會進入病房 (C)接受病人此情境下的感受 (D)鼓勵詳細描述妄想情境 （108專高一）

解答： 58.A 59.D 60.A 61.C

62. 許小姐住院3週後自言自語頻繁，持續在床上大聲怒罵叫旁人走開，但是身邊並無其他人。用餐時間護理師叫喚許小姐多次，她才抬頭回應有人在旁一直說她的不是。此情況下，護理師最適當的護理處置為下列何者？(A)與醫療團隊討論，考慮調整用藥 (B)提供現實治療　(C)需立即進入保護隔離室　(D)鼓勵參加團體活動轉移注意力　　　　　　　　　　　　　　　　(108專高一)

解析 由個案精神症狀改善情形可見入院後藥物治療效果不佳，故應先調整用藥。

63. 思覺失調症病人出現話少表情淡漠，不願參加慢性病房團體活動，整日躺床，前述狀況最可能為下列何種症狀？(A)幻聽症狀干擾　(B)負性症狀表現　(C)思考障礙　(D)怪異行為（108專高一）

64. 林小姐，診斷為思覺失調症，目前於精神復健病房住院，偶有自笑自語，衣服常有異味，病床單位凌亂，常躺床少與人互動。有關林小姐目前的精神復健目標，下列何項優先？(A)積極治療精神症狀　(B)改善日常生活功能　(C)增進人際互動技巧　(D)改善急性精神症狀　　　　　　　　　　　　　　　(108專高二)

解析 急性期應先處理精神症狀，慢性期復健時再改善日常生活功能，最後才進行人際互動技巧的訓練。

65. 有關思覺失調症生物的成因，主要為下列何者？(A)主要與多巴胺不平衡有關　(B)側腦室有萎縮現象　(C) γ-氨基丁酸(γ-aminobutyric acid, GABA)過多有關　(D)精神疾病的負性症狀與邊緣系統異常有關　　　　　　　　　　　　　　(108專高二)

解析 (B)約20%病人呈現腦側室或第三腦室擴大；(C)與多巴胺過多有關；(D)血清素與負性症狀有關。

解答：　　62.A　　63.B　　64.B　　65.A

66. 呂小姐，42歲，入院4週，預計下週出院，今天與護理師會談時提到自己的幻聽已改善很多，雖然仍會聽到一些聲音，不過內容已沒以前清楚，下列護理措施何者最適切？(A)向病人澄清「這裡只有我跟你，而且我沒有聽到其他聲音」　(B)為了確保病人出院後幻聽情形可以改善，隨時詢問病人幻聽的情況及內容　(C)與病人討論處理幻聽的方法　(D)我了解幻聽聲音讓你很不舒服，但那不是真實的　　　　　　　　　　　　　　　（108專高二）

67. 張先生診斷為妄想症，認為病房內的人都要害他所以拒絕參加任何活動，只願留在自己的房間。下列哪一項護理措施最適宜？(A)先不理他，讓他感覺到被尊重，只要用監視器確認他平安就好　(B)安排固定的護理師，每日持續陪伴並給予關心　(C)與他訂定行為治療契約，告訴他只要參加活動就可以出院　(D)請其他病友來邀請他，工作人員先不要接觸　　　　　　（109專高一）

68. 周先生罹患思覺失調症多年，常因自行中斷服藥而導致發病重複住院，護理師給予的藥物護理指導，下列何者正確？(1)幫病人備好藥物　(2)提供家人完整的衛教　(3)確定病人知道自己所做的治療　(4)建議病人記下用藥後之感受。(A)(1)(2)(3)　(B)(1)(2)(4)　(C)(1)(3)(4)　(D)(2)(3)(4)　　　　　　　　　　　（109專高一）

69. 針對思覺失調症(Schizophrenia)的負性症狀(negative symptoms)，下列何者正確？(A)被害妄想　(B)聽幻覺　(C)表情淡漠　(D)思考被廣播　　　　　　　　　　　　　　　　　　　　（109專高一）

解析　(A)(B)(D)為正性症狀，以妄想、幻聽、思考障礙及怪異行為為主要表徵。

70. 人際關係理論探討思覺失調症(schizophrenia)的病因，其指出思覺失調症病人早年大部分經歷過痛苦的親子關係，此為下列哪位學者的觀點？(A)佛洛依德(Freud)　(B)沙利文(Sullivan)　(C)李茲(Lidz)　(D)克雷佩林(Kraepelin)　　　　　　　　（109專高一）

解析　人際關係理論的代表人物為沙利文及佩普洛(Peplau)，認為人是由人際關係中獲得安全感及滿足感。

解答：　66.C　67.B　68.D　69.C　70.B

71. 蔡小姐診斷為思覺失調症，第一次發病，護理師觀察到個案眼神閃爍，站在病室前，神情緊張，個案告訴護理師一直聽到有人在罵自己醜女人，我真的好痛苦，下列護理師的回應何者最適切？(A)直接告訴個案那是幻聽，並請個案嘗試轉移注意力　(B)「妳似乎很在意別人對妳外表的批評？願意談談妳對自己外表的看法嗎？」　(C)妳認為自己很醜嗎？　(D)安排個案進保護室，減少刺激以改善幻聽狀況　　　　　　　　　　　　　（109專高二）
　　解析 病人的潛在需要可能反映在幻聽幻覺內容中，應重視其未滿足之需要，並討論需要與個案的關係。

72. 方小姐28歲，診斷為思覺失調症，因與宮廟工作人員發生衝突，入院治療，護理師觀察到個案喃喃自語，時而發笑，時而側耳傾聽，表示觀音菩薩正在跟她說話，請護理師別吵她，護理師的回應，下列何項較適當？(A)「觀音菩薩要妳做什麼？」　(B)「那個聲音在跟妳說什麼？」　(C)「神明在指示妳什麼？」　(D)「那個幻聽在跟妳說什麼？」　　　　　　　　　　　（109專高二）

73. 陳女士45歲，診斷思覺失調症，已有20年病史，無明顯急性症狀，有部分自我照顧能力不足，下列護理措施何項較適合？(A)餵陳女士吃飯　(B)逐步引導陳女士準備洗澡用物　(C)固定時間請家屬至醫院幫陳女士洗澡　(D)與家屬討論，付費請功能較好的病友幫陳女士洗衣服　　　　　　　　　　　（109專高二）
　　解析 既然個案有部分自我照顧能力，護理師應主動提醒或協助其執行日常生活功能。

解答：　71.B　72.B　73.B

74. 王同學診斷妄想症，某科考試不及格，出現易怒，無法與人互動，最近因為症狀嚴重故入院治療，住院第4天，會談時表示同學們忌妒他成績比較好，都會中傷他，老師也受到其他同學的挑撥，對他特別嚴格，會談中出現哭泣現象，此時護理師的措施何者最適切？(A)與病人探討妄想症狀的原因　(B)與病人分享自我失敗經驗，並鼓勵病人絕對可以走過這不舒服階段　(C)以和緩的態度詢問病人「為何大家都針對你，而不針對別人呢？」(D)陪伴並傾聽病人的表達及感受　　　　　　　　（109專高二）

75. 下列何項症狀屬於布洛伊勒所提4A的自閉症狀？(A)李小姐坐在大廳自言自語且自笑　(B)莊先生在談到母親去世的事，在唱卡拉OK時流下眼淚隨即又大笑　(C)吳先生外觀髒亂　(D)方太太認為自己的住家附近有高壓電，所以有傷到腦部才會生病（109專高二）

76. 許太太入院第1天時，懷疑飯菜被下毒，拒絕進食，護理師已告知個案飯菜未被下毒，但個案仍不願進食，請問下列護理措施何項最適合？(A)依照個案要求，購買罐裝食物　(B)用餐時間，工作人員坐在個案旁邊，以確保其安全感，以利進食　(C)工作人員戴手套及口罩拿餐點給個案，以確保食物在嚴密保護下未下毒(D)帶個案外出到餐廳選擇自己愛吃的食物　　　　　（109專高二）

77. 對有聽幻覺(auditory hallucination)、被害妄想(delusion of persecution)的病人進行溝通時，下列回應何者較適當？(A)這裡除了我和你，並沒有其他人在說話　(B)你說有人要害你，其實這是你的想像　(C)你說有人害你，可是你還活得好好的　(D)你這是幻聽、妄想的精神症狀，藥物可以改善　　　（110專高一）

78. 當罹患思覺失調症病人不斷敘述他的妄想內容時，下列何項護理措施較適當？(A)引導病人談與妄想內容有關的情緒與感受　(B)告訴病人不要胡思亂想，症狀就會慢慢不見　(C)強烈質疑病人的妄想內容，讓病人感到自我矛盾與錯亂　(D)盡量不要跟病人討論以免加重病情　　　　　　　　　　　　（110專高一）

解答：　74.D　75.A　76.A　77.A　78.A

79. 有關妄想症(delusional disorder)的敘述，下列何者正確？(A)出現
　　至少持續兩週的妄想　(B)人格異常是妄想症的危險因子之一
　　(C)導因是因為物質使用或身體病況的生理效應　(D)行為明顯的
　　奇特或怪異　　　　　　　　　　　　　　　　　　　（110專高一）
80. 鬱症發作(depressive episode)的典型臨床特徵，下列何者較適
　　當？(A)意念飛躍　(B)自我價值感低　(C)怕獨處而活動多　(D)
　　無睡眠障礙　　　　　　　　　　　　　　　　　　　（110專高一）
　　解析 (A)(C)為躁症；(D)易有入睡困難或惡夢驚醒。
81. 初次入住精神科急性病房的李先生，擔心醫院伙食被人下毒，有
　　被害妄想不願意用餐，下列何者護理措施最適當？(A)警告他如
　　果不吃，就須鼻胃管灌食　(B)讓病人協助準備食物，或自備食
　　物　(C)同意先讓他不吃，等餓了自然就肯吃　(D)請其他病人向
　　他保證食物沒有毒　　　　　　　　　　　　　　　　（110專高二）
82. 對於缺乏病識感的思覺失調症住院病人，拒絕服藥時，下列處理
　　何者較為適當？(A)向病人解釋此為維他命沒有副作用，只要肯
　　服下就好　(B)了解病人拒服藥的原因，觀察其是否有藏藥行為
　　(C)警告病人不服藥，就不能出院　(D)採鼻胃管灌藥，以確保服
　　下藥物　　　　　　　　　　　　　　　　　　　　　（110專高二）
　　解析 (A)給藥時應向病人解釋藥物作用及副作用；(C)(D)可與醫師討論
　　　　　改給長效針劑或滴劑。
83. 劉先生為思覺失調症病人，身體具異味，衣著髒亂，無法自行清
　　潔身體，針對劉先生自我照顧功能退化的護理，下列何者正確？
　　(A)尋求人力支援　(B)幫劉先生洗澡　(C)教導劉先生洗澡　(D)
　　尊重劉先生意願　　　　　　　　　　　　　　　　　（110專高二）

84. 對慢性思覺失調症且功能退化病人的照護，護理師指導家屬的照護病人的措施，下列何者正確？(1)直接幫病人做日常生活上的照顧，又快又好 (2)宜採漸進式訓練 (3)需要耐性予以接納與訓練 (4)配合獎賞引發學習動機。 (A) (1)(2)(3) (B) (1)(2)(4) (C) (1)(3)(4) (D) (2)(3)(4) （111專高一）
解析 (1)需促進病人自我照顧功能。

85. 黃先生，診斷為思覺失調症(schizophrenia)，規則服藥，在社區復健機構接受治療時，被一位女性踩到腳，他認為自己是病人，又沒結婚，那位女性才會故意踩他的腳。下列何項護理措施最適當？(A)病人有被害妄想，建議調藥 (B)同理病人並討論對應方法 (C)解釋那位女性不是故意行為 (D)提醒病人走路要注意
（111專高一）

86. 有關思覺失調症(schizophrenia)病程進展的描述，下列何者最適當？(A)前驅期以正性症狀為主，出現功能衰退的表現 (B)發病期的發作一般與心理社會壓力事件有關 (C)前驅期常常出現暴力或自傷行為 (D)殘留期通常發生在青少年階段 （111專高一）
解析 (A)(C)多為負性症狀；(D)是經治療後未能完全恢復到發病前功能的階段。

87. 小君，診斷為思覺失調症(schizophrenia)，可規則服藥，在大賣場工作自覺可以勝任，但近來懷疑組長挑剔她，以咳嗽暗示要她辭職。下列何者為目前最主要的護理問題？(A)服藥問題 (B)社區民眾的歧視問題 (C)家庭問題 (D)症狀困擾問題 （111專高一）
解析 (D)急性期以症狀控制為主。

88. 承上題，有關提供小君的護理措施，下列何者最適當？(A)教導努力增加工作表現 (B)提高自我價值感 (C)教導辨識精神症狀及處理 (D)教導正確服藥的方法 （111專高一）

解答： 84.D 85.B 86.B 87.D 88.C

89. 有關思覺失調症病因的敘述，下列何者最適當？(A)發生率為5%
左右　　(B)好發年齡是中老年期　　(C)發病與神經心理因素無關
(D)男女發生率相當　　　　　　　　　　　　　　（111專高二）

解析 (A)盛行率約為3‰左右；(B)疾病好發的高峰期是20~30歲；(C)與
多巴胺濃度過高、家庭互動、人際關係有關。

90. 小菲，18歲，診斷為思覺失調症。小菲雖有規則服藥，但是幻聽
干擾時好時壞。父母打聽可以做電氣痙攣療法，因此詢問護理師
的意見，下列何者回答最適當？(A)告知須完全聽從醫師的指示
(B)指出電氣痙攣療法的效果不好　　(C)說明病人年紀太小不適合
(D)詢問父母對電氣痙攣療法的期望　　　　　　　（111專高二）

91. 王小姐，與男朋友分手後，出現被跟蹤的感覺，身邊沒有人時卻
聽到有人跟她說話，害怕到無法外出工作，且上述症狀持續1個
月以上。依據DSM-5診斷準則，下列何者是王小姐最可能的診
斷？(A)重度憂鬱症(major depressive disorder)　　(B)創傷後壓力症
(posttraumatic stress disorder)　　(C)思覺失調症(schizophrenia)
(D)強迫症(obsessive-compulsive disorder)　　　　（111專高二）

92. 依據DSM-5診斷準則，有關思覺失調症(Schizophrenia)診斷標準
的描述，下列何者正確？(A)至少有一項必須為負性精神症狀
(B)精神症狀活躍至少持續出現3個月以上　　(C)社會功能顯著比發
病前降低　　(D)物質濫用是造成疾病的主要因素　　（112專高一）

解析 (A)至少有一項必須是妄想、幻覺或胡言亂語等正性症狀；(B)要
持續6個月以上；(D)不是診斷標準之一。

93. 陳先生診斷為思覺失調症，有嚴重幻聽干擾，時而聽見有人在稱
讚他，時而又在指責他，導致他情緒起伏不定，因而多數時間都
獨自躺床與幻聽對話。下列何項護理措施最適宜？(A)提供病人耳
塞，讓他聽不到幻聽就好　　(B)傾聽病人描述及比較幻聽的內容與
改變　　(C)每天更換不同護理師，提供不同刺激轉移他的注意力
(D)提供單人房，以免他的對話干擾到其他病人　　（112專高一）

解答：　　89.D　　90.D　　91.C　　92.C　　93.B

解析 (A)(D)可透過戴耳機、與人交談等方式轉移注意力，降低幻覺的干擾；(C)每天更換護理師無法建立個案對護理師的信任關係，將影響護理成效。

94. 有關思覺失調症病人之負性精神症狀，下列何者最適切？(A)幻覺　(B)動作遲緩　(C)妄想　(D)怪異行為　　（112專高一）
 解析 (A)(C)(D)為正性症狀。

95. 趙小姐診斷為思覺失調症，以下針對思覺失調症的敘述，何者正確？(A)此困擾是起因於物質使用或身體病況的生理效應　(B)疾病症狀持續至少4個月，即可診斷為思覺失調症　(C) 1個月內至少出現妄想、幻覺或胡言亂語症狀　(D)思覺失調症的診斷主要依據負性症狀為主軸　　（112專高一）
 解析 (A)除了起因於生理因素外，亦與心理、社會因素有關；(B)症狀持續至少6個月；(D)以正性症狀為診斷主軸。

96. 張小姐，診斷為妄想症，因懷疑學校同事向校長告狀阻礙其升遷，而有頻繁投訴教育部及謾罵同事等行為，由家屬陪同住院治療。下列護理措施，何者最適切？(A)同理其妄想所導致的內心感受　(B)協助聯絡教育部，以建立信任感　(C)面質其妄想內容，告知非事實　(D)聯絡學校同事，以釐清事實　（112專高二）

97. 下列有關精神疾病盛行率的敘述，何者正確？(A)物質使用障礙症是女性最普遍的精神疾病　(B)自閉症類群障礙症的盛行率男性和女性大約相當　(C)思覺失調症的盛行率男性和女性大約相當　(D)雙相情緒障礙症的盛行率男性大於女性　　（112專高二）
 解析 (B)男性為女性4~5倍；(D)鬱症女性發生率為男性2倍。

98. 劉先生診斷妄想症(Delusional Disorder)，堅定地認為太太、兒子與鄰居們意圖要下毒害他，下列敘述何者正確？(A)出現與現實生活有關的妄想　(B)有明顯的怪異行為　(C)與腦部功能無關　(D)與人格特質無關　　（112專高二）
 解析 此為被害妄想。

99. 陳同學，18歲，診斷為思覺失調症，父母擔心服藥會影響其學科考試成績。下列護理措施，何者最適切？(A)告知家屬考試前可以先暫時停藥　(B)引導家屬了解服藥的重要性　(C)告知家屬症狀出現再服藥即可　(D)教導家屬使用轉移注意力來代替藥物使用 (112專高二)

100. 承上題，陳同學及父母擔心疾病又再復發，顯得焦慮不安。下列護理措施，何者最不適切？(A)教導病人與疾病共存的技巧　(B)教導病人壓力紓解的方法　(C)教導家屬日夜督促病人準備考試的方法　(D)教導家屬預防疾病復發的方法 (112專高二)

解析 (C)給予個案過多壓力，反增加其焦慮症狀。

101. 有關多巴胺(dopamine)傳導路徑理論與思覺失調症的關係，下列敘述何者最適切？(A)興趣動機缺乏的症狀主要與結節—漏斗部多巴胺路徑有關　(B)妄想幻覺的症狀主要與中腦—邊緣多巴胺路徑有關　(C)類巴金森氏症狀主要與中腦—皮質多巴胺路徑有關　(D)泌乳素上升的副作用主要與黑質—紋狀體多巴胺路徑有關 (113專高一)

解析 (A)(D)結節—漏斗部多巴胺路徑徑與泌乳素的分泌有關，與無月經、月經不規則、男性女乳等有關；(C)類巴金森氏症狀與黑質—紋狀體多巴胺路徑有關。

102. 有關思覺失調症病人出現生活懶散、缺乏動機，下列何項護理措施最不適切？(A)鼓勵建立每日作息表　(B)對參與團體治療給予讚賞　(C)與病人的互動保持真誠與公開　(D)向病人保證藥物治療只是短暫的 (113專高一)

解析 (D)應向病人解釋藥物作用、副作用及其服用方法。做任何治療前皆須先給與簡單解釋，以促進其規則服藥。

解答：　99.B　100.C　101.B　102.D

103. 王小姐有被害妄想，一直擔心家人在食物中下毒，入院後仍不肯進食。下列何者是最優先的護理措施？(A)請醫師立即插鼻胃管給予灌食 (B)告知病人再不進食，要進保護室 (C)請病人家屬準備伙食 (D)協助病人自行採購包裝完整的食物 (113專高一)
解析 對於妄想的病人，不要隨意動其餐點，讓病人自行動手協助準備或自備食物，特別是包裝食品。

104. 有關思覺失調症病人常不規則服藥，下列何項出院藥物護理最不適切？(A)評估家庭主要照顧者是誰 (B)了解不服藥的原因 (C)提供藥物相關資訊 (D)返家後的藥物，可供家人自行選擇

(113專高一)

解答： 103.D 104.D

MEMO

雙相情緒障礙症的護理

出題率：♥ ♥ ♥

雙相情緒障礙症 ─┬─ 病　因
　　　　　　　　├─ 診斷標準
　　　　　　　　├─ 臨床症狀
　　　　　　　　├─ 治　療
　　　　　　　　└─ 護理處置

憂鬱症 ─┬─ 病　因
　　　　├─ 診斷標準
　　　　├─ 臨床症狀
　　　　├─ 治　療
　　　　└─ 護理處置

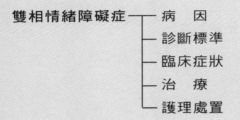

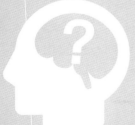

Psychiatric Nursing

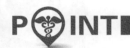

8-1 雙相情緒障礙症(Bipolar Disorders)

個案週期性的出現躁症及鬱症，大部分躁期先發作，一般在30歲以前發生，**發病越早，預後越差**。

一、病　因

(一) 生物因素

1. **遺傳：雙相情緒障礙症是精神疾病中遺傳機率最高的疾病**。
2. 生物化學：**兒茶酚胺**中的正腎上腺素與血清素量增加。躁症病人體內的**鈉離子濃度增加** 200%。
3. 藥物：成癮藥(Amphetamine、Barbiturates、Cocaine)、降壓藥(Reserpine)、甲狀腺荷爾蒙、抗憂鬱劑等，可能誘發躁症。
4. 季節：季節性情緒障礙症(seasonal affective disorder)的**鬱症大都發作在秋季，躁症常見於夏天**。
5. 其他：**甲狀腺機能亢進**、腦瘤、全身性紅斑性狼瘡、多發性硬化、腦傷、流行性感冒、糖尿病、癌症、後天性免疫不全症候群。

(二) 心理因素

躁症病人常採**反向或否認機轉**，以支配和誇大方式表達，人際關係呈現表淺化，以誇大、自信掩飾依賴和無助，易使用操縱行為來獲得他人關心。

(三) 社會文化因素

雙相情緒障礙症通常社經地位偏中上。

二、診斷標準

第一型雙相情緒障礙症包括躁症、輕躁症、鬱症發作，**第二型則包括輕躁症、鬱症發作**。

1. **躁症發作**(manic episode)：異常並持續的**情緒高昂**、意念飛躍、**注意力分散**、易怒等症狀，**至少一週**，造成職業、社會或人際關係嚴重損害。

2. 輕躁症發作(hypomanic episode)：異常並持續的情緒高昂、意念飛躍、注意力分散、易怒等症狀，延續至少 4 天，病情未嚴重到足以影響社交、工作。

3. 鬱症發作(major depressive episode)：**2 週內**同時出現憂鬱、失眠或嗜睡、疲倦、失去興趣或愉悅感、企圖自殺等症狀。

三、臨床症狀

1. 症狀：躁症發作時會出現**話多**、說話速度快而急促，同時併有**意念飛躍**、**精力旺盛**、**情緒高昂**、**誇大妄想**、易與人爭辯、活動量增加、亂花錢、甚至易怒、敵意、攻擊行為，例如自認有超能力、現實感缺乏、睡眠需求明顯減少；注意力分散不集中，無法安靜進食，性慾不加節制、好管閒事。

2. 躁症發作與輕躁症發作，依據診斷準則主要評估重點為：**症狀嚴重程度、持續時間、對日常生活的影響**。

四、治　療

1. 以**藥物治療為主**，心理治療為輔。藥物使用鋰鹽(Lithium)或是抗痙攣藥物(Carbamazepine、Valproic acid)，在急性期以抗痙攣藥物治療為主。

2. 鋰鹽之效果在 1~2 週內產生，口服鋰鹽期間需補充足夠的鈉離子，以加速鋰鹽的代謝。若病人出現拒服鋰鹽藥物，下一次給藥時**不必補服**；鋰鹽中毒症狀的護理措施為準備靜脈灌注，維持電解質平衡；懷孕病人不可使用鋰鹽。

3. 有些具暴力傾向者，會使用電氣痙攣治療(ECT)。

五、護理處置

1. 急性期優先**協助病人獲得足夠的營養與休息：**
   (1) **提供高熱量、易攜帶的食物**，如三明治、餅乾。
   (2) 安排低刺激低的進餐環境，進餐時陪伴並提醒專心吃飯。
   (3) 觀察病人進食情形和液體攝入，記錄其體重的變化。
   (4) 少量多餐。

2. 病人精力旺盛，睡眠需求減少，宜注意其睡眠型態，協助適當的休息和睡眠，並協助個人衛生。

3. 躁症病人易受周圍環境刺激而躁動，**須提供安靜、安全、簡化的環境，減少刺激**，如壁飾、窗簾等選擇柔和舒適的**淡粉紅、淡黃、淡藍色**等。**室內環境宜寬敞**，溫度維持在 22~27℃之間，活動空間加大，可減輕壓迫感。**急性期時可限制其訪客人數。播放輕柔、慢節奏的音樂以緩和個案的情緒。**

4. 對於過分要求、批評好辯的病人：
   (1) **由固定之護理師與之建立一對一治療性關係。**
   (2) 傾聽其抒發不滿之情緒、困擾與了解動機。

(3) **允許自主的彈性空間，對其要求可部分適度滿足，團隊態度一致**。

(4) **清楚表達對他行為上之期待，給予的承諾需要確實執行**。

(5) 若病人對病房的建議較多，合宜之處置為**肯定病人對病房的關心，並與病人一起討論**。

5. **安撫情緒措施**：

(1) 給予**隔離**：減少感覺輸入、外界過多刺激。

(2) **轉移注意力**，適當引導宣洩其內在衝動，如提供砂袋以發洩情緒。

(3) 傾聽病人，鼓勵其以語言表達感受。

6. **溝通原則**：溫和堅定的立場，以簡單、直接的方式互動。當病人話題出現意念飛躍情形時，需將病人的話題拉回主題。

7. 躁症病人常因誇大意念、**判斷力差**而出現自我傷害或超出能力所及的行為。當躁症個案出現誇大與創意性才能時，可**幫助其適當的發揮才能**。

8. **避免參加競爭性、精細動作的活動，可安排單獨活動**，如藝文創作，經其同意後展示作品，增加成就感。但其注意力通常無法維持太久，要選擇病人有興趣且在短期內可完成的活動。

9. 操縱性行為：個案為得到某些權力或物品而利用他人或改變環境以達其目的；處理原則為**工作人員互相協助聯繫，以取得一致性的態度**。護理師應隨時檢視自己的行為，能分辨病人之操縱行為，協助病人面對壓力時，以建設性之方法應付。

10. **增進病人服藥動機的衛教原則**：

(1) **傾聽感受與困擾**，讓病人感到有選擇的自由，操之在己。

(2) 基於病人的教育與認知程度，**澄清疑慮**，選擇衛教方法。

(3) 引導病人預想服藥與未服藥的後果，**強調服藥的重要性、勸導服藥**。

11. 監測用藥反應：
  (1) 如使用鋰鹽需注意血中濃度，血中濃度測的是**距離最後一次服鋰鹽 9~13 小時後的數值**，也就是一天當中血中鋰濃度最低的值，並須**監測水分與進食情形，副作用為口渴、多尿、噁心嘔吐等**。
  (2) 如使用 Haldol 需注意是否引起低血壓等副作用。
  (3) 以**抗痙攣藥物**(Carbamazepine、Valproic acid)治療時需注意**副作用如手抖、運動失調、步態欠穩，此時護理重點為追蹤藥物濃度，防範跌倒**。
12. 躁症病人挑逗異性行為之護理措施：
  (1) **了解行為原因，引導轉移注意力**。
  (2) 密切注意病人的行蹤。
  (3) 與病人討論挑逗行為之不恰當，**重申病房規定**，並制定行為契約。
  (4) 教導病人以尊重的口語與態度來表達自己。
  (5) 挑逗護理師時可**明確表達兩人的護病關係**。
13. 當患者出現情緒亢奮，四處分送物品，贈送大量食物給病友時，護理師應適當**保管物品與控制用量**。

六、預 後

1. 發作頻率越多，預後越差，且發作的時間越早預後亦越差。

2. 單純以躁症表現的病人，預後常較躁症、鬱症交替出現者佳。

3. 經長期治療後的追蹤研究顯示，約有三分之二的病人社會功能恢復的相當良好。

8-2　憂鬱症(Depressive Disorders)

一、病　因

(一) 生物因素

1. **遺傳：同卵雙胞胎的發病機會多於異卵雙胞胎**（約 2~3 倍）。

2. 生化：憂鬱症是腦中**正腎上腺素及血清素缺乏的緣故**。以鈉離子而言，憂鬱症病人體內殘留的鹽類增加約 50%，會有多餘的鈉離子留在神經細胞內。

3. 內分泌：憂鬱症病人會**大量釋放皮質酮**(cortisone)。

4. 生理節奏：復發性鬱症之病程屬季節型者，其鬱症大多發生在**秋、冬季**，因鬱症病人對陽光缺乏比較敏感，憂鬱症的睡眠異常型態**自動覺醒的次數增加**。

5. 藥物引發：毛地黃、皮質類固醇、降血壓藥物、抗癌症藥、抗帕金森氏症藥物。

6. **女性憂鬱症比例高過於男性**。

(二) 心理社會因素

1. **精神分析論**：因對失落愛恨交集，用**內射作用**將憤怒轉向自己，產生憂鬱。

2. **認知理論**：艾里斯、貝克認為憂鬱是個人對自己、將來及目前經驗的看法都極為**負向**，缺乏正向強化的作用，尤其**貝克認知理論認為病人常有負向思考、期望設定太高、曲解性認知，如武斷推論、選擇性注意、過度類化和個人化**。

3. 行為理論：憂鬱症源於人－行為、環境的互動缺乏正向刺激。

4. **壓力源誘發論**：對壓力產生失望與挫折，壓力源包括情感依附關係的失落、缺乏支持系統、發病前 6 個月出現壓力事件。

5. 人格組成論：父母具有受他人支配、維持固定感的人格者易造成小孩有憂鬱。

6. 社會誘因論：憂鬱症是一種社會現象，當自我權力、身分、地位、角色認同等喪失，或理想自我與社會常模間發生衝突與矛盾時，均易引起憂鬱。

二、診斷標準

1. 鬱症(major depression)病人以下症狀在 **2 週中持續**出現，至少出現五個，需包括一項是情緒低落或喪失嗜好、樂趣，且這些症狀已對個人社會職業功能造成傷害。鬱症的症狀包括：(1)**低落的情緒**（流淚、悲傷、空虛感）；(2)嗜好和樂趣明顯減低；(3)**食慾減低**、體重明顯下降或便祕，可能抱怨身體諸多不適；(4)嗜睡或**失眠**；(5)遲緩呆滯或**激躁不安**；(6)疲倦或失去活力、甚至連日常生活皆失去樂趣；(7)**無價值感**、有罪惡感，相信自己對不起別人；(8)思考遲鈍、**無法集中注意力**或猶豫不決；(9)反覆出現想死的意念，甚至有**自殺的意念**、企圖或計畫。

2. 實驗室診斷：憂鬱症患者接受迪皮質醇抑制試驗(dexamethason suppression test, DST)後，血或尿液中**皮質醇**(cortisol)**濃度不受抑制**，其敏感度約 67%、診斷信度約 95%。

三、臨床症狀

1. 生理層面：常出現睡眠障礙為**早醒型失眠；活動量低，出現便祕或尿瀦留**；自我照顧差、月經紊亂、性慾下降、陽萎。

2. 心理層面：強烈的憂鬱、缺乏動機、精神運動遲滯。

3. 智能層面：認知扭曲、自我中心式思考、判斷力差。思考貧乏而遲鈍，思考內容較悲觀、消極，嚴重者甚至會產生錯覺或妄想，認為自己身體某一部分已不存在。

4. 社會層面：被動、依賴、自責、難與人建立關係，憂鬱症病人常有自我**破壞性和退化性行為**。

5. 靈性層面：孤寂、對未來缺乏希望。

四、治　療

1. 藥物治療：使用抗憂鬱劑。臨床上常用的包括 Fluoxetine (Prozac)、Fluvoxamine (Luvox)、Sertraline、Paroxetine 及 Citalopram，至少需要 2~4 週或 6 週以上才能改善症狀。

2. 電氣痙攣治療：用於藥物效果不佳者。

3. 光照治療。

4. 心理治療：可合併藥物治療。認知或行為治療法適用於病情穩定或復健期時使用。**人際關係心理治療**著重於討論病人自身人際關係與憂鬱症的關聯，**常見角色轉換困難、人際糾紛**。

五、護理處置

1. 預防自殺：精神病人**自殺以憂鬱症最多**，病人多在**病情好轉的 3~6 個月內萌生自殺意念**，並有計畫地付諸行動，需特別防範其自殺行為。**要持續評估病人自殺的可能性**，通常自殺會有預警線索，提供病人單純、安全的環境，定期安檢；**可與具自殺企圖的病人談論自殺議題**，使病人感受到他人的關懷，減少自殺行為；密切觀察自殺企圖病人，**房間可安排在護理站附近**。

2. 憂鬱症病人多有低自尊傾向，可**鼓勵參加病房活動，坐在外圍也無妨。安排活動**時應以提升成就感為原則。例如：**服務性活動、簡單易完成的活動**。

3. 嚴重憂鬱症病人常有拒食現象，其最可能原因是**對自己不滿的表達方式**。

4. **溝通原則**：採用簡單、直接的訊息、重複地告訴病人想知道的事，依憂鬱程度作溝通計畫，**避免請病人對重大事件作決定**。針對情緒抑鬱、無價值感、無心與人互動之病人可**使用非語言或簡單、直接的語言表達關心與支持**，並同理個案感受，引導其表達想法，採友善、接納的態度主動陪伴，建立信任感初期時可安排每天多次短暫時間的陪伴。

5. 門診的憂鬱症病人有自殺危險性時，合宜措施：
   (1) 一次開給藥量不超過 7 日的份量。
   (2) 將藥物給予家人保管，由家人給藥。
   (3) **避免使用三環抗鬱劑(TCAs)**。
   (4) 必要時建議住院觀察。

6. **正向增強原則**適合於護理師與憂鬱症病人的互動。處理憂鬱症病人的負面思考時，宜**避免使用處罰法**。

7. **協助進行自我照顧**：當病人因無望感而有退化行為，忽略個人衛生時，須引導病人自我照顧，以增加對自己的重視與興趣。

8. **憂鬱症病人食慾欠佳之護理措施為**：
   (1) 當病人堅持不進食，給予餵食。
   (2) 鼻灌食或靜脈點滴是可能採取的策略。
   (3) **採用高熱量飲食**，定期監測體重。

9. 對於即將出院的病人，需**強調持續返診與用藥的重要性**。

QUESTI?N

情況：林先生因躁症第一次住急性病房，目前服Depakote
(Valproate)，出現手抖、步態欠穩。依此回答下列三題。

1. 此時的護理重點何者最恰當？(A)帶入保護室，減少步行活動
   (B)鼓勵多喝水，降低藥物濃度　(C)追蹤藥物濃度，防範跌倒
   (D)定向感監測，注意譫妄變化　　　　　　　　　（100專高一）

   解析 手抖、運動失調、步態欠穩是Valproate副作用，需追蹤藥物濃度。

2. 承上題，林先生因藥物副作用，對藥物抗拒。護理師欲發藥給他，但他拒服。下列處置何者適宜？(A)表示：「只停一次服藥，沒關係。」　(B)請求人力支援，強制約束　(C)條件交換，以利服下藥物　(D)傾聽感受與困擾，並勸導服藥　（100專高一）

3. 承上題，林先生即將出院，他向護理師詢問出院後是否須繼續服藥。則下列何者最適切？(A)強調絕對不能停藥，否則會發病　(B)衛教可漸進降低藥物劑量　(C)強調服藥的重要性，澄清疑慮　(D)請專業醫師解釋，增加服藥信心　　　　　　（100專高一）

   解析 貿然停藥易造成戒斷症候群或復發。

4. 躁症個案出現熱心公務，不斷要求擔任自治幹部與好提意見時，身為主護護理師的您，下列何種處理最適當？(A)嚴厲請求遵守規則　(B)堅定與溫和的表達立場　(C)忽視其好表現行為　(D)運用團體力量制裁　　　　　　　　　　　　　（100專高一）

5. 躁症病人在急性病房住院的第1天，此時的護理重點何者最恰當？(A)建立病識感　(B)團體治療　(C)建立服藥遵從性　(D)環境介紹　　　　　　　　　　　　　　　　　　（100專高二）

   解析 予以環境介紹，減輕不安。

解答：　　1.C　　2.D　　3.C　　4.B　　5.D

6. 林先生罹患躁症，此次第1次住院。有關護理師與林先生建立治療性人際關係之敘述，下列何者最正確？(A)多以肢體接觸如拍肩，增加安全感　(B)給予的承諾需要切實執行　(C)明確限制，增加人際間的界限　(D)被動觀察，以減少操縱行為　（100專高二）

解析 不宜肢體接觸，易讓躁症病人有受侵犯、受威脅的感覺。

7. 吳小姐經醫師診斷為雙相情緒障礙，住院期間多靜默獨處，不與他人互動。此時最重要的護理重點為何？(A)教導吳小姐與病友建立關係　(B)安排吳小姐參加社交技巧訓練團體　(C)了解吳小姐的感覺與想法　(D)建立吳小姐病識感，提升自省力

（100專高二）

8. 王小姐是一位小學老師，1個月前開始躺床睡不著，也不想起來，三天三夜不想吃、不想喝。體重減輕4公斤，原本喜歡的、有興趣的、覺得好玩的活動及聚會都不想參加。情緒低落，沒力氣做家事。入院治療後，診斷為憂鬱症。王小姐最可能被投與下列何種抗鬱藥物？(A)Haldol (haloperidol)　(B)Prozac (fluoxetine)　(C)Tegretol (carbamazepine)　(D)Valium (diazepam)　（100專高二）

解析 (A)Haldol是抗精神病藥物；(C)Tegretol是情緒穩定劑；(D)Valium是抗焦慮藥。

9. 林先生罹患躁症，住院期間不斷向病友傳教，已引發病友的抱怨與不悅。此時如何處置最合宜？(A)教導病友主見技巧　(B)轉移林先生注意力，適當引導宣洩其精力　(C)請病友學習人際包容　(D)利用同儕力量制衡　（100專普一）

解析 轉移注意力，以轉移思考主題，適當引導宣洩其精力、內在衝動。

解答：　　6.B　　7.C　　8.B　　9.B

10. 李小姐，20歲，為雙相情緒障礙症病人，話多、活動量大。住院2週後，李小姐顯得十分熱誠，也經常表示要幫主護護理師的忙，某日李小姐說：「護理師，我覺得你人很親切，對我們病人也都很好，不像其他護理師都好兇！明天是週末，你可不可以請醫師讓我請假外出一天？」請問下列何者最能解釋李小姐的行為？(A)要求的行為　(B)操縱的行為　(C)挑撥的行為　(D)有病識感的行為　　　　　　　　　　　　　　　　　（101專高一）

解析 躁症病人易出現操控行為。

11. 當患有憂鬱症的病人說：「我覺得活著沒有意義，死了算了。」下列何者最符合治療性溝通的陳述？(A)「不要亂講，這樣不是會讓你媽媽太擔心嗎？」　(B)「好好表現，不要想死的事，不然怎能出院呀！」　(C)「治療憂鬱症的新藥很多，你的病一定會好的。」　(D)「你聽起來像有壓力或心事，要不要多說一些？」

解析 將重點重述，以了解病人欲表達的意思，鼓勵病人陳述內心想法。　　　　　　　　　　　　　　　　　　　　　　（101專高一）

12. 躁症病人最常見的典型臨床症狀，為下列何項？(A)表情淡漠　(B)意念飛躍　(C)蠟樣屈曲　(D)被害妄想　　　　　　（101專高一）

解析 可能會出現意念飛躍、現實感喪失、誇大妄想等症狀。

13. 重度憂鬱症個案對於醫院伙食皆拒絕進食，不斷表示自己沒貢獻，不配吃東西。有關急性期之照護，下列何者正確？(A)插入鼻胃管補充營養　(B)接受病人的行為　(C)測量體重，建立現實感　(D)傾聽想法，陪伴其進食　　　　　　　　　　（101專普一）

解析 予以傾聽、關懷，盡量陪伴協助進食。

14. 護理師在照顧鬱症個案之介紹期，面對其低自尊、無望言詞，不斷表示：「自己是家人的負擔…自己活不了…。」下列哪項的溝通方式最適當？(A)面質非理性想法　(B)保證絕對不會死　(C)試探病人的想法　(D)同理感受　　　　　　　　　　　（101專普一）

解析 以同理感受個案想法，使其有被尊重且被接受的感受。

解答：　10.B　11.D　12.B　13.D　14.D

15. 對於躁症發作(manic episode)之症狀，下列何者最為正確？(A)感覺無助　(B)睡眠需求增加　(C)比平時多話或被迫一直說不停(pressured speech)　(D)思考停頓(thought blocking)　（101專高二）

解析 躁症發作時會出現話多、意念飛躍、精力旺盛、攻擊行為、誇大妄想、睡眠需求減少、注意力分散不集中等症狀。

16. 非理性信念與負面情緒產生之相關，是依據下列哪一理論？(A)認知理論　(B)行為學習理論　(C)精神分析理論　(D)社會互動理論　（101專高二）

17. 與重鬱症病人建立信任感是護理的重要目標之一，下列敘述中何者有助於此目標的達成？(A)整天陪伴病人　(B)每天主動安排多次的短暫時間陪病人　(C)尊重病人要求，再安排陪伴時間　(D)防止病人產生威脅，採遠處觀察　（101專高二）

情況：蔡同學就讀高中二年級，因出現情緒易怒、破壞物品、離家與日夜顛倒，雙親哄騙他就醫。經醫師診斷為雙相情緒障礙症。依此回答下列三題。

18. 雙親辦理住院手續後，接案護理師提供護理最適當？(A)澄清家屬錯誤認知與哄騙行為　(B)向家屬詳細說明住院病室公約　(C)矯正不當親子互動型態　(D)評估家屬之期待與擔心　（101專高二）

19. 承上題，蔡同學因不滿雙親哄騙住院，對雙親極不信任，雙親會客探訪，他出現咆哮怒斥情形。照顧他的護理師執行下列何種護理措施最適當？(A)暫先將雙方隔開，分別同理其感受　(B)限制雙親探訪，簽立同意書　(C)引導個案參與職能治療　(D)提供針劑治療，穩定其情緒　（101專高二）

20. 承上題，針對蔡同學對住院的反彈，何種護理措施最重要？(A)請醫師出面解釋住院目的　(B)建立治療性的人際關係　(C)安排家族治療，化解衝突　(D)提供保護室，紓緩其情緒　（101專高二）

解答： 15.C　16.A　17.B　18.D　19.A　20.B

情況： 蔡小弟，17歲，因躁症住急性病房，其行為挑釁，看電視常霸占遙控器，任意轉電視頻道，引起病友不悅，雙方發生肢體衝突。依此回答下列三題。

21. 身為照護的護理師，下列何種處置最適宜？(A)四肢約束，以加強學習適當行為的效果　(B)禁止病患到客廳看電視　(C)教導病患合適的互動技巧　(D)順從病患以利建立護病關係

(100專高二；101專普二)

22. 承上題，蔡小弟剛住院第2天，向護理師要求帶手機與電視遊樂器在交誼廳使用，下列何種處理方式正確？(A)請蔡小弟遵守交誼廳的生活公約　(B)滿足其需求，以免情緒失控　(C)請家屬勿將限制品帶入　(D)解釋限制原因，引導選擇其他活動

解析 向病人解釋限制原因，協助病人以可被接受的方式，發洩內在衝動。

(101專普二)

23. 承上題，蔡小弟住院第5週，情緒漸趨穩定，預定下週出院。此階段的護理重點何者最恰當？(A)建立治療性人際關係　(B)家庭評估　(C)疾病與藥物的衛教　(D)行為治療

(101專普二)

解析 給予疾病與藥物的衛教，減少復發的機會。

24. 有關憂鬱症的病因敘述，下列何者正確？(A)正腎上腺素(norepinephrine)過高　(B)可體松(cortisol)分泌受抑制　(C)血清素(serotonin)分泌過高　(D)遺傳與環境因素

(102專高二)

解析 憂鬱症病人會缺乏正腎上腺素及血清素，且血中可體松(cortisol)濃度高。

情況： 小美18歲，原本是個外向活潑的女生，最近一個月以來出現情緒低落、失眠、注意力不集中，表示活得很辛苦，不想去上學，成績明顯退步。依此回答下列二題。

25. 請問小美最可能罹患下列何種精神疾病？(A)恐慌症　(B)憂鬱症　(C)強迫症　(D)自閉症

(102專高二)

解析 憂鬱症的診斷標準為睡眠障礙、食慾減低、無法集中注意力或有自殺意念等。

解答：　21.C　22.D　23.C　24.D　25.B

26. 承上題，護理師評估小美之護理問題時，下列敘述何者正確？
(1)評估個案時須包括家庭之互動型態　(2)成長早期發展過程與現在問題無關　(3)需同時評估身體與生理之發展　(4)可邀請學校老師會談以了解在校情形。(A) (1)(2)(3)　(B) (1)(3)(4)　(C) (2)(3)(4)　(D) (1)(2)(4)　　　　　　　　　　　（102專高二）

解析 成長過程及父母性格與現在問題皆有相關性。

情況：小晴罹患精神疾病多年，目前住在家中，總覺得自己是家人的恥辱，鄰居也常會對自己指指點點。依此回答下列三題。

27. 以小晴為例，下列何者最能呈現社會對精神病患的觀點？(A)此現象為疾病標籤，經常會使病患提早就醫　(B)家屬常覺得是祖先前世作孽，故與自己或病患無關　(C)民眾對於精神病患並未有偏差看法　(D)家屬因此求神問卜不就醫　　　（102專高二）

28. 承上題，小晴覺得自己再也無法承受別人的眼光，想要結束生命。護理師的回應，下列何者最合宜？(A)「我覺得你不需要這樣想！」　(B)「我相信你一定會復原的。」　(C)「說說看，這當中最讓你感到痛苦的經驗是什麼？」　(D)「選擇結束生命，是很懦弱的表現。」　　　　　　　　　　　（102專高二）

29. 承上題，小晴在護理師的鼓舞下，決定參加精神病患病友團體。有關病友團體的主要功能，下列何者最正確？(A)發揮同舟共濟、相互支持的精神　(B)匯集力量向媒體宣言　(C)避免病患被其他病友排擠　(D)相較於專業人員，精神病患病友團體較不易提供病患或家屬實質的幫助　　　　　　　　　（102專高二）

情況：陳小姐，因割腕自殺而入院。近一個月前開始出現嚴重失眠問題，經常無法入睡，有時睡到半夜3~4點醒來，食慾不佳，同時出現莫名哭泣，對許多事失去興趣，注意力不集中，由父母帶到精神科門診就醫。個案兩年前曾因不吃不喝第一次入院治療，此次因被公司開除而想不開，開始有自殺念頭。

30. 陳小姐的診斷最可能為：(A)體化症(somatization disorder) (B)恐慌症(panic disorder) (C)焦慮症(anxiety disorder) (D)憂鬱症(major depression) （102專高一）

解析 憂鬱症症狀為：低落的情緒、嗜好和樂趣明顯降低、食慾減低、嗜睡或失眠、失去活力、自殺的意念等。

31. 承上題，陳小姐自殺企圖增強，必須採取保護約束之措施，下列約束處置之敘述何者較恰當？(A)立即給予保護約束，再請醫師開立醫囑 (B)解釋約束理由，並至少每15分鐘探視病人一次 (C)每4小時評估病人是否可以解除保護約束 (D)為預防自殺行為的再發生，宜持續保護約束 （102專高一）

解析 (A)除緊急狀況下，約束須有醫囑才能執行；(B)每間隔15分鐘探視病人；(C)(D)照護小組至少需每8小時需評估一次患者是否可以解除保護約束，至少每24小時再次評估患者是否需要繼續約束。

32. 承上題，護理師與陳小姐進行治療性會談，陳小姐一直保持沈默，此時護理師最合宜的處理是：(A)立即結束會談 (B)陪伴並觀察其反應 (C)繼續引發其他話題 (D)提出具體建議

解析 運用陪伴技巧可提供個案安全感，並使其了解不論是否發言都是接受的。 （102專高一）

33. 臨床上精神病人自殺，以哪種精神疾病最多？(A)憂鬱症 (B)強迫症 (C)思覺失調症 (D)酒癮、藥癮 （102專高一）

解析 憂鬱症病人思考悲觀消極，且常自責、充滿罪惡感，故容易有自殺傾向。

解答： 30.D 31.B 32.B 33.A

34. 下列關於服用鋰鹽(lithium)的注意事項，何者正確？(1)初次服用鋰鹽12小時後需抽血檢驗鋰鹽濃度　(2)病情穩定後每隔半年抽血檢驗鋰鹽濃度1次　(3)使用鋰鹽之前需檢驗病人的腎臟功能　(4)鋰鹽濃度>2.0　mEq/L出現中毒症狀時需立刻停藥。 (A) (1)(2)(3)　(B) (1)(3)(4)　(C) (2)(3)(4)　(D) (1)(2)(4)　（103專高一）

35. 蔡小姐面臨更年期憂鬱，她到門診就醫，目前已服用百憂解(prozac)憂鬱症藥物1週，卻自覺狀況未改善。她向護理師詢問，下列何種回應最正確？(A)「若無效，需要換另一種藥物。」　(B)「您需要轉介心理諮商。」　(C)「您是不是沒有按時吃藥？」(D)「此藥物改善症狀一般至少需要2週。」　（103專高一）

36. 照顧一位重度憂鬱症個案，護理師最優先採取的護理處置為何？(A)護理師主動陪伴　(B)安排參加團體活動　(C)安排適宜的娛樂活動　(D)鼓勵情感的表達　（103專高一）
　解析 應採友善、接納的態度。

37. 鄭女士，85歲，近一個月終日以淚洗面，不吃不喝，並向家人表示不想活在世間，家人因不知如何照顧而於日前送精神科接受住院治療。此時，護理師宜優先進行的護理處置是：(A)協助個案進食　(B)安排家屬與個案討論未來生活安置　(C)進行回憶治療以安慰個案的心情　(D)協助個案參與人際關係互助團體
　解析 應以維持病人基本的生理需求為優先。　（103專高一）

38. 陳小姐，為憂鬱症患者，表示自己是個失敗者，沒有扮演好女朋友的角色，才讓男友受不了分手，也沒有扮演好女兒的角色才讓父母離婚，這些都是自己造成的，依據貝克的理論，陳小姐的思維模式屬於下列哪一種？(A)兩極化想法(polarized thinking)　(B)選擇性注意(selective abstraction)　(C)獨斷的推斷(arbitrary inference)　(D)過度個人化(personalization)　（103專高二）

解答：　34.B　35.D　36.A　37.A　38.D

39. 當護理師上班時發現，躁症患者黃先生將家屬帶的大量食物與五本書本贈與病友時，下列何種處置最適當？(A)衡量物件的金額多寡，再決定是否限制　(B)尊重其自主性，同意其善意的行為 (C)沒收分送的用物，限制家屬帶用物　(D)堅定表達護理師之考量，代為保管 （103專高二）

  解析〉當病患出現亢奮，分送物品給病友時護理師應適當保管物品並控制用量。

40. 鈉離子滯留於神經細胞內的濃度較一般人高出200%與下列何種疾患最有相關？(A)焦慮症　(B)雙相情緒障礙症　(C)解離症 (D)身體症狀相關障礙症 （104專高一）

41. 張先生，68歲，近年因意外連續喪失二子後出現情緒低落，有自殺意念、拒食等症狀，經送醫後診斷為重鬱症，入院第1週，下列哪一項護理措施最適宜？(A)安排張先生協助照顧自我功能較差的病人　(B)鼓勵張先生參加團體治療活動以增加自信心　(C)鼓勵張先生參與職能治療活動，並規劃出院的工作　(D)定時探視陪伴張先生 （104專高一）

42. 下列針對低落性情感疾患(dysthymic disorder)之診斷描述，何者正確？(A)此疾患發作於25歲以前可註明是早期發作　(B)兩年內合併有重鬱症發作　(C)心情低落的日子較正常為多，且時間超過兩年　(D)主要是藥物導致心情低落 （104專高一）

43. 吳小姐，憂鬱症，住院1星期來總是覺得疲倦、胃口差，多躺床，1年前曾有自殺紀錄，下列最合宜的護理措施為何？(A)鼓勵獨處以獲得適當的休息　(B)鼓勵參與病房動態且競爭性活動，以紓解內心焦慮　(C)鼓勵維持規律的生活作息　(D)24小時隨時監視其言行以預防自殺 （104專高一）

解答： 39.D　40.B　41.D　42.C　43.C

44. 葛小姐，正處於憂鬱期，經常掉眼淚的對護理師說自己很渺小，做錯很多事，對不起家人，整日臥床不肯參加活動，下列護理措施何者最適合？(A)傾聽她的感受　(B)給予口頭肯定她絕對是個有價值的人　(C)以半強迫方式鼓勵她加入團體活動　(D)採用面質法引導她正向思考　　　　　　　　　　　　　（104專高一）

45. 臨床上Valproate(Depakine)藥物常用於雙相情緒障礙症，有關Valproate之主要藥理作用機轉，下列何者正確？(A)選擇性抑制正腎上腺素及多巴胺再吸收　(B)抑制興奮性GABA，並增加抑制性GABA之活性　(C)作用於GABA接受器，並抑制神經細胞的傳導　(D)阻斷鈉離子通道接受器，並抑制神經傳導物質
　　　　　　　　　　　　　　　　　　　　　　　　　　　（104專高一）

46. 游先生今天預抽鋰鹽(Lithium carbonate)濃度，他詢問大夜班護理師，因為吃鋰鹽會有噁心、嘔吐副作用，所以想和早餐一起吃以減少噁心感，護理師回應下列何者為佳？(A)答應游先生的要求，給予鋰鹽提早吃　(B)「鋰鹽不能提早吃，只能早上9點吃」　(C)「因為要抽血檢查血中濃度，要等抽完血才可以吃鋰鹽」　(D)「你去跟醫師說，請醫師把鋰鹽時間提早」　　（104專高一）

47. 有關生物性憂鬱症患者，下列敘述何者正確？(A)其體內常可見皮質醇(cortisol)分泌不足　(B)其接受迪皮質醇抑制試驗(DST)後，血或尿液中皮質醇(cortisol)濃度不受抑制　(C)其體內常有可體松(cortisone)濃度不足的現象　(D)迪皮質醇抑制試驗(DST)一般是給與注射高劑量的天然迪皮質醇藥物　　　　（104專高二）

解析 (A)(C)其體內常有可體松(cortisone)濃度過高的現象；(D)迪皮質醇抑制試驗(DST)一般是給予人工合成迪皮質醇藥物。

解答：　　44.A　　45.B　　46.C　　47.B

48. 楊小姐罹患雙相情緒障礙症，在病房中表現很慷慨，會把購買的日常生活用品，分送給病友、家屬，覺得不夠又想登記購物，下列何種護理措施最合宜？(A)沒收楊小姐物品，禁止她日後登記購物　(B)將楊小姐需要使用的物品寫上名字，其他的代為保管　(C)將楊小姐帶入保護室隔離，以免再送他人物品　(D)將拿楊小姐物品的病人限制訪客　　　　　　　　　　（104專高二）

49. 尹小姐，21歲，專科畢業。近一個月來，活動量增加、失眠、話多、易與人吵架，經精神科門診醫生診斷為雙相情緒障礙症，建議住院治療。何者為較恰當的護理措施？(A)給予Haldol滴劑服藥，以防病人攻擊行為　(B)儘可能接納病人的行為，不予爭辯　(C)了解病人使用「轉移的心理防衛機轉」，需預防攻擊行為　(D)以溫和的態度協助病人改善易怒衝動的溝通方式　（104專高二）

50. 吳女士自酒癮治療中心轉院治療，診斷為雙相情緒障礙症，服用鋰鹽，吳女士向護理師抱怨自己常喝水，但仍感覺口乾現象，評估個案每日飲用水及湯約2,500 c.c.外，還會吃些水果，請問，吳女士口乾可能原因是？(A)飲水量不足　(B)酒精戒斷症狀　(C)服用鋰鹽的副作用　(D)過於注意自己的症狀　　　（104專高二）

51. 吳先生是雙相情緒障礙症病人，具操縱行為，護理師在面對此病人時，下列之護理措施何者最為適切？(A)應以權威式的堅定態度面對病人，以免被病人操縱　(B)醫療團隊的態度和原則應一致　(C)應以同理病人的心情給予寬容　(D)為避免病人尷尬，應儘量私下協助病人　　　　　　　　　　　　　（104專高二）

52. 使用DST (dexamethasone suppression test)的測試發現憂鬱症病人體內何種激素分泌過度？(A)腎皮質激素　(B)甲狀腺素　(C)生長激素　(D)泌乳激素　　　　　　　　　　　　　　（105專高一）

解答：　48.B　49.D　50.C　51.B　52.A

53. 對於雙相情緒障礙症病因學的敘述，下列何者錯誤？(A)在精神疾病中，具有較高的遺傳性　(B)兒茶酚胺(catecholamine)的化學物質過度分泌或被活化導致躁症發作　(C)病人體內鈉鹽滯留高於正常人　(D)與腦內啡(endorphin)的濃度異常有高相關性
解析) (D)與腎上腺素與血清素的濃度異常有高相關性。　（105專高一）

54. 朱小姐，診斷憂鬱症，從他院出院2週，今早家屬打電話到本院表示，朱小姐出院後症狀並未好轉，預計明天轉到本院接受治療，並詢問他院開的藥物是否要先停止服用，下列護理師的回答何者較適當？(A)建議先停止藥物以降低血中藥物濃度　(B)明天來院時，建議把藥物帶來　(C)症狀未改善，建議可以酌量增加劑量　(D)建議晚上11點後禁食，以利明天可能施行電氣痙攣治療(ECT)　（105專高一）

55. 雙相情緒障礙症病人所常用之防衛機轉的敘述，下列何者最不適切？(A)不敢向外宣洩失落所產生的不滿，轉而內射(introjection)向自己　(B)以否認(denial)的方式來否定原有的挫折和焦慮　(C)以反向作用(reaction formation)來隱藏內在的痛苦，表現出相反的情緒　(D)以合理化(rationalization)來面對自己所遭遇之困難
解析) (D)以負向思考來面對自己所遭遇之困難。　（105專高一）

56. 生活討論會進行時，一名雙相情緒障礙症病人不斷在團體中表達對住院與病室規則的不滿。護理師身為團體的治療者，則下列何者適宜？(A)重申與詳細解說病室的規定　(B)提供自由的環境，讓病人暢所欲言　(C)接納並邀請團體成員表達經驗　(D)明確指出其干擾，促進行為自控　（105專高一）

57. 護理師在為第一次出院的躁症病人進行出院衛教，強調規則服藥的重要性，病人詢問何時可停藥，護理師回應下列何者為佳？(A)「這沒有標準答案」　(B)「配合醫囑規則服藥，不要自己減藥或停藥」　(C)「解釋藥物是醫師的職責」　(D)「你應該要吃藥一輩子」　（105專高二）

解答：　53.D　54.B　55.D　56.C　57.B

58. 雙相情緒障礙症精神病人處於躁期，最不可能出現下列哪個症狀？(A)睡眠需求減少　(B)對事情有想法，並能計劃完成　(C)無法克制的說個不停　(D)膨脹的自尊心　　　　　　（105專高二）

59. 蔡同學大學休學後從事過幼兒園教師、賣場收銀員等工作，卻都因為出現心不在焉，無法勝任工作而受老闆責罵，工作時間都不長，近日又出現以美工刀割手臂的情形，故至精神科門診求診，診斷為鬱症，下列敘述何者適宜？(A)依據精神分析理論，蔡同學的行為是採用投射的方式將內心的憂傷及衝突朝自我發洩　(B)依據行為理論，蔡同學的憂鬱屬於一種學習而來的無望感　(C)依據單胺基假說，蔡同學的症狀是因為單胺氧化酶過高所造成　(D)依據遺傳因素，蔡同學一定合併有其他精神疾病　　（105專高二）

60. 承上題，護理師藉由上述關係來促進治療主要是依據下列何種理論模式？(A)伯恩(Berne)的溝通模式　(B)卡普蘭(Caplan)的社會模式　(C)沙利文(Sullivan)的人際關係模式　(D)佛洛依德(Freud)的心理分析模式　　　　　　　　　　　　　　　　（105專高二）

情況：丁小姐20歲，罹患雙相情緒障礙症，未婚。請依上文回答下列四題：

61. 入院後，丁小姐顯得注意力分散、忙碌、話多、活動量大、進食量少，護理師最優先考慮的護理目標為何？(A)協助獲得足夠的營養與休息　(B)安排激烈的活動以發洩精力　(C)增強病人處理壓力的能力　(D)約束病人以防傷害自己或他人　（106專高一）

解析 躁症病人活動量大，應注意其營養及活動狀態，以免營養不良等情形發生。

62. 在病房中，丁小姐常進出男病人之病房，甚至躺在男病人床上，會對新進之實習醫師說：「我做你女朋友好不好？」對於丁小姐上述行為護理師最合宜的反應為：(A)轉移丁小姐的注意力或提醒其要尊重別人　(B)限制丁小姐不當行為或在病室內活動　(C)無需處置，因其為丁小姐疾病症狀之一　(D)勸丁小姐說話前，應經過大腦，以免貽笑他人　　　　　　　　　　（106專高一）

解答：　　58.B　　59.B　　60.D　　61.A　　62.A

63. 丁小姐使用鋰鹽治療，血中鋰鹽濃度已達到1.2 mEq/L，護理師應優先採取下列何項措施？(A)已達中毒的濃度，應立即暫停給藥　(B)持續服用，但應密切監測血中鋰鹽濃度是否上升　(C)通知醫師，立即減藥，以防中毒　(D)立即停藥，並補充體液，觀察是否出現中毒症狀　　　　　　　　　　　　　(106專高一)

64. 丁小姐服用鋰鹽治療，護理師應注意哪些鋰鹽中毒時常見的症狀？(1)意識障礙　(2)腹瀉　(3)肢體僵硬　(4)眼球震顫。(A)(1)(2)(3)　(B)(2)(3)(4)　(C)(1)(2)(4)　(D)(1)(3)(4)　(106專高一)

解析 急性發作時，鋰鹽治療濃度應維持在1.0~1.4 mEq/L，症狀改善後，應在0.6~1.0 mEq/L，超過1.5 mEq/L可能產生中毒現象。

情況： 林女士40歲，因先生外遇，最近1個月以來出現心情低落，常哭泣，睡不著，吃不下，1個月內體重減少5公斤，每天無精打采，對所有事情提不起勁，不想動整天躺床，覺得人生無趣，活著沒意思。請依上文回答下列三題：

65. 林女士的診斷最可能為：(A)焦慮症(anxiety disorder)　(B)適應障礙症(adjustment disorder)　(C)鬱症(major depressive disorder)　(D)身體症狀障礙(somatic symptom disorder)　　　　　(106專高一)

66. 針對林女士的護理措施，下列何者為最優先考量？(A)協助安排家庭治療　(B)協助進食高熱量食物　(C)安排簡單活動　(D)評估自殺危險程度　　　　　　　　　　　　　　　　(106專高一)

解析 精神病人中以憂鬱症自殺率最高，故持續評估自殺為優先考量。

67. 下列何者是改善林女士症狀的主要治療藥物？(A) Risperidone (Risperdal)　(B) Seroquel (quetiapine fumarate)　(C) Fluoxetine (Prozac)　(D) Lithium carbonate (Camcolit)　　　(106專高一)

解析 (A)(B)為第二代抗精神病藥物；(D)用於治療躁症。

68. 有關躁症發作(manic episode)的臨床特徵，下列何者正確？(1)活動量增加　(2)意念飛躍　(3)體重增加　(4)注意力分散。(A)(1)(2)(3)　(B)(2)(3)(4)　(C)(1)(3)(4)　(D)(1)(2)(4)　(106專高一)

解答：　63.B　64.A　65.C　66.D　67.C　68.D

解析 躁症病人常因精神活動增加，無暇用餐或用餐不專心而造成營養不良、脫水、體重減輕。

69. 王先生診斷雙相情緒障礙症，30歲。住院後，不斷的投書給醫院的院長，對病房設施提出多項建議，護理師的處置何者最適宜？(A)了解王先生的症狀行為，予以適當的討論 (B)向院長解釋王先生的目前疾病狀況 (C)尊重王先生的權利，協助其達成所提出建議 (D)肯定及鼓勵王先生對病房的關心行為 （106專高二）

70. 承上題，王先生易受環境刺激，變得更加躁動不安，下列措施何者最適宜？(A)安排王先生簡單、安靜的空間 (B)為避免被干擾與干擾他人，請王先生在保護室內 (C)鼓勵王先生戴耳機阻隔外界聲音的刺激 (D)鼓勵王先生參與團體心理治療 （106專高二）

71. 中風臥床多年的周爺爺，兩週前在睡眠中與世長辭，周奶奶正處於悲傷急性期的情境中，在這個階段，照護喪偶的周奶奶，下列哪一事項並不急於在此時進行？(A)鼓勵周奶奶表達其感覺與想法，並給予情緒上之支持 (B)鼓勵周奶奶積極參與自我成長的活動 (C)評估周奶奶是否出現自我傷害的意念或行為 (D)協助周奶奶維持正常的飲食與生活作息 （106專高二）

72. 金小姐45歲，為雙相情緒障礙症病人，最近常買東西送人，有一次花了3萬元買了30條手環，四處送人手環，也要贈送手環給實習護生，護理師應該如何處理，下列何者正確？ (A)轉知學校實習老師處理 (B)代為婉拒，說明學校規定不能接受病人的物品 (C)與病人共同討論贈送物品的適度性 (D)教導病人不要四處贈送物品 （106專高二補）

73. 下列有關青少年憂鬱症之敘述，何者正確？(1)青少年憂鬱症屬於一種外向性障礙(externalizing disorders) (2)青少年憂鬱症症狀範圍包括認知、情緒、行為及生理層面 (3)研究發現女性盛行率高於男性 (4)嚴重之合併症之一為自殺。(A) (1)(2)(3) (B) (2)(3)(4) (C) (1)(3)(4) (D) (1)(2)(4) （106專高二補）

解析 青少年憂鬱症是內向性障礙，主要與過度自我控制行為有關。

解答： 69.A 70.A 71.B 72.C 73.B

74. 謝太太因為情緒高昂，被先生帶來醫院求診。言談誇大、意念飛躍、好管閒事，今日護生與其會談中，謝太太強烈質疑護生的衛教內容，雙方出現好辯爭論。照護此病人的主護護理師，下列何種處理適宜？(A)順其自然，採取中立立場　(B)擬定行為約定，規範個案合宜的互動　(C)制止不當言行，降低個案自大心態　(D)了解雙方的想法，適時引導與澄清　　　　　　（107專高一）

75. 許先生最近出現情緒高昂、易怒、誇大想法、多話、注意力分散、睡眠時數少，請問這些症狀需持續多久才能診斷為躁症發作？(A)一週　(B)二週　(C)三週　(D)四週　　　　（107專高一）

76. 憂鬱症病人最容易發生自殺的期間為何？(A)病情極重度時　(B)病情重度時　(C)病情中度時　(D)病情恢復時　　　（107專高一）
解析〉自殺危險性會隨著症狀好轉而提高。

77. 李同學，18歲，罹患憂鬱症，向護理師表示：「每次交女朋友時，雖然感情很穩定，但每次面對親密關係時，總是很害怕會被拋棄，所以自己就覺得情緒很黑暗。」根據上述，李同學的情緒問題和何者最有關？(A)性荷爾蒙增加　(B)缺乏抽象的思考能力　(C)自我道德的發展　(D)不安全的依附關係　　　　（107專高一）

78. 有關情緒障礙症的相關敘述，下列何者最適當？(A)更年期後的鬱症，睡眠困擾表現較常是早醒，但不會有入睡困難或中斷睡眠的症狀　(B)若有多次未達躁症程度的輕躁發作，加上憂鬱症狀，則稱之為第二型雙相情緒障礙症(bipolar II disorder)　(C)自尊膨脹誇大、睡眠需求減少、心情易怒，此三症狀出現需持續達六個月，就滿足躁症發作的診斷準則　(D)病人有意念飛躍(flight of idea)時，思考快速且具規劃執行力，不但不損害功能，且能展現令人佩服的執行力與領導力　　　　　　　　　　（107專高二）

79. 季節性鬱症發作病人，經常在特定季節感到情緒低落，此類病人較常在何季節發作？(1)春季　(2)夏季　(3)秋季　(4)冬季。(A)(1)(2)　(B)(3)(4)　(C)(1)(3)　(D)(1)(4)　　　　（107專高二）

解答：　　74.D　　75.A　　76.D　　77.D　　78.B　　79.B

80. 劉小姐，28歲，因情緒高昂、整日不停的忙碌、意念飛躍、自認具有超能力要別人一切聽她指揮，導致家人與同事的困擾，而三度入院治療，診斷為雙相情緒障礙症(bipolar disorder)，劉小姐最可能的護理問題為何？(1)社交互動障礙 (2)自殺企圖 (3)睡眠型態紊亂 (4)思考過程改變。 (A) (1)(2)(3) (B) (1)(3)(4) (C) (2)(3)(4) (D) (1)(2)(4) （107專高二）

解析 (2)劉小姐目前為躁症期，自殺企圖為鬱症的症狀。

81. 林先生，正處於躁症急性期，最近因忙碌進食量減少，目前服用鋰鹽(lithium carbonate)，出現腹瀉、手抖、噁心嘔吐等現象，下列何者為最優先的處置？(A)協助進食流質飲食 (B)記錄每日體重的變化 (C)與醫療團隊討論測量病患血中鋰鹽濃度 (D)觀察飲食進食狀況 （107專高二）

解析 腹瀉、手抖、噁心嘔吐等為鋰鹽中毒之症狀，應先檢查病患血中鋰鹽濃度。

82. 蔡先生，26歲，為雙相情緒障礙症病人，要求外出吸菸，不被接受時出現攻擊性行為，護理師之處置下列何者不適當？(A)立即與病人討論其攻擊行為 (B)鼓勵病人用言語表達其憤怒 (C)以堅定口氣指示其適當行為 (D)若病人無法控制其衝動，可帶入保護室 （107專高二）

解析 (A)應轉移病人注意力，引導宣洩其內在衝動。

83. 劉先生因患憂鬱症，住院期間不言不語，不吃不喝，護理師與其會談時，劉先生都閉口不說話，下列最合適的護理措施為何？(A)鼓勵劉先生下床參與病房作息 (B)短暫而多次的陪伴劉先生 (C)安排住多人的病房以增加外界刺激 (D)多探詢病人的心情與感受 （108專高一）

解析 (B)必要時可運用沉默，以給予病人安全感，避免有緊湊、急迫的感覺。

解答： 80.B 81.C 82.A 83.B

84. 承上題，護理師對劉先生的溝通內容，下列何者最適宜？(A)你有很多值得活下去的理由，願不願意跟我分享有哪些理由呢 (B)我在這裡陪你，你隨時都可以決定願不願意跟我分享 (C)人生其實有很多無奈，希望你早日想通 (D)我希望你可以接受我的建議 （108專高一）

85. 朱小姐，憂鬱症，會談時頻頻責備自己不是一個稱職的母親，說：「我的小孩一定覺得我很糟，會看不起我這個母親。」，請問當朱小姐向護理師做此反應時，護理師運用認知治療回應朱小姐，下列何者較適宜？(A)世界上的媽媽都是好媽媽 (B)有什麼情況，讓你有這種想法 (C)想這些都沒用，應該想想要怎樣彌補他們 (D)你真那麼糟嗎 （108專高一）

解析 (B)開放性問句能刺激個案思考本身的問題，使其表達內心真正的感受。

86. 張同學情緒低落，母親偷看她的日記發現有輕生的念頭，送醫院接受治療，住院期間，對於他人的接近感到厭煩，對於病房活動參與不積極，常待在房間，不願到大廳活動，下列哪一項短期目標較適當？(A)可以與護理師討論改善人際關係的方法 (B)可以分析自己人際關係的優缺點 (C)能主動與同室病友打招呼 (D)在護理師陪伴下願意到大廳走動 （108專高一）

解析 身體運動能增加病人的成就感及自信心，護理師可適當協助病人活動。

解答： 84.B 85.B 86.D

87. 魏小姐，32歲，診斷憂鬱症，第2次入院，今早護理師與家屬會談時，家屬無奈表示，對於魏小姐的病很不能諒解，認為她是不願承受壓力，逃避壓力才會裝病，整天無病呻吟，全家人為了照顧她，都搞得生活大亂，護理師對於家屬的抱怨，下列何種回應較適當？(A)她的病需要被照顧，等她病好了，你們家就會恢復正常了　(B)了解做為家屬的負擔，但也需要持續她的治療　(C)這次醫師已經幫她改藥了，病情應該可以控制住　(D)這是憂鬱症的症狀，不要給她壓力，症狀很快就緩解了　　　（108專高一）

88. 游先生，雙相情緒障礙症病人，在病房看到一位思覺失調症病人因手抖而掉藥物到地上，游先生認為這是病友的拒藥行為，大聲要求護理師處理此病友的拒藥行為。針對此情況，護理師最適宜的處理為下列何者？(A)鼓勵游先生說出其過去拒藥的經驗　(B)先了解掉藥病人的狀況，並將游先生帶開轉移其注意力　(C)告訴游先生，這不關他的事　(D)以平靜的口吻告訴游先生藥物再補給就好了　　　（108專高一）

89. 有關鬱症的敘述，下列何者最適切？(A)男性鬱症盛行率高於女性　(B)病人血清素濃度比平常人要低　(C)病人最常使用轉移的防衛機轉　(D)主因與多巴胺(dopamine)濃度高有關　（108專高二）
解析 (A)女＞男；(C)最常用內射；(D)與血清素濃度過低有關。

90. 王先生，國立大學法律系畢業，住院第三天，診斷為雙相情緒障礙症，正處於躁期，擔心自己吃藥 後可能產生副作用，要求借閱藥品手冊以了解自己所服藥物的合理劑量，護理師查閱病歷，確認病人的藥物劑量在合理的成人劑量範圍，護理師的回應下列何者最適合？(A)借給病人藥品手冊，但是撕掉病人所服藥物所在頁數　(B)評估王先生對服藥的反應及想法，並說明藥物的主要作用　(C)告訴王先生應該相信醫師，這是合宜的的劑量　(D)告訴王先生藥品手冊只能工作人員使用　　　（108專高二）

解答： 　87.B 　88.B 　89.B 　90.B

91. 林小姐，診斷為鬱症，入院後多躺床，進食量少，入院第一週，體重已由60公斤降至58公斤，下列護理措施何者最適宜？(A)應採用低鈉飲食，以免造成鈉離子滯留過多　(B)安排數位病友陪伴個案進餐，以增加食慾　(C)選擇高熱量的均衡飲食　(D)使用調味料以促進食慾　　　　　　　　　　　　　（108專高二）

　　解析 嚴重病人通常有拒食現象，病人的飲食應選擇高熱量、高蛋白及高維生素，且好消化、易吸收，並採少量多餐的方式給予。

92. 王先生為躁症病人，情緒高昂、易怒，容易受病友影響而生氣，下列對於王先生活動的安排，何者較適切？(A)安排參加團體競賽活動，協助消耗體力　(B)幫忙蓋檢驗單上的病房章　(C)與病友一起主持卡拉OK比賽　(D)協助護理師一起布置活動場地

　　　　　　　　　　　　　　　　　　　　　　　　（108專高二）

　　解析 應選擇比較消耗體力、無競爭、無破壞的活動，故選(D)。

93. 照護雙相情緒障礙症病人，因病人情緒高昂與挑釁，護理師出現生氣厭煩情緒，此時護理師該如何處理自己的情感反轉移？(A)情感反轉移是不好的現象，要壓抑　(B)與病人討論生氣情緒　(C)檢視自己的感覺與想法　(D)時間會消退情感反轉移，不必理會　　　　　　　　　　　　　　　　　　　　　　（108專高二）

94. 有關鬱症病人之急性期照護的敘述，下列何者最適當？(A)鼓勵發掘自己長處　(B)安排認知行為治療　(C)建立疾病的病識感　(D)安全性評估與支持　　　　　　　　　　　　　（108專高二）

95. 下列何者是貝克(Beck)提出憂鬱的認知觀點？(1)兩極化想法(polarized thinking) (2)獨斷推論 (arbitrary inference) (3)過度類化(over generalization) (4)自閉思考(autistic thinking)。(A) (1)(2)(3) (B) (2)(3)(4)　(C) (1)(3)(4)　(D) (1)(2)(4)　　　（108專高二）

　　解析 貝克指出情緒障礙的個人常有負向期待、過分類化、兩極化想法等邏輯錯誤的傾向。

解答：　　91.C　　92.D　　93.C　　94.D　　95.A

96. 躁症病人於住院期間，極易受到他人的影響，下列活動安排何者最適宜？(A)為減少刺激，將病人先予隔離在保護室為宜 (B)提供安眠藥讓病人休息，以免耗盡體力 (C)安排參與籃球比賽的活動，以消耗體力 (D)安排短時間可看到成果的活動，再依病人的專注力予以調整 （109專高一）

解析 (A)應藉由提供安全、簡化的環境緩和個案的情緒，而非保護室；(B)應安排合適的娛樂活動，引導或協助病人將過盛的精力以可被接受的方式發洩出來；(C)應選擇比較消耗體力、無競爭、無破壞的活動。

97. 對於急性期發作的躁症病人，首要的護理措施為何？(A)確認病人得到充分的營養與休息 (B)規定病人要按照病房規定的作息活動 (C)建立病人的正向自我概念與信心 (D)禁止與其他病友互動以免加重病情 （109專高一）

98. 躁症發作(manic episode)的診斷準則，下列何者正確？(A)對所有活動興趣減少 (B)睡眠需求增加 (C)目標導向的活動增加 (D)注意力集中 （109專高一）

99. 40歲的張小姐患有憂鬱症，某日向護理師抱怨：「吃藥讓我覺得非常不舒服，可否請你告訴醫生？」下列何項護理師的回答較為合適？(A)妳應該樂觀一點，很快就會好起來的！ (B)醫生是為了妳好，妳不要拒絕吃藥！ (C)下次看診時直接跟醫生說就可以了！ (D)請再仔細描述是怎麼樣的不舒服？ （109專高二）

解析 護理師在協助病人時，態度需表現主動、支持、真誠與和善，並且不厭其煩的給予幫助，使病人體會到自己是被接受的。

100. 對憂鬱症的敘述，下列何者正確？(A)憂鬱症狀經過治療好轉，就不必再吃藥 (B)女性憂鬱症比例高過於男性 (C)憂鬱症個案的人格結構本我較強，超我較弱 (D)個案常將自己的憤怒及敵意外射，進而產生罪惡及自責 （109專高二）

解析 (A)太早停藥會使病情無法好轉，使之慢性化；(D)病人將內心憂傷或憤怒等情感內射為自我譴責。

解答： 96.D 97.A 98.C 99.D 100.B

情況：丁小姐28歲，40公斤。第一次住急性病房，診斷為雙相情緒障礙症。目前剛住院第3天，喜濃妝、著清涼亮麗服飾、三餐進食不定，行為忙碌，逢人展現自己的創作圖畫。請依此回答下列三題。

101. 身為主護護理師，此階段照護何者最重要？(A)限制活動地點，以減少與病友互動　(B)安排書法活動，協助穩定情緒　(C)監測進食質量，提供高熱量食物　(D)解說住院目的，以建立病識感

　　解析　躁症病人活動量高、精力旺盛，常無法靜坐用餐，故須注意其營養攝取。　　　　　　　　　　　　　　　　　　　（109專高二）

102. 丁小姐出現濃妝、著清涼亮麗服飾，主動進入異性的房間，找異性聊天，下列何項措施最適宜？(A)帶入保護室隔離，減少干擾行為　(B)限用物品，收回化妝品與衣物　(C)了解行為原因，引導轉移注意力　(D)四肢約束1小時，提醒不當行為

　　　　　　　　　　　　　　　　　　　　　　　　（109專高二）

103. 丁小姐害怕服鋰鹽，擔心青春痘與發胖的副作用，下列何種護理處置最為適切？(A)保證絕無藥物副作用　(B)請醫師更改處方　(C)將藥物磨粉放入飲料中　(D)先同理與傾聽其感受　（109專高二）

104. 楊女士25歲，半個月以來情緒高昂，不斷參加社交活動，一直找人講話，但話題常跳躍，若別人聽不懂，就生氣罵人，晚上不睡覺，半夜外出，家人擔心安危，故入院治療。下列何者最可能為楊女士的症狀？(A)躁症發作(manic episode)　(B)焦慮症(anxiety disorder)　(C)失智症(dementia)　(D)創傷後壓力症

　　　　　　　　　　　　　　　　　　　　　　　　（109專高二）

105. 承上題，楊女士有活動過多情形，安排下列何項活動較適合？(1)寫書法　(2)繪畫　(3)下棋　(4)剪紙。(A) (1)(2)(3)　(B) (2)(3)(4)　(C) (1)(3)(4)　(D) (1)(2)(4)　　　　　　（109專高二）

　　解析　選擇比較消耗體力、無競爭、無破壞的活動，避免過度精細的工作，可鼓勵參與文藝工作，剪紙手拿剪刀可能造成危險。

解答：　101.C　102.C　103.D　104.A　105.A

106. 在生物化學研究中，憂鬱症病人最可能缺乏哪些神經傳導物質？(A)多巴胺(dopamine)和甲狀腺素(thyroxine) (B) γ-胺基丁酸(γ-aminobutyric acid, GABA)和乙醯膽鹼(acetylcholine) (C)皮質醇(cortisol)和腎上腺素(epinephrine) (D)血清素(serotonin)和正腎上腺素(norepinephrine) （110專高一）

107. 對憂鬱症的病人進行「人際關係心理治療」，下列敘述何者較適當？(A)進行人際關係心理治療時，不需合併藥物治療 (B)認為憂鬱症病人常見的問題是角色轉換困難、人際糾紛 (C)人際關係心理治療者主要對憂鬱症病人進行錯誤認知的分析 (D)治療過程中著重分析憂鬱症病人早期的生活事件 （110專高一）

解析 (A)大多數的病人還是需要抗憂鬱藥物治療；(C)(D)著重於討論病人自身人際關係與憂鬱症狀的關聯。

108. 廖先生診斷為躁症，入院後常只吃一口飯，就四處去找病友，說要監督別人有無浪費食物，下列何項護理措施較適當？(A)為病人準備容易攜帶的食物，例如：三明治讓病人可以在行動中進食 (B)為了讓病人好好吃完一頓飯，需安排與其他病人一起在餐廳用餐 (C)因為病人不容易專心，讓他每天只吃一頓就好 (D)用靜脈注射營養品來補充熱量，平時隨便他愛吃多少都沒關係 （110專高一）

109. 躁症發作(manic episode)的典型臨床特徵，下列何者較適當？(A)情緒低落，低自尊 (B)精力旺盛，愛管閒事 (C)自殺意念 (D)易有穩固的親密關係 （110專高一）

解析 (A)(B)為鬱症發作；(D)病人性活動可能增加。

110. 有關雙相情緒障礙(bipolar disorder)的病因，下列敘述何者正確？(A)與電解質不平衡無關 (B)壓力或環境改變，不會提升發病率 (C)與正腎上腺素(norepinephrine)及血清素(serotonin)濃度有關 (D)與遺傳因素無關 （110專高二）

解答： 106.D 107.B 108.A 109.B 110.C

解析 (A)鬱症病人體內殘留的鹽類增加約50％，躁症病人則增加約200％；(B)慢性壓力與生活壓力事件為導因之一；(D)雙向情緒障礙症具有高遺傳性。

111. 有關病人於住院期間憂鬱症的照護，下列敘述何者正確？(A)由於病人怕吵，盡量安排單人房給病人減少干擾　(B)在症狀嚴重期最容易出現自殺行為，等病人情緒好轉就解除自殺風險　(C)避免給病人壓力，不要安排活動　(D)病人出現退化行為時，仍要鼓勵病人適時提供自我照顧的機會 （110專高二）

解析 (A)須注意病人是否有自殺疑慮；(B)在病況改善時最容易出現自殺行為；(C)應適度安排活動計畫增加病人自信心。

112. 有關躁症病人住院期間的活動安排，下列何項措施最適當？(A)安排病人參加投籃競賽，發洩過多的體力　(B)鼓勵參與文藝活動，但避免安排精細動作的活動　(C)將病人一天的時間都填滿活動，這樣他就不會分心去干擾別人製造紛爭　(D)因為要訓練病人的持續力與注意力，安排長時間（至少1小時）的活動最有效果 （110專高二）

解析 (A)應避免競爭性活動；(C)須維持適當的休息與睡眠；(D)病人的注意力通常無法維持太久，因此要選擇病人有興趣的活動，且在短期內可完成。

113. 憂鬱症病人常伴有退化行為而導致自我照顧能力缺失，護理師提供的相關護理措施，下列何者錯誤？(A)協助進食　(B)增加水分攝取　(C)安排固定時間如廁　(D)完全協助病人的自我照顧 （110專高二）

解析 (D)應引導病人自我照顧，增加病人對自己的重視與興趣。

114. 有關躁症發作(manicepisode)病人最常見的症狀，下列何者正確？(A)低自尊　(B)意念飛躍　(C)目標導向的活動減少　(D)表情淡漠 （110專高二）

解析 (A)常見驕傲、自大；(C)愛出風頭、操控環境行為；(D)情緒高昂，表現欣快感。

解答： 111.D 112.B 113.D 114.B

115. 根據 DSM-5 診斷準則，經期前情緒低落症(premenstrual dysphoric disorder)的症狀，下列何者最不適當？(A)月經前1週出現易怒、焦慮、緊張　(B)月經前1週出現專注力降低、易疲勞、失去控制感　(C)月經來潮後幾天內症狀會改善　(D)症狀不會影響工作效率　　　　　　　　　　　　　　（111專高一）

　　解析 (D)症狀會顯著影響工作或學業，或日常社會功能及人際關係。

116. 林先生因為雙相情緒障礙症(bipolar disorder)躁症發作住院，主要治療藥物為鋰鹽、carbamazepine (Tegretol®)。護理師發現林先生顯得倦怠、無力，緊急抽血鋰鹽濃度為0.8 mEq/L、Na^+為120 mEq/L。下列何項護理措施最適當？(A)鋰鹽濃度偏高，立即停止服用鋰鹽，預防中毒　(B)是carbamazepine 的嚴重不良反應，立即停止服用　(C)注意評估病人飲水量　(D)再隔2個月抽血檢查鋰鹽及Na^+濃度　　　　　　　　（111專高一）

　　解析 (A)正常濃度為0.6~1.5 mEq/L；(B)血鈉正常值為135~145 mEq/L，故應為血鈉過低所致；(D)懷疑為鋰鹽中毒時，應每3~7 天，在服用鋰鹽12 小時後檢查鋰鹽濃度。

117. 羅小姐，30歲，診斷為雙相情緒障礙症，居家護理師至其家中訪視，發現可能是躁症發作。下列何者為其最可能出現的症狀？(A)淡漠、病識感差、思考貧乏　(B)焦慮、身體症狀、睡眠中斷　(C)高昂、活動量大、判斷力差　(D)社交隔離、妄想、音韻連結　　　　　　　　　　　　　　（111專高二）

118. 張太太，58歲，診斷為憂鬱症，入院第三天，整天躺床，覺得焦慮不安、精神不集中且常常哭泣，對病房活動沒有參與動機，下列何者照護措施較適當？(A)安排在走廊最後一間的房間，以避免過多人走動而干擾病人的休息　(B)選擇競爭性活動以增進病人的生存動機　(C)接受病人宣洩抑鬱情緒的表達方式　(D)安排白天參與需要耗費體力的活動　　　　　　　　（111專高二）

解答：　115.D　116.C　117.C　118.C

119. 楊小姐，52歲，診斷為憂鬱症，向護理師抱怨：「請你告訴醫生吃藥讓我非常不舒服。」護理師的回答，下列何者最適當？(A)醫生是為了妳好，請妳多忍耐　(B)醫生查房時，請妳直接跟醫生說　(C)請再多描述是怎麼樣的不舒服　(D)樂觀一點，妳很快就會好起來　　　　　　　　　　　　　　（111專高二）

120. 葛先生，診斷為雙相情緒障礙症，入院第三天，在入院期間常常在大廳走動，很容易與其他病友起口角或衝突，經醫療團隊討論後決定給予葛先生執行隔離措施，對隔離措施的敘述，下列何者正確？(A)減少感覺輸入，減少外界過多的刺激　(B)是一種行為治療法，藉以約束葛先生的行為，以減少與他人之衝突　(C)隔離措施沒有程度上的差別　(D)是一種控制手段，以維護病房的安寧　　　　　　　　　　　　　　（111專高二）

121. 協助病人規則服用Lithium Carbonate，下列措施何者最不適宜？(A)告知病人不規則服藥會增加疾病復發率　(B)鼓勵病人大量喝水以改善藥物副作用　(C)說明疾病病因、症狀、藥物作用及副作用　(D)鼓勵家屬參與病人藥物治療　　　　　（112專高一）

　　解析 (B)除非引起腎臟性尿崩症可減輕劑量、大量飲水加速鋰鹽排泄，否則大量飲水可能造成血中鋰鹽濃度改變，影響治療效果。

122. 趙女士，身高165公分，診斷為憂鬱症，近2週食慾不佳，每餐只喝少許果汁，體重從55公斤降至45公斤。依據上述症狀，何者為最適宜的護理診斷？(A)睡眠型態紊亂　(B)潛在危險性對自己的暴力行為　(C)營養不均衡：少於身體需要　(D)潛在危險性對他人的暴力行為　　　　　　　　　　（112專高一）

解答：　119.C　120.A　121.B　122.C

123. 陳先生，診斷為雙相情緒障礙症，住院期間不斷投書給院長，對病房設施提出許多建議。下列何項護理措施最適宜？(A)向院長解釋陳先生的疾病狀況　(B)協助陳先生達成所提出的建議　(C)肯定陳先生的投書行為　(D)和陳先生討論，了解其行為

（112專高一）

124. 林先生躁症發作(Manic Episode)住急性病房，因為發燒被安置於隔離室觀察，林先生頻頻要求出隔離室，下列哪些護理處置最適宜？(1)設限：你現在發燒要觀察，暫時不能出隔離室　(2)拖延：不予理會、不回應　(3)給予部分接受：我幫你量體溫，依據體溫狀況再決定　(4)要求頻率太高，改為約束，避免出隔離室。(A) (1)(2)(3)　(B) (2)(3)(4)　(C)僅(1)(3)　(D)僅(2)(4)

（112專高一）

125. 護理師與憂鬱症病人護病關係的建立，下列何者正確？(1)同理病人的感受和想法　(2)給予簡單且直接的訊息　(3)採取督促方式陪伴病人　(4)協助表達其想法和感覺。(A) (1)(2)(3)　(B) (1)(2)(4)　(C) (1)(3)(4)　(D) (2)(3)(4)

（112專高二）

126. 武先生，28歲，診斷為雙相情緒障礙症，目前為躁症發作，渴望有女朋友，向護理師說：「你很漂亮，我可以當你的男朋友。」下列何項護理措施最適宜？(A)表明二人為護病關係　(B)不予理會　(C)「謝謝你的讚美」　(D)「謝謝，我有男朋友了」

（112專高二）

127. 雙相情緒障礙症(Bipolar Disorder)的治療原則，下列何項敘述不適切？(A)情緒穩定劑穩定情緒起伏　(B)可合併使用抗精神病藥物治療激躁症狀　(C)認知行為治療找出不理性想法　(D)輕躁症只需心理治療

（112專高二）

解析 (D)輕躁症病人的自我控制力較佳，除藥物治療外，亦可同時配合心理治療。

解答： 123.D　124.C　125.B　126.A　127.D

128. 李同學，18歲，第一次被診斷為第一型雙相情緒障礙症，護理師向李同學及家屬進行護理指導時，下列何者最適宜？(A)病人功能會退化，需要長期的安置　(B)發病年齡越晚，預後越差　(C)需規律藥物治療，避免疾病再發作　(D)服用鋰鹽時，血中濃度應維持在1.5 mEq/L　　　　　　　　　　（112專高三）
　　解析〉(B)發病越早，預後越差；(D)鋰鹽治療濃度在0.6~1.5 mEq/L之間，超過1.5 mEq/L即可能產生中毒症狀。

129. 葉同學剛滿18歲，診斷為雙相情緒障礙症(bipolar disorder)，媽媽非常不解的詢問護理師為什麼會這樣。關於疾病的生物病因，下列何項回答最為適切？(A)受到近日持續高溫的影響，待天氣轉涼即可改善　(B)跟內分泌系統或神經傳導物質有關，需要藥物治療　(C)跟家族遺傳無直接相關，媽媽不用太自責　(D)鉛中毒是最常見的生物病因　　　　　　　　（113專高一）
　　解析〉(A)(D)發作通常呈季節性變化，躁症發作常見於夏季，鬱症在春秋冬；(C)雙相情緒障礙症具有較高遺傳性。

130. 下列何項描述符合鬱症發作(major depressive episode)的診斷？(A)主觀感受想法洶湧不止　(B)憂鬱症狀須持續二週才能診斷　(C)與是否造成社交、職業或其他功能缺損無關　(D)可能失眠，不會嗜睡　　　　　　　　　　　　　　　　（113專高一）
　　解析〉(A)可由主觀報告或由他人觀察而得知；(C)會造成社交、職業或其他功能缺損；(D)亦可能造成嗜睡。

焦慮症及身體症狀相關障礙的護理

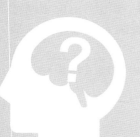

Psychiatric Nursing

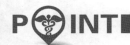

重 | 點 | 彙 | 整

9-1 焦慮症(Anxiety Disorder)

　　焦慮症是精神科疾病中最普遍常見、比例最高的疾病。**以焦慮為主要症狀**，是個體遭遇內外在威脅的狀況產生的一種**不安、不愉快或可怕的主觀感覺**，生理上自主神經系統、內分泌和免疫系統開始備戰，以應付焦慮。正常的焦慮跟個人體認到的威脅程度成正比，可幫助個人解決問題，但若焦慮影響其生活與工作能力時，即表示已超過正常範圍，屬病態焦慮。**大部分病人具有病識感**。焦慮程度可分為四個層次（表 9-1）。

　　焦慮症之護理原則：

1. **建立讓病人信任之護病關係**：發展治療性人際關係。

2. **降低過多之刺激，以提供安靜的環境。**

表 9-1　焦慮程度

焦慮程度	反　應
輕度焦慮	個人認知反應敏銳，對外界的認知範圍隨視聽而增加。**適度焦慮可促進個人學習能力並引導個人的創造力與成長**
中度焦慮	知覺範圍變窄，**注意力僅集中於最關心的事物與外在刺激，傾向於選擇性之注意**
嚴重焦慮	**只關心特定事件之細節**而無法思考其他事項，出現戰鬥或逃避(fight or flight)反應，重度焦慮會讓人坐立不安、**哭泣、言談困難、過度換氣**，有世界末日之感受
恐慌狀態	**知覺嚴重受限**，個人對自己的行為失去控制、無組織，即使引導之下亦無法做任何事

3. 協助病人認識焦慮並尋找焦慮的來源，協助病人自我察覺並減輕焦慮程度。

4. 鼓勵並引導採用有效的適應策略，協助病人學習放鬆的技巧。

5. 亦須了解病人所處的文化，勿以自身價值觀判斷，期能提供更貼近**病人文化情境的護理**。

6. 認知行為治療可以於日常生活中，逐步改善不合理的想法。

一、病　因

(一) 生物因素

1. 遺傳：焦慮症在親屬間的分布相當常見，尤其是女性及第一等親。

2. 生化：焦慮症病人的自主神經系統較敏感，極易對外在刺激過度反應，生理上會出現心跳加快、血糖上升。

(二) 心理因素

1. 精神分析論：佛洛依德認為焦慮是自我在協調本我和超我間的衝突時，無法獲得平衡所導致的情緒反應，即為**後天性焦慮**。個人為處理焦慮而產生防衛機轉，對存在潛意識的衝突使用不當的防衛機轉。

2. 人際關係理論：焦慮為人際互動的產品，**個人若預期或感受到未被重要他人認可時即會產生焦慮**。焦慮起源於人格發展初期之環境缺乏溫暖、穩定、尊重與一致的互動，使孩童感到威脅。**發病率與社會變遷有關**。

3. 認知理論：焦慮是認知的歷程，個人對於**引發事件有不合理的信念**與不良思考習慣的建立與期待。

4. **行為學派**：焦慮是可以經由學習而來的，例如從他人的反應或**過去不愉快經驗學習**到行為反應、危險的訊號而引發焦慮。

5. **衝突學派認為焦慮是由不同型態的衝突所產生。**

二、臨床分類與處置

(一) 廣泛性焦慮症(generalized anxiety disorder)

◆ 症　狀

1. 情緒反應：**對很多事有過度的焦慮**和擔憂，即漂浮性焦慮(free floating anxiety)，至少 6 個月的擔憂期比不擔憂期長，且難以控制，易浮躁、疲倦、**過度警覺**、不易專心或空白、易怒、肌肉緊張、**顫抖**、**失眠**。

2. 生理反應：**手腳冰冷且出汗**，嚴重焦慮時，處於受威脅的情境下，**自主神經亢奮**而產生如**瞳孔擴張**、**脈搏加速**、**血糖上升**、**乳糖增加**、尿急等生理特徵。

3. 行為反應：嚴重焦慮時會感到**極度不安**、恐懼，想一死了之。個案**肌肉緊繃**，來回走動不停，對病人的認知影響為注意該事件的負面結果，例如：當護理師趨前時，個案會表示：「又來了！又來了！我又發作了，我快死了」。

◆ 治療與護理

1. 治療：心理治療，如認知行為治療（**肌肉鬆弛法**、**認知重建**、**學習新行為**）；抗焦慮藥物，如 BZD 類的 Diazepam® (valium®) 併用，**廣泛性焦慮症病程呈慢性化**，**約 25%病人合併恐慌症。**

2. 面對極端焦慮的病人，其護理措施如下：

　　(1) 保持鎮靜、陪伴病人，**進行呼吸放鬆技巧**，並**保持周圍環境安靜與安全；以堅定、簡短的訊息強調環境的安全性，保護病人安全**，並降低其焦慮程度。

(2) **傾聽個案的抱怨或挫折，並鼓勵以言語表達之；接受個案言行表現，並給予提供簡短且明確的訊息。**

(3) 急性焦慮發作後，病人焦慮程度緩和，護理師與病人會談的主要重點方針在**請焦慮病人描述剛才焦慮發生的情況。**

3. 病情較穩定的住院期間可**安排結構性的活動，減少不安與焦慮。**

4. 衛教家屬出院後應**協助病人承擔其工作角色。**多關注病人本身、病人想法，而非關注病人的症狀；教導家屬改變以前對於病人不適當的支持行為。

(二) 恐慌症(panic disorder)

◆ 症　狀

1. 恐慌是指突如其來的**急性、強烈而不可抗拒的焦慮，**並伴有一定程度的人格解離。**病人在未發作時可完全正常，但可能因害怕復發而有預期性焦慮，恐慌之發作常不定期產生，缺乏週期性。**

2. 第一次發作是自發的，於 10 分鐘內症狀出現而致加劇；病人會感到極度的害怕，**失真感、去人格化，**好像快昏死、注意力不集中、意識模糊，無法說出害怕的原因。身體症狀包括：**心跳過速、呼吸困難、梗塞、胸痛、即將死亡的感受、失控感、**出汗、發抖、噁心、腹部不適、頭暈、害怕。

3. **一次發作時間通常在 20~30 分鐘以內，很少超過 1 小時，對病人而言卻似永遠，極為痛苦。**

4. **恐慌發作**(panic attack)**通常是突發性的，可能會伴有懼曠、懼閉之情形。**

◆ 治療與護理

1. 治療：心理治療與藥物治療併用，**抗憂鬱藥物**最具有療效。**恐慌症病人經治療後，約有 50%的病人症狀會消失。**

2. 護理措施：

(1) 當病人突然出現**過度換氣**(hyperventilation)，護理師宜**安撫病人的情緒，讓呼吸放慢**，並提供單純安靜的環境，**適時的陪伴，鼓勵其表達及維護安全**。

(2) 進行去敏感化的行為修正。

(三) 畏懼症

1. **畏懼症**：是指非理性的害怕某特定事物、情境，例如：動物、昆蟲、社交活動、暴風雨，且無法自行控制。

2. **特定場所畏懼症**(agoraphobia)：指害怕獨處在開放、空曠或公開場合，**嚴重者會完全禁錮於家**(house-bound)，**病人以女性居多；暴露療法**(exposure therapy)**與認知行為療法是常被引用的治療方案**。

3. **社交恐懼症**(social phobia)：**對一種或多種旁邊可能有人檢視的社交環境有過度或不合理的害怕**，例如：到人多的郵局辦事且需填寫相關表格。

9-2 強迫症(Obsessive-Compulsive Disorder)

強迫症已於 DSM-5 中獨立成為一個診斷類別，並增加四個相關疾病：摳皮症、儲物症、物質／醫藥引起之強迫性疾患、其他醫學條件引起之強迫症及相關疾患。**強迫症之病因與腦中血清素活性高低失調有關**。

一、症　狀

1. 主要是**意念或行為障礙**已造成顯著痛苦，且浪費時間（每日超過 1 小時），這些強迫意念和強迫行為已嚴重影響病人的日常生活、工作或一般社交活動。

2. 個案的身體症狀是一種補償性作用，症狀為個案用以自我控制焦慮而產生出來的。

3. 強迫行為是由於**潛意識控制其不能被接受的衝動或情感**，病人常**使用隔離、反向及抵消的心理防衛機轉**。心理社會理論認為強迫症的發作源自於**肛門期**發展受阻所致。

4. 強迫性格特質**強調事情的是非、注重規範、要求完美向，缺少通融變化**。**強迫意念**即**反覆而持續**的思想、衝動或影像。**強迫性行為**例如：檢查好幾次瓦斯開關是否關閉、門窗是否有鎖上、所有電源是否有關閉。

二、治療與護理

1. 治療：心理治療與藥物治療併用，藥物包括**抗憂鬱劑**、抗精神病藥物、抗焦慮藥物治療，強迫症經治療後，**約有 20%的病人症狀明顯改善**。Clomipramine (Anafranil)屬於血清素及正腎上腺素再吸收抑制劑(SNRIs)，可用於憂鬱症、恐懼症、強迫症之治療。

2. 護理措施：

   (1) 當病人出現強迫性行為時，**可允許其用自己的方式來減輕焦慮，予病人足夠的時間完成其強迫行為**，若強制中斷其強迫性行為時，反而會讓病人不知所措，反而使焦慮程度更深。

   (2) **鼓勵病人表達內在感受，是減少其強迫行為最好的方法**。

   (3) **身體放鬆**、生物回饋可改善焦慮。

   (4) 使用**暴露與反應阻止法**(exposure and response prevention)，訓練病人循序漸進的暴露在會引發強迫症狀的情境中，但不作出強迫行為，是一種針對強迫症的心理治療。

9-3 創傷及壓力相關障礙症

　　強迫症一樣，於 DSM-5 從焦慮症中獨立成一個診斷類別，相關障礙症包含創傷後壓力症、急性壓力症、反應性依附障礙症、失抑制社會交往症、適應障礙症、其他特定的創傷和壓力相關障礙症、非特定的創傷及壓力相關障礙症與急性壓力症。

一、創傷後壓力症(PTSD)

◆ 症　狀

1. 創傷後壓力症是指**個體遭受不尋常的心理創傷**，例如：火災、地震、車禍、綁架、強暴後，產生生理或行為症狀，**焦慮不安之情形會持續 1 個月以上；以上事件會反覆多次進入創傷情境與夢魘中，彷彿重新發生**，而引起強烈的心理震撼。病人會對**創傷相關的刺激產生逃避反應**，例如：遺忘、**心理麻木及情緒遲鈍**、注意力不集中、**持續升高警覺性症狀**、對未來喪失信心、無法與人親近、保持警戒、易怒、入睡困難、胃口差、甚至想自殺，家庭、社交生活受到影響。

2. 依精神分析論的觀點，創傷後壓力症病人最常採用的心理防衛機轉是**潛抑**(repression)。

◆ 治療與護理

1. 治療：
   (1) **心理治療與抗焦慮藥物治療併用，以 BZD 類的抗焦慮劑緩解其症狀。**
   (2) 輕鎮靜劑及抗憂鬱劑較常被使用。
   (3) 運用團體治療可有互相支持功效。創傷後壓力症的團體治療是**一種受災經驗回顧與共享的過程**，於團體中常見的議題可

能包括：生還者的罪惡感、在成員互動中可學習壓力處理與問題解決方式。

(4) 以認知行為治療協助確認負面情緒的錯誤認知，尋找能平穩情緒的理性想法。

2. 護理措施：

(1) 再度探討及回溯整個創傷經驗。

(2) 重新以較客觀現實的角度來審視事件，模糊的知覺能轉為清晰的意念和行為。

(3) **適時的陪伴、傾聽其經驗**。

(4) 尊重其自主性，依其症狀提供適切的服務。

二、急性壓力症(acute stress disorder)

1. 病人可能曾遭遇、目睹、或被迫面對具死亡威脅或破壞身體完整的事件等，不一定是直接經歷創傷事件。

2. 症狀：出現易怒行為和無預警發怒，會避免接觸與創傷事件有關的物件或場合。**出現於創傷事件後3個月，症狀持續3天到1個月，與創傷後壓力症症狀相似。**

2. 護理措施：**發作時至少每小時探視病人一次，以接納態度每次陪伴 10~15 分鐘。提供與此疾病相關的衛教資訊，使家屬更了解病人的病況。**

9-4 身體症狀相關障礙症

　　身體症狀相關障礙症(somatic symptom and related disorder)是將心理問題轉為身體症狀，但生理上找不到病因的心理疾病。**應先做徹底身體檢查除去身體疾病之可能，除非心理問題已獲得改善，否則身體症狀不容易改善，症狀的表現受性格與社會文化之影響。**

一、病　因

1. **精神分析論**：個體在性蕾期發生固著而導致人際關係上的困難，為獲取他人關愛便運用**潛抑、否認、轉化等心理防衛機轉**，將心理衝突轉移到潛意識，焦慮則轉為身體症狀。

2. 行為學派：症狀的表現可為病人帶來兩種收穫：
   (1) **主要收穫**：以身體症狀掩飾無法調適的情緒困擾，並減輕焦慮。
   (2) 附帶收穫：**利用身體症狀塑造生病的角色**，達到引人注意、**減輕責任**、操縱周遭等目的。

二、臨床分類

(一) 身體症狀障礙症(somatic symptom disorder)

1. 身體症狀障礙症是一種心理影響生理的疾病。其症狀主要呈現於自主神經系統所支配的器官，如噁心，嘔吐、胃痛、腹瀉、胸痛、心悸、呼吸急促等，以身體症狀來表達個體的感覺、情緒需求或衝突，是與情緒有關主要呈現身體症狀的疾病。

2. **病人 30 歲之前常有複雜的就醫病史，症狀的抱怨描述常模糊、前後矛盾，病程為慢性，呈現症狀的種類多**，不過會以疼痛為主，疼痛的原因無法以生理現象解釋，但與心理因素有密切關係，**因此損害其社會職業功能。**

3. 治　療：
   (1) 需做徹底的身體健康檢查，以去掉生理的可能因素並確認診斷；治療通常以心理治療為主，藥物治療則輔助控制症狀，包括抗憂鬱劑、抗焦慮劑或安慰劑。

(2) 心理治療：

　　a. 可協助病人了解早期心理創傷，進而認識身體症狀與心理創傷的關係。

　　b. 協助病人面對情緒問題以減輕身體症狀。

　　c. 指導改變對心理問題的反應方式。

4. 護理處置：

　(1) 與病人討論其壓力源時，護理師應該**察覺病人的內在焦慮，並逐漸提升到病人的意識層面**。

　(2) **分散病人對身體生理症狀的注意力，防止增強附帶收穫。**

　(3) **適當的引導其表達心中真實的感受。**

　(4) 建立治療性人際關係：接納、同理病人的感受。

　(5) 當病人出現焦慮時提供安全環境，以減低焦慮。

　(6) 提升正面自尊，尊重選擇權與決定權。

　(7) 增進正面調適能力，幫助病人以語言表達情緒，避免使用心理防衛機轉。

　(8) 強化成熟心理防衛機轉的運用。

　(9) 衛教家屬，勿給予病人症狀過多的關注。

(二) 轉化症(conversion disorder)

1. 病人將內心衝動經轉化**表現於身體功能障礙**，試圖引起他人注意，操縱他人，逃避應負的責任。以**自主運動及感覺功能**之喪失為主要症狀，如偏癱。轉化症的主要特徵是「**漂亮的漠不關心**」，**即病人對生理症狀並不在乎、擔心或著急。**

2. 症狀特性：

　(1) 與心理因素有關。

　(2) 症狀是可逆的。

(3) 戲劇性人格特質：症狀只在有人的地方發作，甚至喜歡表演其症狀。

(4) 常見的轉化症狀為**麻痺、失明、不語**等。

3. 護理措施：**避免把焦點放在其身體上的症狀。**

(三) 罹病焦慮症(illness anxiety disorder)

1. 過度害怕或相信自己得某種疾病超過 6 個月，**過度關心身體健康失能，而非基於真實的病理狀況。**

2. 即使醫師保證，病人仍**相信自己必然罹患某疾病而到處求診**，謂為 "doctor shopping" 或 "hospital shopping"，**縱使已有適當之醫療評估與保證，病人仍持續擔心。**

3. 護理措施：引導病人正視現實中的困難。

9-5　解離症(dissociative disorder)

　　解離是個人心理活動，將心理痛苦由意識層面或記憶分離，以保護自我。解離症特徵包括認同、記憶或意識等統合功能出現擾亂，其與急性壓力症共同之特徵為**麻木、對環境知覺能力降低。**

一、病　因

1. 生物因素：遺傳上一等親罹患率比一般人高。

2. 心理因素：以精神動力理論為主，認為病人利用**潛抑作用**的心理防衛機轉，將心理衝突與外在創傷事件隔開。

二、臨床分類

(一) 解離性失憶症(dissociative amnesia)

解離性失憶症過去稱為「**心因性記憶喪失**」(psychogenic amnesia)，通常均與創傷事件（如戰爭、意外事故）或壓力有關，主要症狀為不記得重要的個人資料，失憶內容多為部分或選擇性的，有時遠離創傷性環境可能可使症狀緩解。解離性遁走症(dissociative fugue)過去稱為解離性漫遊症，為有目的性或茫然的遊走，伴隨對自身重要資訊的失憶，DSM-5 將其歸類在解離性失憶症中。

(二) 解離性身分障礙(dissociative identity disorder)

出現兩種或兩種以上的人格且反覆控制個人行為，發生率低。

(三) 失自我感障礙症／失現實感障礙症

1. 失自我感：體驗不真實、脫離或成為一個旁觀者，症狀為知覺改變、身體或情緒麻木等。
2. 失現實感：體驗不真實或脫離周圍環境的經驗，感覺不真實如夢境般、感覺模糊或視覺扭曲等。

(四) 其他特定的與非特定的解離症

1. 其他特定的解離症：包含慢性和復發性混合解離症狀、因長期和強烈的強制性說服造成之身分障礙、對壓力事件之急性解離反應。
2. 非特定的解離：不完全符合解離症的診斷準則，但又有解離症之症狀表現。

三、治　療

以心理治療為主，藥物治療效果不大。

QUESTI?N　　　　　　　　　題｜庫｜練｜習

1. 下列哪一項是廣泛性焦慮症重要的臨床表徵？(A)去人格化反應 (B)過度擔心　(C)解離型失憶　(D)感覺麻木　　　　　　（102專高一）

2. 何小姐是一位家庭主婦，每次要出門買菜總會反覆檢查門鎖及瓦斯，甚至已到市場仍覺不放心而多次折返家中。請問何小姐的症狀最符合下列何種診斷？(A)憂鬱症　(B)思覺失調症　(C)雙相情緒障礙症　(D)強迫症　　　　　　　　　　　　　（102專高一）

3. 承上題，何小姐說：「我覺得很痛苦，我不懂為什麼我會這樣，別人常說我是不是神經病，但是我真的沒辦法控制。」下列護理措施何項最適宜？(A)告訴個案她的診斷不是神經病　(B)告訴個案會請醫師加藥，以減緩緊張　(C)同理其感受，並與之討論因應措施　(D)告訴個案很多人都有這個問題　　　　（102專高一）

4. 15歲的林同學，因為非常害怕蜘蛛，連蜘蛛相關的圖片都不敢看，看到教室的蜘蛛即緊張的大叫不已，且哭泣。林同學最可能的診斷為：(A)特殊畏懼症(specific phobia)　(B)社交畏懼症(social phobia)　(C)特定場所畏懼症(agoraphobia)　(D)懼學症(school phobia)　　　　　　　　　　　　　（102專高二）

5. 王先生30歲，任職於某外商公司，在會議和聚餐的場合，特別容易焦躁不安。下列何種焦慮最適合描述王先生的情況？(A)急性焦慮(acute anxiety)　(B)情境性焦慮(situational anxiety)　(C)廣泛性焦慮(generalized anxiety)　(D)重度焦慮(severe anxiety)　（102專高二）

6. 王先生向護理師表示：「昨日在開車路途中，突然心跳加快、發抖、呼吸困難、感到很焦慮和極度的害怕，並擔心自己快死掉。」請問上述為何種症狀？(A)欣快感(euphoria)　(B)激動(agitation)　(C)恐慌(panic)　(D)易怒心情(irritable mood)

解析 恐慌發生時病人會感到極度的害怕，好像快死掉，生理症狀會有心跳過速、呼吸困難情形。　　　　　　　　　　（103專高一）

解答：　　1.B　　2.D　　3.C　　4.A　　5.B　　6.C

情況：李女士，63歲，為原住民，診斷為創傷後壓力症，風災後不願入住永久屋，表示無法適應平地生活，而想要回到山上獨居且拒絕治療。請依此回答下列二題。

7. 護理師以多元文化服務的災難照護原則，下列敘述何者正確？(A)可依其自主決定，不再提供任何服務去干擾個案　(B)宜多認識文化對健康的影響，進行對李女士原生社區情境的了解以利後續照護　(C)應進入李女士之原生社區進行居家外展服務，為求服務的有效性仍以國語溝通為主　(D)無法評估李女士之可能資源與決策歷程，故應先考慮現有創傷後壓力症的處理（103專高一）

8. 承上題，有關李女士所屬文化敏感度的議題，下列敘述何者正確？(A)有關李女士拒絕治療的行為動機，不可能是受文化價值所影響　(B)李女士不願入住永久屋，與其文化經驗無關，而是與經歷到創傷的問題相關　(C)護理師進入李女士的原生社區，應避免使用自身文化價值去挑戰李女士的決定　(D)個體對疾病與健康都有文化不同的詮釋，因此護理師無法考慮文化問題去滿足每位個案　（103專高一）

情況：李先生，35歲，抱怨近半年來常對很多事感到緊張不安，心跳加速，經常失眠，工作時無法集中注意力，易怒，因此造成人際關係困擾，到醫院檢查未發現特殊生理疾患。請依此回答下列三題。

9. 請問李先生最有可能罹患下列何種疾病？(A)恐慌症(panic disorder)　(B)廣泛性焦慮症(generalized anxiety disorder)　(C)社交恐懼症(social phobia)　(D)創傷後壓力症(post-traumatic stress disorder)　（103專高一）

解析 廣泛性焦慮症症狀為不安、失眠、過度警覺、易怒等。

10. 承上題，請問下列何者為最適合治療李先生目前症狀的藥物？(A) clomipramine (anafranil)　(B) diazepam (valium)　(C) lithium (D) trazodone HCl (mesyrel)　（103專高一）

解答：　7.B　8.C　9.B　10.B

解析 Diazepam作用快，能顯著改善恐懼、緊張、憂慮、不安、激動、煩躁等焦慮症狀。

11. 承上題，針對李先生的護理措施，下列何者正確？(1)保持周圍環境安靜，減少過多刺激　(2)安排可轉移注意力的活動　(3)告知個案服用3天藥物後即可出院工作　(4)教導及協助運用放鬆技巧。
    (A) (1)(2)(3)　(B) (2)(3)(4)　(C) (1)(2)(4)　(D) (1)(3)(4)

    解析 焦慮症病患應以藥物合併認知行為治療確認病人錯誤認知的認識，才能建立理性的情緒及想法。　　　　　　　（103專高一）

12. 有關焦慮的促發因素理論，下列敘述何者錯誤？(A)人際關係學派的觀點認為若個案預期或感受到未被重要他人認可時會引發焦慮　(B)行為學派的觀點認為懲罰引發焦慮反應，因此去除懲罰可以降低焦慮　(C)精神分析學派觀點認為情緒困擾源自於個人對於引發事件有不合理的信念　(D)衝突學派觀點認為焦慮產生無助感，無助感可使衝突更為嚴重　　　　　（103專高二）

    解析 (C)精神分析學派觀點認為情緒困擾源自於自我在協調本我和超我間的衝突時無法取得平衡所致。

13. 焦慮症之認知行為治療，下列何者錯誤？(A)應在護病信任關係及病患生理需要滿足之後，才易進行認知行為治療　(B)認知行為治療的原則是教導性的，因此可以立即見效　(C)認知行為治療是培養個案有效的自我管理技巧，不斷的在生活裡學習　(D)認知行為的改變需要反覆練習　　　　　　　（103專高二）

    解析 (B)認知行為治療的原則是協助確認負面的錯誤認知，無法立即見效。

14. 黃先生在公眾場合說話或用餐會感到窘迫不安，覺得大家都在嘲笑他，因而常常退縮在家，逃避參加公眾活動，黃先生最有可能的診斷為何？(A)恐慌症(panic disorder)　(B)社交畏懼症(social phobia)　(C)廣泛性焦慮症(generalized anxiety disorder)　(D)強迫症(obsessive compulsive disorder)　　　　　　　（104專高一）

    解析 社交恐懼會因到人多的情境下可能會引發焦慮。

解答：　11.C　12.C　13.B　14.B

15. 根據佩普洛(Paplau)焦慮程度分類之敘述，出現過分專注瑣碎細節，認知範圍明顯縮小，學習能力差，問題解決能力受限等認知反應，為下列何者焦慮程度？(A)輕度焦慮　(B)中度焦慮　(C)嚴重焦慮　(D)恐慌 　　　　　　　　　　　　　　（104專高二）

　　解析 (A)輕度焦慮：個人認知反應敏銳；(B)中度焦慮：注意力僅集中於最關心的事物；(D)恐慌：知覺嚴重受限。

16. 一位乳癌病患完成治療後，醫師告知目前已完全恢復，雖然有復發機會，只要好好照顧，復發機率不高，但病患仍常感到緊張，且常會有心跳快、胃痛、肌肉痠痛的不適。上述描述最符合下列何種症狀？(A)焦慮(anxiety)　(B)恐慌(panic)　(C)激動(agitation)　(D)易怒(irritable) 　　　　　　　　　　　　　　（104專高二）

17. 下列何者屬於認知行為治療運用在焦慮障礙的策略？(1)肌肉鬆弛法　(2)認知重建　(3)分析潛意識　(4)學習新行為。(A) (1)(2)(3)　(B) (1)(2)(4)　(C) (1)(3)(4)　(D) (2)(3)(4) 　　　　　（104專高二）

18. 盧太太為原住民基督徒，因風災骨折開刀，房屋遭土石流淹沒、先生死亡，2個月後仍不斷的出現過度警覺，持續痛苦經驗再現、麻木、失眠，請問在第3個月對盧太太的災難心理衛生照護重點，下列敘述何者正確？(A)盧太太仍處急性期，應持續協助盧太太的傷口照護　(B)盧太太已處復原期，應積極協助居家的防疫措施　(C)盧太太乃急性壓力反應，應予持續症狀觀察加以心理支持及睡眠衛教　(D)盧太太乃壓力創傷症，可給予個別或團體心理治療 　　　　　　　　　　　　　　（104專高二）

　　解析 創傷後壓力症是指個案遭受心理創傷，焦慮不安的時間持續一個月以上，運用團體治療可有互相支持功效。

19. 解離症(dissociation disorders)病人所表現的解離症狀為病人提供了免於面對問題的途徑，此為下列何種防衛機轉？(A)升華(sublimation)　(B)潛抑(repression)　(C)補償(compensation)　(D)否定(denial) 　　　　　　　　　　　　　　（105專高一）

解答：　15.C　16.A　17.B　18.D　19.B

20. 與身體症狀障礙症(somatic symptom disorder)建立良好的治療性人際關係後，鼓勵病人共同討論治療目標與措施成效會較好，可訂定的目標包括下列何者？(1)了解情緒壓力對身體症狀的影響，並於生活事件中確認其症狀的誘因　(2)鼓勵以身體症狀表達情緒狀態　(3)鼓勵個案與他人分享對自己的看法，增進自我察覺　(4)以有效的壓力因應策略來處理壓力感受，不再以身體化症狀呈現。(A) (1)(2)(3)　(B) (1)(2)(4)　(C) (1)(3)(4)　(D) (2)(3)(4)

（105專高一）

解析 應分散病人對身體生理症狀的注意力，防止症狀的再增強。

21. 盧太太為原住民基督徒，房屋遭土石流淹沒，自己因風災骨折開刀、先生死亡，有過度警覺，痛苦經驗再現、麻木、失眠之主訴，有關立即的介入，下列敘述何者正確？(A)目前廣泛被使用的debriefing模式，學界普遍認為可藉以預防日後的思覺失調症　(B)應在風災3週後實施debriefing，協助盧太太整合情緒行為認知　(C)有關critical incident debriefing的六步驟包括引言期、事實陳述期、認知期、依賴期、症狀詢問期、轉介期等　(D)對盧太太的關懷與支持，可尊重其自主性，依其症狀再提供適切的服務　（105專高一）

22. 蘇小姐，長期焦慮且過度擔心，無論何時何地對工作表現都感到過度焦慮、困擾，剛住院時出現失眠、認知侷限、易怒、失眠、神經質、說話速度快、口乾舌燥以及語調提高等症狀，今起開始有哭泣、踱步、不斷搓手、言談困難以及無法接受衛教，下列說明何者正確？(A)個案的焦慮行為是分離焦慮症，無法以另一個精神疾病的症狀做更好的解釋　(B)個案的焦慮行為是社交焦慮症，無法以另一個精神疾病的症狀做更好的解釋　(C)個案目前有哭泣、踱步、不斷搓手、言談困難，處於嚴重焦慮　(D)個案的診斷容易引發貧血的共病症　（105專高一）

解析 (A)(B)個案的焦慮行為是嚴重焦慮；(D)個案的診斷容易引發高血壓的共病症。

解答：　20.C　21.D　22.C

23. 承上題，蘇小姐的焦慮程度，對其個人的影響說明，下列何者正確？(A)此時個案的認知範圍較平常增加，可提升學習能力　(B)此時個案的認知範圍侷限在視、聽、觸覺的感受，傾向選擇性注意　(C)此時個案的認知範圍不至於縮小，個人仍能在指導下學習處理訊息　(D)此階段個案可能會演變到胃痛、頭痛，甚至出現換氣過度　　　　　　　　　　　　　　　　　　（105專高一）

　　解析 (A)(B)(C)此時個案的認知範圍變窄，只關心特定事件無法思考其他事項。

24. 下列何者不是轉化症(conversion disorder)常見的臨床轉化症狀？
(A)腹瀉　(B)麻痺　(C)失明　(D)不語　　　　　　　（105專高二）

25. 馬先生因廣泛性焦慮症住院，有關環境治療的功能與原則，下列何者正確？(A)安排美侖美奐的病房，即可治療馬先生之焦慮　(B)安排結構性的活動，減少馬先生的不安與焦慮　(C)應促進人際間人人可以參與的氣氛，讓病人快速參與人際互動　(D)對馬先生進行面質與挑戰，以利馬先生認清問題而成長　　（105專高二）

26. 護理師對於經歷大地震的青少年進行支持性團體治療，提供一本書籍介紹關於個人如何經過地震的恐懼而學習面對和處理自己的創傷經驗，邀請大家在閱讀後於團體分享對故事人物的看法和感受。此種處置是應用下列何種治療？(A)角色扮演(enacting plays)
(B)自創故事(autogenic storytelling)　(C)閱讀(bibliotherapy)　(D)說故事(storytelling)　　　　　　　　　　　　　　　　（106專高一）

27. 面對一位處於中度焦慮的病人，下列護理措施何者適當？(1)藉由溝通技巧協助病人解決問題　(2)傾聽同理以協助減輕焦慮　(3)評值及學習適當的因應技巧　(4)約束病人以維護安全。(A) (1)(3)(4)
(B) (2)(3)(4)　(C) (1)(2)(4)　(D) (1)(2)(3)　　　　（106專高一）

28. 周同學一向從容不迫，但在面臨學位資格考時，表現非常焦慮，這種情況屬於下列何種焦慮？(A)特質性焦慮(trait anxiety)　(B)慢性焦慮(chronic anxiety)　(C)情境性焦慮(situational anxiety)
(D)重度焦慮(severe anxiety)　　　　　　　　　　　（106專高二）

解答：　　23.D　　24.A　　25.B　　26.C　　27.D　　28.C

29. 有關強迫症之敘述，下列何者最正確？(A)出現強迫行為的兒童知道其強迫行為是過度且不合理的　(B)病人常用的防衛機轉是合理化　(C)必須結合藥物及行為治療　(D)最常出現在中年人

解析 (A)成人病人會知道，但兒童除外；(B)常用的防衛機轉是抵銷作用；(D)多於青少年或成人早期發病。　　　　　　　（106專高二）

30. 陳太太在一次大地震中，親眼目睹自己的家園及女兒被海嘯吞噬，而自己也因躲避海嘯而身體多處受傷。事發後，陳太太出現反覆夢見自己被海嘯吞噬的惡夢，不想參加任何活動，對未來抱持悲觀的心態，且不願談論與海嘯有關的話題，出現失眠、易怒等症狀，症狀持續一個月仍未改善，請問陳太太最可能的診斷為何？(A)創傷後壓力症(post-traumatic stress disorder)　(B)恐慌症(panic disorder)　(C)急性壓力症(acute stress disorder)　(D)解離症(dissociative disorder)　　　　　　　　　　（106專高二）

31. 承上題，護理師提供陳太太的護理措施中，下列何者最適當？(1)漸進引導回顧創傷過程　(2)鼓勵陳太太面對現實，不要沉浸悲傷中　(3)適時陪伴及傾聽　(4)運用團體治療過程互相支持。(A)(1)(2)(3)　(B)(1)(3)(4)　(C)(1)(2)(4)　(D)(2)(3)(4)　（106專高二）

32. 有關各種精神疾病的症狀表現，下列敘述何者正確？(A)病人抱怨感覺緊張、心神不寧、肌肉緊繃、常分心、易疲倦，好像隨時有不合理的焦慮情緒，最可能是恐慌症的典型症狀　(B)強迫症一定要同時出現三項症狀：強迫思考、強迫行為與功能失調，來試圖自我壓抑或忽略　(C)逃避行為、反覆經歷創傷相關症狀、醒覺程度過高、負面情緒與認知等是創傷後壓力症主要核心症狀　(D)臨床上解離症(dissociative disorder)最常見的三大症狀是失禁、失明及抽搐　　　　　　　　　　　　　（106專高二補）

解析 (A)恐慌症典型症狀為突發性恐慌發作，包括呼吸困難、心悸等症狀；(B)強迫症可能出現強迫思考、強迫行為或兩者兼具；(D)解離症主要症狀為失憶、遊走、認同障礙、自我感覺喪失。

解答： 　29.C　　30.A　　31.B　　32.C

情況：林太太，46歲，診斷為強迫症，入院第一天不斷到浴室洗手，表示手碰到病房大門，有很多細菌，說話聲音顫抖、生命徵象加速、頭痛。請依此回答下列三題。

33. 當護理師與林太太溝通表示關心時，林太太仍然專注在洗手，護理師評估林太太最可能的焦慮程度為：(A)預期焦慮　(B)輕度焦慮　(C)中度焦慮　(D)重度焦慮　　　　　　　　(106專高二補)

解析 林太太注意力集中在洗手，尚無哭泣、言談困難等症狀，因此屬於中度焦慮。

34. 林太太在描述過去喪子之事時，對於細節的敘述有條理、卻無法說出心中傷痛的感受，林太太的反應屬於下列何種防衛機轉？(A)轉移　(B)抵消　(C)反向　(D)理智化　　　　　　(106專高二補)

35. 下列提供林太太之護理措施，何者正確？(1)同理個案的焦慮有助於降低其焦慮　(2)藉由溝通技巧以協助個案解決問題　(3)評估個案過去常運用的因應技巧　(4)約束及隔離以保護個案安全。(A) (1)(2)(3)　(B) (1)(2)(4)　(C) (1)(3)(4)　(D) (2)(3)(4)　(106專高二補)

36. 您在對家屬說明精神疾病的發病可能病因，下列有關神經傳導物質與疾病病因之關係，四項當中何者較有關？(A)阿茲海默氏症與GABA(γ-aminobutyric acid)功能過低最有關係　(B)思覺失調症與乙醯膽鹼(acetylcholine, ACh)功能過低有關　(C)強迫症與血清素(serotonin)活性高低失調有關　(D)焦慮症患者與多巴胺(dopamine)活性過高有關　　　　　　(107專高一)

解析 (A)與乙醯膽鹼過低有關；(B)與多巴胺過度活化有關；(D)與血清素過低有關。

37. 有關蘇小姐因強迫症嚴重住院治療，常出現重複洗手行為，下列治療策略何者最適切？(A)不宜進行蘇小姐思考與感受的觀察，應直接進行行為治療　(B)以系統減敏法改善重複洗手行為　(C)採用洪水法，立即讓蘇小姐不斷去面對畏懼的情境，迅速降低焦慮　(D)洗手行為一出現時立即約束隔離，強制進行四肢約束，以降低焦慮　　　　　　　　　　　(107專高一)

解答： 　33.C 　34.D 　35.A 　36.C 　37.B

38. 林小姐，因患嚴重的強迫症而住院治療，楊護理師經多日的觀察與評估後，擬訂林小姐的護理計畫，並安排每週二次的認知治療，有關認知治療之敘述，下列何項較適切？(1)認知的再建構 (2)安排作業練習　(3)僅強調過去經驗　(4)建立替代想法。(A) (1)(2)(3)　(B) (1)(2)(4)　(C) (1)(3)(4)　(D) (2)(3)(4)　（108專高二）

解析 (3)藉由認知治療可讓個案了解會影響事情結果的因素不是僅有過去的經驗而已。

39. 罹患分離焦慮症(separation anxiety disorder)的兒童，其護理重點為何？(1)增強病童的安全感　(2)增加分離的次數　(3)教導病童的因應能力　(4)訓練病童的獨立性。(A) (1)(2)(4)　(B) (2)(3)(4)　(C) (1)(2)(3)　(D) (1)(3)(4)　（108專高二）

解析 (2)採系統減敏感法時，應循序漸進修正個案對事物過度焦慮的偏差行為，讓焦慮逐漸減輕甚至消失。

40. 下列何種現象最有可能造成廣泛性焦慮症(generalized anxiety disorder)病人會一直聚焦在生病的角色上而獲得他人的關心？(A)附帶收穫(secondary gain)　(B)解離症狀(dissociative symptoms)　(C)虛談現象(confabulation)　(D)作態行為(mannerism)（109專高一）

41. 對身體症狀及相關障礙症(somatic symptom and related disorder)的病人提供照護時，下列敘述何者較適切？(A)強調是心理層面的問題，不需評估生理層面　(B)除非心理問題已獲得改善，否則身體症狀不容易改善　(C)病人最常使用合理化防衛機轉，可指出其矛盾之處　(D)告知病人身體症狀能在短期內改善，可藉此灌注病人希望　（109專高一）

解析 (A)應先做徹底身體檢查去除身體疾病的可能；(C)常使用否認、潛抑與轉化等心理防衛機轉；(D)應協助其了解壓力源，並發展有效因應模式。

解答：　38.B　39.D　40.A　41.B

42. 38歲林先生，騎車時發生嚴重車禍，之後持續出現睡不著、惡夢連連、感覺還聽到撞車時的剎車聲，抱怨被截斷的左腳似乎猶存，感到極度疼痛，常獨自在家中生氣，也不敢再經過車禍地點，上述症狀持續1個月以上，下列何項為最可能的問題？(A)重度憂鬱症(major depressive disorder) (B)創傷後壓力症候群(posttraumatic stress disorder) (C)思覺失調症(schizophrenia) (D)恐慌症(panic disorder)　　　　　　　　　　　（109專高二）

43. 王小姐，1年多來在電梯內及地下室特別容易焦慮不安及恐懼，會盡量迴避到這些場所，雖能認知此種害怕並不合理，但自己卻無法控制，其症狀最有可能為下列何項？(A)社交畏懼症(social phobia) (B)恐慌症 (C)特定場所恐懼症(agoraphobia) (D)是一種長期性非情境性的慢性焦慮　　　　　　　　　（109專高二）

44. 有關社交焦慮症(social anxiety disorders)之敘述，下列何者較適當？(A)病人會反覆的出現突發性的害怕失控或即將發瘋的感受 (B)因病人對任何的社交情境均會感受到焦慮，故病人的焦慮型態為漂浮型焦慮 (C)病人會因自覺身處於被觀察的社交情境而引發焦慮 (D)對於合併有肥胖症的病人而言，社交焦慮症引發的恐懼、焦慮或逃避行為與肥胖症有關　　　（110專高一）

45. 病人因反覆出現強迫性思考及持續洗手的行為，而入院治療，下列敘述何者較適當？(A)病人的強迫性思考內容常為無意義的 (B)護理目標以直接中止病人的洗手症狀為最優先考量 (C)洗手行為是病人藉此內射出其內在強迫性思考的手段 (D)須評估病人自我傷害的可能性，必要時可戴手套洗手　　　（110專高一）

解答： 42.B 43.C 44.C 45.D

46. 有關創傷後壓力症(post-traumatic stress disorder, PTSD)病人的治療處置，下列何者較適當？(A)若採用藥物治療，治療重點為以鋰鹽來緩解病人情緒症狀　(B)若採用精神分析治療，治療重點為採用家庭系統學說來說明家庭間病態的溝通　(C)若採用行為治療，治療重點為以洪水法協助病人逐步控制侵入性的創傷事件影像　(D)若採用認知治療，治療重點為引導病人修正對創傷事件起因與結果的扭曲認知　　　　　　　　　　　　（110專高一）

解析 (A)多以SSRI作為第一線治療藥物；(B)治療重點為找出創傷事件與焦慮原因，並學習調適；(C)治療重點為教導肌肉放鬆技巧，減輕發作時的焦慮。

47. 照顧罹患身體症狀及相關障礙症的病人，須特別評估隨著症狀表現而來的附帶收獲(secondary gain)，下列何項描述較適當？(A)附帶收獲是指表現出身體症狀便可以直接避免面對心理衝突或壓力　(B)應盡量不要太關注病人的身體症狀，以避免不當的增強附帶收獲　(C)以抗精神病(antipsychotics)藥物進行催眠會談，在過程中給予暗示及建議　(D)鼓勵病人持續關注身體症狀，以關注病人的身體症狀為主要護理措施　　　　　　　　　（110專高一）

解析 (A)附帶收穫指利用身體症狀形成生病角色，滿足依賴需求，達到引人注意、操控等目的；(C)藥物可控制症狀，另應安排心理治療幫助病人克服壓力、學習調適；(D)可能導致身體症狀相關障礙症症狀的增強。

48. 依據學習理論，有關特定畏懼症(special phobia)病人學習恐懼的途徑，下列敘述何者最適當？(A)過去曾有被畏懼對象傷害的不愉快經驗　(B)未能從過去經歷過的重大失落事件學習如何處理焦慮　(C)未能感受到自己被重要他人所認可　(D)無法忽略或壓抑反覆出現的想法或衝動　　　　　　　　　　（110專高二）

解答：　46.D　47.B　48.A

49. 有關強迫症(obsessive-compulsive disorder, OCD)病人的敘述，下列何者最適當？(A)病人通常缺乏病識感，無法理解這些強迫性想法　(B)病人常使用內射之防衛機轉，化解內在的衝突不安　(C)病人通常發病前即有求全、完美的傾向，強調事情的是非，缺少通融變化　(D)病人對其所患之強迫思想或行為常覺得不合理或並非自己所願，但尚可抗拒　　　　　　　　（110專高二）

解析 (A)病人通常具有病識感，且理解這些強迫性想法；(B)常使用反向、抵銷作用；(D)強迫思想甚至會突然闖入，使病人無法抗拒。

50. 有關急性壓力症(acute stress disorder)，下列敘述何者錯誤？(A)病人會出現易怒行為和無預警發怒　(B)診斷的對象限於直接經歷創傷事件者　(C)症狀困擾至少須持續3天以上　(D)病人會避免接觸與創傷事件有關的物件或場合　　　　　　（110專高二）

解析 (B)病人可能曾遭遇、目睹、或被迫面對具死亡威脅或破壞身體完整的事件等，不一定是直接經歷創傷事件。

51. 邱同學在會考前1個月，每次學校模擬考時都感到右手無力，被家人送到神經內科求診，但經多科醫師會診及檢查，卻找不到任何跟生理病變有關的證據，邱同學最有可能是下列何項診斷？(A)身體症狀障礙症(somatic symptom disorder)　(B)罹病焦慮症(illness anxiety disorder)　(C)轉化症(conversion disorder)　(D)人為障礙症(factitious disorder)　　　　　　　　　　（110專高二）

52. 李小姐因強迫症住院，今日母親探視時又因李小姐的強迫症狀而有爭執，母親離去後李小姐顯得焦躁不安。下列何種說法最有助於協助病人覺察自己的焦慮與行為間的關聯性？(A)可不可以多告訴我，妳對強迫症的看法？　(B)沒有人是完美的，妳的強迫症狀是正常的。　(C)我看到妳在咬指甲和走來走去，妳現在覺得怎麼樣？　(D)妳很緊張吧，我們來聽音樂消除焦慮　　　　　　　　　　　　　　　　　　　（111專高一）

解答：　49.C　50.B　51.C　52.C

53. 有關強迫症病人常使用的防衛機轉，下列何項較不適當？(A)隔離 (B)反向 (C)抵消 (D)內射 （111專高一）

解析 (D)為憂鬱症病人常用的防衛機轉。

54. 下列何種藥物，常用於治療強迫症病人的強迫行為？(A)抗焦慮劑－短效benzodiazepine，例如alprazolam (Xanax®) (B)抗憂鬱劑－選擇性血清素再回收抑制劑，例如fluvoxamine (Luvox®) (C)中樞神經興奮劑，例如methylphenidate (Ritalin®) (D)抗精神病藥物，例如aripiprazole (Abilify®) （111專高一）

解析 (A)用於焦慮、鎮靜安眠；(C)用於ADHD；(D)用於思覺失調症。

55. 王先生，診斷為廣泛性焦慮症，住院第一天顯得坐立不安、肌肉緊繃。有關此時會談的重點，下列何者最適當？(A)你以前緊張時都是怎麼處理的？ (B)是否因為擔心工作的事而引起？ (C)你和家人相處的狀況如何？ (D)請你說說你現在覺得怎麼樣？

（111專高一）

56. 有關下列疾患的心理因素，下列何者正確？(A)人際關係學派提及強迫症的發作源自於早年的肛門期，個人常以自我防衛機轉處理焦慮 (B)以精神分析的觀點來分析焦慮之導因，主要認為焦慮與同儕缺乏同理心有關 (C)學習理論之行為學派視焦慮為一種刺激、反應連結的學習反應 (D)認知學派認為趨避衝突最會誘發個人的焦慮 （111專高二）

解析 (A)人際關係學派認為焦慮與早期需要未被滿足及嬰兒時期照顧者缺乏同理心有關；(B)精神分析學派認為焦慮與出生時與母親分離的焦慮，及成長過程中自我無法維持本我與超我間的衝突所導致的後天性焦慮有關；(D)認知學派認為焦慮源自於個人不合理的信念。

解答： 53.D 54.B 55.D 56.C

57. 有關創傷後壓力症(posttraumatic stress disorder)的敘述，下列何者錯誤？(A)對災難事件不斷反覆的經驗再現(flashback)　(B)持續逃避與此創傷有關的刺激　(C)症狀持續超過1個月　(D)常使用抵消的防衛機轉　　　　　　　　　　　　　　　　　（111專高二）

解析 (D)通常使用潛抑的防衛機轉。

58. 強迫症(obsessive-compulsive disorder)的主要臨床症狀，下列敘述何者正確？(A) 10分鐘內達到極重度之焦慮表現，如呼吸困難　(B)刻意逃避社交場所　(C)有特定對象引發焦慮，如針筒　(D)出現難以控制的重複性行為及思想　　　　　　　　　　（111專高二）

解析 (A)此為恐慌症；(B)為社交畏懼症；(C)為特定畏懼症。

59. 下列有關急性壓力症(acute stress disorder)的敘述，何者錯誤？(A)創傷後次日可確定診斷　(B)暴露於真正或具威脅性的死亡、或重傷　(C)會出現逃避、解離、警覺等症狀　(D)會引起社交、職業等功能減損　　　　　　　　　　　　　　　（111專高二）

解析 (A)出現於創傷後3個月。

60. 有關焦慮的敘述，下列何者最適當？(A)焦慮是主觀的感受，皆與情境無關　(B)中度焦慮時注意力集中，利於學習效果　(C)焦慮伴隨的身體症狀，主要以自主神經系統反應為主　(D)防衛機轉不能降低焦慮　　　　　　　　　　　　　　　　（111專高二）

解析 (A)與情境有關，如社交畏懼症；(B)輕度焦慮有助於創造力的激發，適於學習與成長；(D)強迫症就常利用心理防衛機轉來抵銷心中的焦慮。

61. 有關焦慮病人的護理評估，下列何者適宜？(1)焦慮是一種精神疾患，不須注重生理層面評估　(2)護理人員應從病人語言及非語言訊息評估情緒問題　(3)評估病人認知層面，有助於了解焦慮的程度　(4)評估病人靈性層面，有助於了解病人因應行為的來源。(A) (1)(2)(3)　(B) (1)(2)(4)　(C) (1)(3)(4)　(D) (2)(3)(4)　（112專高一）

解析 (1)嚴重焦慮的生理狀態可能會導致病人崩潰甚至死亡。

解答：　　57.D　　58.D　　59.A　　60.C　　61.D

62. 謝女士因恐慌症(Panic Disorder)入院，今早開始感覺心跳加速、呼吸困難、頭暈、胸悶，前去向護理師求助，下列護理處置何者最為優先？(A)提醒謝女士不要誇大解釋身體不適的症狀　(B)安撫謝女士此為恐慌發作的前兆，要學習與症狀共存　(C)詳細詢問所有可能引發謝女士恐慌發作的原因　(D)與謝女士一起進行呼吸放鬆，必要時給予紙袋　　　　　　　　　　（112專高一）

　　解析 發病時要先轉移其注意力，降低焦慮感，雖答案選(D)，但使用紙袋罩住口鼻處理過度換氣症狀可能因缺氧導致併發症，故已不建議使用。

63. 有關中度焦慮的照護原則，下列何者最適宜？(A)觀察並辨識病人不同焦慮程度的表現　(B)告訴病人焦慮是多餘且過分的　(C)安排病人學習挑戰新的活動　(D)安檢後執行保護性約束

　　　　　　　　　　　　　　　　　　　　　　　　　　　（112專高一）

64. 有關病人以身體症狀帶來附帶收穫(secondary gain)的敘述，下列何者最適切？(A)病人能增加病識感及服藥意願　(B)滿足病人依賴的需求，減輕需負的責任　(C)病人的記憶力與定向感下降　(D)病人能增加社會互動的意願　　　　　　　　　（112專高二）

　　解析 附帶收穫是指病人利用身體症狀形成生病角色，滿足其依賴的需求，減輕應負的責任、操縱周遭環境等，並可能加重其身體相關障礙症症狀。

65. 陳先生，近三個月多次忽然間感到胸痛、心悸、發抖、透不過氣，失去現實感等症狀，可在幾分鐘後緩解，經各項身體檢查顯示並無生理疾病，但之後陳先生仍持續擔心症狀會再度發作並死亡。下列敘述何者為陳先生最可能的診斷？(A)創傷後壓力症　(B)恐慌症　(C)廣泛性焦慮症　(D)社交畏懼症　　　　（112專高二）

66. 王女士，36歲，半年來經常感到坐立不安、肌肉緊繃、容易疲勞，入睡困難，總是過度擔心工作或家庭會發生問題。王女士最有可能的問題，為下列何者？(A)慮病症　(B)畏懼症　(C)恐慌症　(D)廣泛性焦慮症　　　　　　　　　　　　　　　　　　（112專高二）

解答：　　62.D　　63.A　　64.B　　65.B　　66.D

67. 有關災難護理的敘述，下列何者最不適切？(A)救難人員也是災難後照護關懷的對象　(B)「二度災難」是指為了申請各類補助而遭遇到的各種困難　(C)要求災民回到事故現場參與情境暴露法治療　(D)考慮災民的文化差異提供照護　　（112專高二）

68. 林同學，20歲，上台報告時總是會極度恐懼或焦慮，也無法在公共場所用餐，平時會儘量避免與他人交談或互動。林同學最有可能的問題是下列何者？(A)社交畏懼症(Social Phobia)　(B)轉化症(Conversion Disorder)　(C)選擇性不語症(Selective Mutism)　(D)廣泛性焦慮症(Generalized Anxiety Disorder)　　（112專高三）

69. 葉先生，36 歲，診斷恐慌症，發作時感到喘不過氣、胸痛、四肢麻痺，在急診時大喊：「我覺得快死了！」，下列護理師的處置，何者最適宜？(A)「不會，你不會死，不用想太多，你現在太緊張了，這些都是正常的焦慮症狀」　(B)「冷靜一下，好好地說清楚你發作時的感覺」　(C)「請問你以前都怎麼處理這種情況？」　(D)「你現在人在醫院，我們陪著你。你很安全」　　（112專高三）

70. 汪小姐剛入住急性精神科病房，覺得門把骯髒，都使用紙張包覆才願意轉動把手，下列何項護理措施最適宜？(A)不給與紙張，強迫他適應觸摸門把　(B)向他解說，拿紙張是不必要的　(C)要他負責清洗病房的門把　(D)提供他紙張，直到他的焦慮減輕　　（113專高一）

71. 有關恐慌症的敘述，下列何者最不適切？(A)預期中的反覆發作　(B)突發的恐懼會於幾分鐘內達最高峰　(C)常見心悸、喘不過氣、胸痛等症狀　(D)可能出現失真感、失自我感　　（113專高一）
解析 (A)為週期性、突發性地呈現極端不安、恐慌的焦慮狀態。

解答：　67.C　68.A　69.D　70.D　71.A

72. 李同學，12歲，對無法停止洗手行為，感到情緒低落並無自信，導致每次不停的洗手，即使手已經破皮仍繼續洗手。護理師建議李同學藉由玩自己最喜歡的小小兵玩具轉移注意力並練習不繼續洗手。此種照護處置是應用下列何種治療技巧？(A)沙箱療法 (sand body therapy) (B)非指引性治療(non-directive play) (C)暴露與反應阻止法(exposure and response prevention) (D)生理回饋 (bio-feedback) （113專高一）

解析 (C)是一種針對強迫症的心理治療，訓練病人循序漸進的暴露在會引發強迫症狀的情境中，但不作出強迫行為。

解答： 72.C

人格障礙症的護理

出題率：♥ ♡ ♡

病　因┬─生物因素
　　　├─心理因素
　　　└─社會文化

臨床分類與處置┬─A群人格障礙症
　　　　　　　├─B群人格障礙症
　　　　　　　└─C群人格障礙症因素

治　療

護理處置

Psychiatric Nursing

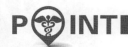

重 | 點 | 彙 | 整

　　當個人無精神症狀，但是長期呈現僵化、適應障礙的人格傾向，甚至影響社會及職業功能、干擾他人，這種因長期性格問題造成的行為障礙稱為人格障礙症(personality disorder)。**主要特徵為對壓力調適不良且處事缺乏彈性、在工作或親密的人際關係上出現障礙、總能想法子把自己的錯誤歸咎於他人、青少年就已經發生**。由於人格障礙症之因素較為複雜，且病人多數**缺乏病識感及治療動機**，故預後較差。

一、病　因

1. 生物因素：**可能與遺傳相關**，當病人一等親有人格障礙症，其罹病率高於一般人。**血清素代謝物(5-HIAA)過低**與自殺企圖、衝動控制力差有關。

2. 心理因素：
   (1) 精神分析學派認為人格障礙症是**心理發展某階段發生心理衝突**，造成固著情形；邊緣型人格與兒童期的創傷經驗有關。
   (2) **自我(ego)的功能越薄弱，自我控制力就越差**。

3. 社會文化因素：社會價值觀不穩定會影響孩童自我認同。**兒童期、青春期受虐創傷經驗、父母教養也會影響的人格發展**。

二、臨床分類

(一) A 群人格障礙症

1. 妄想型人格障礙症(paranoid personality disorder)：
   (1) 人格特質：**疑心**、不相信別人、敏感、防備、小事化大事、情感冷淡。

(2) 護理措施：**建立信任關係為首要**，協助病人養成信任他人的習慣、注意一致性態度。

2. 孤僻型人格障礙症(schizoid personality disorder)：
   (1) 人格特質：人際關係疏離、孤僻、對周遭事物不在乎或缺乏感受、內向、對人際不安。
   (2) 護理措施：給予病人關懷與支持。

3. 思覺失調型人格障礙症(schizotypal personality disorder)：
   (1) 人格特質：**各式怪異想法、言談、行為**。
   (2) 護理措施：接納病人但需呈現事實，**協助了解壓力源**。

(二) B群人格障礙症

1. **做作型人格障礙症**(Histrionic personality disorder)：
   (1) 人格特質：又稱歇斯底里性人格障礙症，病人易出現戲劇化、善變、做作、**快速轉變又膚淺且強烈的情緒反應**、**喜引人注意**、自我中心、要求多、常需要他人的支持，**常以不適當的性挑逗與他人交往**。
   (2) 護理措施：客觀分析其行為內涵，不要被假象所騙，工作人員不要被操縱。

2. **自戀型人格障礙症**(narcissistic personality disorder)：
   (1) 人格特質：常以自我為中心、**自我誇大**、愛表現、不喜歡接受批評，專注於幻想自身的成功、權力、美貌或理想的愛情，無法接受他人的批評和建議，**缺乏同理心**。
   (2) 護理措施：此類型的病人有自己的獨特想法，治療不容易成功，所以工作人員需小心不要被病人操縱。

3. **反社會型人格障礙症**(antisocial personality disorder)：
   (1) 人格特質：**衝動、易怒、不遵從規範**、自私、**不負責任**、缺乏羞恥心、**欺騙、操縱，無法感受到對懲罰或痛苦的恐懼、冷漠無情，不在乎傷害他人**，具**無法延宕需求滿足**的特徵。

(2) 護理措施：**採取直接且一致的態度**。

4. 邊緣型人格障礙症(borderline personality disorder)：

(1) 人格特質：常在**人際關係、情感及自我概念**等方面呈現不穩定狀態，例如**人際關係緊張**，常無端發怒。**對人的觀感常陷入全好或全壞兩極端中，常出現自傷或威脅行為**；邊緣型人格障礙症病人長期感到空虛、自我控制差、無法忍受孤獨、情緒不穩定、對自我概念常處於模糊狀態，因此其人際關係經常陷於緊張不穩定之模式，易出現自殺行為，故需預防。

(2) 護理措施：面對邊緣型人格病人情緒失控時，需**協助病人確認自己的行為及情緒**，幫助其學習穩定的生活。當病人出現**分化行為時，應避免被操縱，工作人員態度須一致**。

(三) C 群人格障礙症

1. **強迫型人格障礙症**(compulsive personality disorder)：

(1) 人格特質：人格過分墨守成規、謹慎、**缺乏隨機應變力**、責任感強、因小事而忽略大事，經常被形容有完美主義、講秩序、重效能、**固執**、注意細節、愛批判、工作狂。

(2) 護理措施：接納、提供安全感環境、減低焦慮、提供情緒支持。

2. 畏避型人格障礙症(avoidant personality disorder)：

(1) 人格特質：害羞、怕被拒絕、內心很想得到他人關心，但是不敢與人交往而迴避。

(2) 護理措施：鼓勵病人從事人際互動的學習。

3. 依賴型人格障礙症(dependent personality disorder)：

(1) 人格特質：缺乏自信心、無法獨立、希望他人替自己重要的事做決定。

(2) 護理措施：**指出不當的行為，並予以設限**，不必拘泥小事。

三、治　療

　　人格障礙症之治療重點在**協助其改善因人格障礙症所導致的情緒困擾、社會職業功能障礙，以促進其生活適應能力。**

四、護理處置

1. 可表達對其行為的不同意，但對病人本身是接受的態度。

2. 需從熟悉病人的重要關係人收集資料。

3. 在照顧人格障礙症時，護理師最大的挑戰是個案挑起人際間糾紛，需隨時督察自己對病人的感覺和情緒反應。

QUESTI?N

1. 王小姐是位具有依賴性人格特質的個案，經常表現出害怕被拋棄、無助，且要求他人給予特別關注。當她提出需要特別的協助與陪伴時，護理師最合宜的處置是：(A)避免傷害個案，盡量滿足其需求　(B)盡量不予理會，減少直接關注個案　(C)指出不當的行為並予以設限　(D)請家屬來陪伴病人　　　　　（91專高）

2. 人格障礙症(personality disorder)之護理原則，下列何者正確？(A)主要針對其人格結構予以改變　(B)病人本身人格及行為的表現實難以讓人接受　(C)可表達對其行為的不同意，但對病人本身是接受的態度　(D)需給予病人社會規範，行為的約束為首要原則　　　　　　　　　　　　　　　　　　　（91師檢二）

3. 下列有關邊緣性人格障礙症之敘述，何者最不適當？(A)對人的觀感常陷入全好或全壞兩極端中　(B)對人際關係以及情感表現極為不穩定　(C)常出現自殺、自傷或威脅的行為　(D)可以有效的控制自己的情緒　　　　　　　　　　　　　　（92專高二）

4. 一位病人因企圖自殺，第五次被送入急診治療，她主訴過去四年內曾墮胎四次，與家人也是衝突不斷，故在外租屋獨居，她抱怨因空虛寂寞，情緒低落到極點。據疾病診斷準則，此人最可能是何種疾病診斷？(A)反社會型人格障礙症　(B)重度憂鬱症　(C)適應障礙伴隨憂鬱　(D)邊緣型人格障礙症　　　　　（92師檢一）

   解析 邊緣型人格障礙症病人長期感到空虛、自我控制差、無法忍受孤獨、情緒不穩定、對自我概念常處於模糊狀態，因此其人際關係經常陷於緊張不穩定之模式。

5. 下列何者是邊緣性人格障礙症病人之特色？　(1)情緒搖擺不定　(2)喜歡孤獨　(3)會有性濫交　(4)常用內射的防衛機轉　(5)喜歡用二分法(splitting)分好人壞人。(A) (1)(3)(4)　(B) (1)(2)(5)　(C) (2)(3)(5)　(D) (1)(3)(5)　　　　　　　　　　　　　　（94專高一）

解答：　　1.C　　2.C　　3.D　　4.D　　5.D

解析 邊緣性人格障礙症常在人際關係、情感及自我概念等方面呈現不穩定狀態。對人的觀感常陷入全好或全壞兩極端中，常出現自傷或威脅行為。

6. 王先生為強迫型人格障礙合併焦慮症狀的患者，住院初期表現過度有禮，主動要求參與治療性活動，過程中頻頻詢問活動細節及自己的表現，表示來住院就要做個好病人，自我要求高。請問下列對王先生的護理處置，何者不適當？(A)鼓勵王先生覺察自己不適當的想法　(B)提供人際互動團體，以學習適當行為表現(C)要求王先生改變完美主義的自我期待　(D)必要時使用藥物控制其強迫症狀的困擾　　　　　　　　　　　　（96專高二）

7. 黃先生，40歲，診斷為邊緣型人格障礙症，和護理師互動中喜歡分化，下列護理措施何項正確？(A)回顧對護病關係的觀點　(B)工作人員維持一致的行為　(C)強化病人的適應性社交反應　(D)協助分析其所認知的失敗經驗　　　　　　　　　　　　　（102專高一）

8. 下列何者是「人格障礙症(personality disorder)」中「反社會人格(antisocial personality)」者之行為特徵？(A)欺騙、操控、缺乏罪惡感、不遵從規範　(B)誇大、自我膨脹、優越感、自行其事(C)行為僵化、不會變通、常責怪他人　(D)害怕分離、獨立與做決定、常反覆不定　　　　　　　　　　　　　（102專高一）

9. 「完美主義、講秩序、重效能，固執，注意細節，愛批判，工作狂」，通常是下列何種「人格障礙症」之特質？(A)畏縮型人格障礙症　(B)依賴型人格障礙症　(C)強迫型人格障礙症　(D)邊緣型人格障礙症　　　　　　　　　　　　　　　　　（103專高一）

解答：　　6.C　　7.B　　8.A　　9.C

10. 曾小姐，22歲，診斷為邊緣型人格障礙症，平日的花費都需依靠母親的供應，心情好時對母親極為撒嬌，但若不依其需求就會以割腕等自我傷害的行為作威脅，母親頗感心疼又無奈而求助於護理師，護理師應用有關家庭治療的原則，下列何者最不適宜？(A)處理母女關係的自我界域(ego-boundary)　(B)處理母女關係的雙重束縛(double-bind)　(C)處理母女關係的假性和諧關係(pseudohomeostasis)　(D)處理母女間的三角關係(triangles)
　　　　　　　　　　　　　　　　　　　　　　　　（105專高一）

11. 夏小姐，32歲，長期出現古怪思考與言談，談話主題含糊，繞圈子，內心世界像小孩子一樣有奇異幻覺，多疑，自認有心電感應之能力，並出現身體輕飄飛起之錯覺，對社交關係感到不自在，社交的焦慮不會因為情境熟悉度增加而下降，近日工作壓力大開始出現短暫精神症狀，下列診斷何者正確？(A) A群思覺失調型人格障礙症　(B) B群反社會型人格障礙症　(C) C群依賴型人格障礙症　(D) B群自戀型人格障礙症　　　　　　　　（105專高二）

12. 承上題，護理師的照護計畫何者正確？(A)面對夏小姐的怪異言行，空談虛論，應予面質，促進自我覺察　(B)使用抗精神病藥物、觀察用藥反應，並定期與夏小姐會談、了解壓力源，進行心理治療　(C)治療者宜採權威角色，進行團體治療，避免遭到夏小姐操控，試圖控制一切局面　(D)夏小姐此類病人多數應有病識感，可自省防禦機轉之不當使用，故宜進行嚴謹的控制，避免讓夏小姐覺得治療者無能　　　　　　　　　　　（105專高二）

13. 人格障礙症病人無法感受症狀所帶來的痛苦，所以病人極少認為有治療的必要，一般都是性格問題導致生活適應上產生障礙，才會到精神科求診，因此治療重點包括下列何者？(1)改變病人個性本質　(2)改善導致其困擾之症狀　(3)給予情緒支持　(4)增進病人適應生活及適應環境的能力。(A) (1)(2)(3)　(B) (1)(2)(4)　(C) (1)(3)(4)　(D) (2)(3)(4)　　　　　　　　　　　　　（108專高一）

解答：　　10.D　　11.A　　12.B　　13.D

解析 人格障礙症治療目標不在改變人格本質，而是協助其改善因疾病所導致的情緒困擾、社會職業功能障礙，以促進其生活適應能力。

14. 照護妄想型人格障礙症病人，為使病人至少可以信任一些人的態度，其治療首重下列何者？(A)評估病人自殺意念　(B)引導病人注意自己的行為　(C)建立治療性人際關係　(D)協助病人認知合作及妥協的重要性　　　　　　　　　　　　　　　（108專高一）

15. 邊緣型人格障礙症病人有挑撥與討好的人際互動、情緒及明顯的衝動，最適宜的護理措施為下列何者？(A)建立良好的治療性人際關係　(B)避免被病人操縱　(C)與病人訂契約保證不自殺　(D)教導認識社會心理壓力　　　　　　　　　　　　　　　（108專高一）

16. 人格違常障礙症中之主要特徵為完美主義，重視細節，固執而缺乏彈性者，為下列何種人格障礙症？(A)邊緣型人格障礙症　(B)強迫型人格障礙症　(C)孤僻型人格障礙症　(D)反社會型人格障礙症　　　　　　　　　　　　　　　　　　　　　（108專高二）

17. 李同學診斷為邊緣型人格障礙症(borderline personality disorder)，手臂上很多的割痕，對於被媽媽送來住院非常的憤怒、對媽媽謾罵，下列何項是護理師目前最為適切的處置？(A)安慰媽媽，說明這是短暫的現象，請媽媽放心　(B)根據行為治療與李同學訂定不自傷約定　(C)請媽媽於住院期間不要探視，以免刺激病人　(D)評估李同學為作態性自殺，不必注意手臂上的割痕　　　　　　　　　　　　　　　　　　（109專高一）

18. 人格違常的護理措施主要針對病人所出現之特殊行為或症狀處理，常見的問題行為下列何者正確？(1)自我傷害　(2)操縱　(3)衝動行為　(4)自我照顧能力缺失。(A) (1)(2)(3)　(B) (1)(2)(4)　(C) (1)(3)(4)　(D) (2)(3)(4)　　　　　　　　　　　　　　（109專高二）

解答：　14.C　　15.B　　16.B　　17.B　　18.A

19. 張小姐被診斷為做作型人格障礙症(histrionic personality disorder)，護理師應事先了解病人的特性，才能客觀的與病人建立治療性關係，下列何者是張小姐較可能出現的行為？(1)利用自己身體外觀來吸引他人注意　(2)展現快速轉變和膚淺表現的情緒　(3)衝動、易怒、具攻擊性　(4)常以不適當的性挑逗與他人交往。(A) (1)(2)(3)　(B) (2)(3)(4)　(C) (1)(3)(4)　(D) (1)(2)(4)

解析 (3)為反社會型人格障礙症病人的行為。　　　　　　（110專高一）

20. 有關人格障礙症(personality disorder)的特性與病因，下列敘述何者較適當？(A)與自我(ego)的功能薄弱有關，導致自我控制力較差　(B)與遺傳無關，於嬰幼兒時期人格發展過程中形成障礙　(C)與血清素代謝物(5-HIAA)過高有關，常會有自殺企圖、衝動控制力差　(D)與青春期或成年早期的發展無關，宜以現有症狀表現進行診斷　　　　　　　　　　　　　　　　　（110專高二）

解析 (B)與遺傳密切有關；(C)通常血清素代謝物較低；(D)與青春期或成年早期的發展有關。

21. 根據 DSM-5 診斷準則，有關反社會人格(antisocial personality disorder)的敘述，下列何者最不適當？(A)無法遵從社會規範，經常遊走於法律邊緣　(B)認為自己很重要，希望他人自動順從自己的意願　(C)不負責任，無法維持工作或亂開空頭支票　(D)不知悔恨，合理化對他人造成的傷害　　　　　　（111專高一）

解析 (B)為自戀型人格。

22. 有關強迫性人格障礙症的臨床表現，下列敘述何者最適切？(A)缺乏彈性的行為模式　(B)能夠反思自己的行為　(C)常伴隨有宗教妄想　(D)喜歡從事冒險活動　　　　　　　　　　（112專高一）

解答：　19.D　20.A　21.B　22.A

23. 根據DSM-5診斷準則，人格障礙症(General Personality Disorder)的描述，下列何者最不適宜？(A)會表現在認知、情感、人際功能或是衝動控制　(B)最早可追溯到成人晚期才顯現　(C)持久，無彈性，遍及廣泛的個人及社會狀況　(D)會引起社會、職業或其他重要領域功能的減損　　　　　　　　　　（112專高一）

解析 (B)與青春期或成年早期的發展有關。

24. 邊緣型人格障礙症病人有可能將護理師理想化或是言詞貶損護理師，有關此臨床特徵的敘述，下列何項最適切？(A)無法感受到對懲罰或是痛苦的恐懼　(B)冷漠無情，不在乎傷害他人　(C)強烈的自大以及對他人缺乏同理心　(D)以全好和全壞二分法的觀點看待人際關係　　　　　　　　　　（112專高二）

解析 (A)(B)反社會人格障礙症；(C)自戀型人格障礙症。

MEMO

老年期精神衛生護理

出題率：♥ ♥ ♡

老年憂鬱症

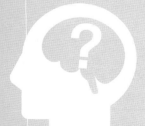

Psychiatric Nursing

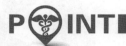

重 | 點 | 彙 | 整

11-1 老年憂鬱症

臨床常見老年的 3D 精神疾病：**認知障礙症**(dementia)、**譫妄**(delirium)、**憂鬱症**(depression)（表 11-1）。

1. 病因：與**血清素**神經傳導物質**分泌減少**有關，或**慢性疾病**，如**中風、心血管疾病**。老人罹患憂鬱症情形高於成人，且**自殺率較 60 歲以下成人高**。

2. 臨床症狀：**以身體不適來顯現情感障礙**，常被誤診為認知障礙症，又稱為**假性失智症**，與失智症相比，病人多半**有清楚的發病時間、常抱怨認知症狀**，但行為與認知障礙嚴重度不相稱，且問話老是回答「不知道」。老年人會以飲酒與濫用處方藥物，調適其壓力或憂鬱。

3. 治療：**老人憂鬱之藥物劑量約為 1/3~1/2 的年輕人劑量**，於夜間服用安眠藥或鎮靜劑的老年人，**需評估老人之意識狀況，預防跌倒發生**。

表 11-1 譫妄和認知障礙症的比較

譫妄(delirium)	認知障礙症(dementia)
急性發作	**慢性漸進發生**
可逆性	**不可逆性**
有意識混亂	無意識混亂
症狀表現呈**巨幅波動**	症狀表現**較和緩**
近程、遠程記憶均有缺損	**初期近程記憶較遠程記憶差**
常出現視幻覺、錯覺等知覺障礙	幻覺、錯覺等知覺障礙

11-2　譫　妄

　　譫妄是指**突然發作**的意識混亂，乃因腦組織暫時性的功能障礙所致，故為**可逆性**。是一症候群，出現意識不清、**激躁不安**、行為混亂、**定向感差**、產生錯覺或幻覺。**通常是急性發作**，又稱急性腦症、急性混亂狀況。

一、病　因

　　譫妄的原因有很多，大致來說有：代謝性腦病變、感染、藥物和毒物中毒、藥物引起中樞神經副作用、新陳代謝失調、戒斷症狀、頭部外傷、腫瘤、甲狀腺或副甲狀腺疾病、**體液電解質及酸鹼不平衡**、心理社會壓力、長期臥床、睡眠被剝奪等。**在任何年齡層都可能會出現，其發生原因是多重性的，與退化無關。**

二、臨床症狀

1. **意識障礙**伴隨**注意力或持續力下降**。
2. **認知能力改變：記憶力、語言能力障礙、失去定向感**（先對時間出現障礙，之後是地點）、**視覺空間能力**。
3. 短時間內病情呈巨幅波動。
4. 譫妄症個案出現的幻覺中，**視幻覺為最常見**。
5. 睡眠紊亂，日夜顛倒，因認知功能缺乏，特別是夜間和清晨較嚴重，稱之「日落症候群」。

三、治　療

　　提供支持療法和症狀控制，包括情緒支持、休息、營養、睡眠、預防意外、找出病因以改善症狀。

四、護理處置

1. 譫妄病人因意識呈現**混亂**狀態，對時間及空間定向感差，具定向感障礙，故其護理措施應著重於預防受傷。

2. **密集監測病人生命徵象**、意識與知覺，以促進其康復。

3. 維持足夠營養與液體攝取。

4. **維護病人安全性**，減少環境中過分或突然的刺激，避免經常更換照護者，以免引起病人不安。房間光線宜明亮、布置簡化。

5. **維持其舊有生活習慣、簡化環境**，減少必須做選擇的機會。病房內懸掛熟悉的擺設，增進病人現實感、提供定向資訊，以降低因困惑而導致的不安。

6. 視幻覺的護理：病人因視幻覺而害怕時，宜不斷提出溫暖而堅定的保證，降低其不安。

7. **溝通時簡單扼要**、重複提供現實感。在病人面前說話、視線接觸，控制四周干擾，說話速度慢且直接，避免使用開放式問句，並給足夠的時間回應。與激動病人接觸時應保持堅定態度、減少刺激。

11-3 認知障礙症

　　認知障礙症是因後天腦功能異常導致認知功能受損，**影響日常生活處理能力，為進行性發展。認知功能包括注意力、執行功能、學習和記憶、語言能力、感覺與動作整合、社會人際認知**。臨床上常以**簡短智能評估表**(MMSE)評估病人的認知功能。

一、病　因

1. **神經性退化引起的認知障礙症**：
   (1) 常見阿茲海默症、額葉認知障礙症、路易氏體認知障礙症。
   (2) 大腦退化，多巴胺、正腎上腺素、**乙醯膽鹼功能不足**，可能與唐氏症（染色體 21 異常）、頭部外傷、家族遺傳及年齡有關。
2. **血管疾病引起的認知障礙症**：因腦中風或腦血管病變造成腦部血液循環不良，使組織缺氧、腦細胞死亡。
3. **續發性認知障礙症**：由特定原因所造成，經治療後有機會恢復，常見病因有重金屬或止痛劑中毒、感染（腦膜炎、庫賈氏症）、代謝障礙、腦部疾病、營養缺乏等。

二、臨床症狀

(一) 阿茲海默症

　　屬原發退化性認知障礙症，是慢性、漸進性的退化過程，最明顯的症狀為記憶力減退，語言障礙、識別不能(agnosia)、注意力無法集中、人格改變之症狀，之後則出現判斷力不佳、情緒反應強烈、大小便失禁等，最後無法行走或控制腸胃功能，慢慢昏迷和死亡。

1. **記憶力減退**：**初期即有健忘傾向**，先是**短期**、近期、甚至遠期記憶，常虛構內容以填滿記憶力缺損的空隙，稱為**虛談現象**(confabulation)，藉此掩飾記憶障礙。
2. 語言障礙：疾病末期可能出現回音或**失語症**。
3. 感覺知覺障礙：嚴重時會發生錯覺、幻覺、妄想，**最常見妄想為被偷妄想**。認知功能缺失夜間時症狀會惡化，此現象稱為**日落症候群**(sundown syndrome)，即在傍晚（黃昏）與前半夜較白天更明顯的激動與混亂的症狀。

4. **定向感障礙**：受損依次為**時間、地點、人物**，傍晚、夜間、陌生環境尤其明顯。

5. 情緒障礙：情緒變化初期為焦慮、憂鬱、易怒、退縮，隨著喪失病識感而出現多疑、善變，**常發脾氣**。

6. 認知障礙症與憂鬱症的區別是：**前者傾向隱藏自己的認知缺陷，後者多抱怨認知缺陷。**

(二) 血管疾病引起的認知功能障礙症

血管疾病引起的認知功能障礙症常出現記憶缺損**造成學習力減弱**、社會職業功能下降、情緒（憂鬱症）及人格變化。

三、治　療

(一) 藥物治療

1. 認知症狀：使用**乙醯膽鹼酶抑制劑**(AChEI)，如 Donepezil (Aricept)、Rivastigmine、Galantamine，抑制乙醯膽鹼分解，增加腦中乙醯膽鹼的濃度，治療阿茲海默症初、中期的記憶障礙。

2. 非認知症狀：Haldol 可改善病人妄想、激動。Benzodiazepine (BZD)**會使感覺遲鈍，反而讓譫妄症狀更嚴重**，用於睡眠障礙病人會產生耐受性、白天迷迷糊糊，故不可長期使用，使用時最好能於**白天安排足夠的運動量**。適量的憂鬱劑（如 TCAs 類藥物）可以改善病人憂鬱症狀。

(二) 懷舊治療與生命回顧

根據艾瑞克森的發展理論，**自我統合與絕望為老年期的主要發展任務**。懷舊治療可幫助病人**維持長期記憶的能力**，提升個案的自尊與自信心，並促進歸屬感和愉悅感。**生命回顧可使老人再**

度檢視過去記憶，解決內心衝突、尋找生命意義，並發展對生命
與死亡的正向態度。

(三) 音樂治療

音樂治療可提供愉悅及放鬆感的治療性環境。

四、護理處置

1. 維持基本生理需求之滿足、規律的生活作息、均衡的飲食、適
   宜的睡眠及活動，均有助於病況的改善。

2. 幫助病人理解的技巧：
   (1) 與思考反應遲緩的老年人溝通時，說話時應從正面注視老
       人，說話速度慢而清晰、**聲音低**。
   (2) 給病人充分的時間來回答，**當病人忘詞時，試著幫忙表達，
       以減輕其挫折感**。
   (3) 若老人對問題反應慢或無法適當回答，可以改變問法並減緩
       說話速度。
   (4) **使用溫和、簡單字句，避免開放式問句、重複重點**。
   (5) **保持視線接觸、注意病人的音調、姿勢，以推測其感覺**。

3. 與初期病人談話時盡量不要提出**近期記憶力相關問題**。對中重
   度認知障礙症者宜多**以身體語言輔助語言溝通**。

4. 易走失的病人，宜在身上**掛身分識別的標誌，並減少其單獨外
   出的機會**。

5. 根據**活動理論**(activity theory)，保持活躍是老人心理健康的重要
   因素，**可鼓勵老人參與同輩團體活動，維持其日常活動功能有
   最高獨立性**。

6. 提供安全、熟悉保護性的環境，**盡量安排固定的護理師**，增加安全感及熟悉度。

7. 必要時按醫囑給予適量藥物幫助睡眠，但**須注意用藥狀況、預防跌倒**，睡眠活動應固定且適當，以免造成病人晚上睡不著。

8. 多給予病人知覺上的刺激，如看電視、聽音樂，安排親友訪視等，可延緩其病況進展。

9. 告知家屬定向感障礙的原因，並鼓勵持續**對病人關懷，以增加其現實感**，環境安排上除注重**安全及保護性外**，盡可能**不變換病人的房間及擺設**，以加強其定向感。

10. **提供現實導向治療：**在家中可懸掛大型日曆、時鐘，在病室內可設置大型指示牌或視線範圍內貼上姓名。活動空間光線明亮，利用色彩或圖案，以幫助其分辨事物。

11. 理查森(Richardson)認為協助認知障礙症病人處理壓力，以減少其激動的護理措施中，最重要的是**以真誠對待並支持病人**。

12. 返家後居家照護，**應提升個案及家屬的自我照顧能力，並加強對相關資源的利用**。

13. 當病人因妄想而激躁時，**宜適當轉移注意力**。

QUESTI?N

1. 護理師照顧一位67歲，患阿茲海默失智症(Dementia of the Alzheimer's Type)的王先生，某日發現王先生外出走失迷路，為使類似問題不再發生，護理師採用較合宜的預防措施為何？(A)避免其外出　(B)給予行為治療訓練其認路　(C)了解王先生走失迷路的原因　(D)察看王先生身上有無識別標誌　　（99專高二）

2. 有關老年精神病居家照護原則，下列何者正確？(1)評估時完全以個案的疾病為中心　(2)應提升個案及其家屬自我照顧的能力　(3)著重於精神疾病問題的處理即可　(4)需增強個案及其家屬對相關資源的利用。(A) (1)(4)　(B) (2)(4)　(C) (1)(3)　(D) (2)(3)

（99專高二）

3. 護理失智症病人時，下列護理措施何者最不適當？(A)盡量安排固定的照顧者，以降低病人的猜疑與適應困難　(B)限制病人的活動範圍，以減少其恐懼與抗拒　(C)在病人房內懸掛熟悉的擺設，以減低因困惑而導致的不安　(D)病人因出現幻覺而極度害怕時，提供溫暖與堅定的情緒支持　　（99專普二）

解析 限制活動範圍可能會造成病人不安，應提供安全、熟悉的環境。

4. 有關照護失智症病患之護理措施，下列敘述何者錯誤？　(A)提供安全、熟悉、現實導向之支持性環境　(B)穿著簡單舒適，適時使用眼鏡、假牙、助聽器等　(C)重視生活之規律性　(D)安排不同之護理師接觸病患，增進認知功能　　（100專高一）

解析 維持定向感，宜固定醫療人員照顧者。

5. 李先生，70歲，患阿茲海默失智症(dementia of the Alzheimer's type)，其最常見的行為特徵是定向感障礙(disorientation)，最早喪失的定向感類別為：(A)人物　(B)時間　(C)地點　(D)事情

解析 通常依序為時間→地點、事情→人物。　　（100專高一）

解答：　　1.C　　2.B　　3.B　　4.D　　5.B

6. 有關老年憂鬱症的敘述，下列何者正確？(A)老年男性罹患率較老年女性高　(B)病患常以身體不適來顯現情感障礙　(C)醫療處置以懷舊治療最有效　(D)是老年失智症的前驅症狀　（100專高一）

解析 除了藥物之外，認知治療是常見的心理治療方式。

7. 照顧失智症病人時提供「以現實為導向」的護理原則，其主要目的為：(A)減少病人不實際的妄想　(B)誘發病人的回憶　(C)加強病人定向感　(D)協助病人記憶　（100專高二）

8. 柳先生，73歲，一年半前，開始有健忘情形，一個問題問了好幾遍，其兒子懷疑柳先生有失智症，護理師應繼續觀察失智症的主要常見特徵為何？(1)定向感問題(disorientation)　(2)日落症候群(sundown syndrome)　(3)睡眠問題(sleep disorder)　(4)意識障礙(conscious disorder)。(A) (1)(2)　(B) (2)(3)　(C) (3)(4)　(D) (1)(4)

解析 失智症有記憶或減退、定向感障礙、抽象思考與判斷力喪失、語言障礙、動作障礙等特徵，無睡眠與意識問題。　（100專高二）

9. 朱小姐陪同患阿茲海默失智症(dementia of the Alzheimer's type)的父親到醫院看病，朱小姐敘述其父親之下列行為中，何者不是失智症十大警訊之一？(A)不記得自己是否已刷牙、洗澡　(B)外出時不知身在何處　(C)開朗個性變為多疑、猜忌　(D)睡眠時數的增加　（100專高二）

解析 失智症有記憶或減退、定向感障礙、人格改變、抽象思考與判斷力喪失、語言障礙、動作障礙等特徵，無睡眠問題。

10. 與老年失智症病人溝通時，幫助病人理解的技巧，下列何者不合適？(A)說話速度緩慢且直接，並留心語氣　(B)在病人面前說話，且控制環境的干擾至最小　(C)以對待小孩態度，使用簡單、重疊之字句，幫助病人了解　(D)簡單的問句，一次問一個問題，且給足夠的時間回應　（100專高二）

解析 老年失智症病人之心智並無退化。

解答：　6.B　　7.C　　8.A　　9.D　　10.C

11. 精神科護理師和老年個案溝通時，因其聽力可能退化，下列哪一方式最合適？(A)凡事仔細向其詳加解釋　(B)與其談話時要大聲，避免聽不清楚　(C)盡量使用簡單的語句，面對面的方式與其談話　(D)與其談話時，盡量用手語表達　（100專高二）

12. 失智症個案認知功能最早出現異常的是下列何者？(A)記憶力　(B)思考力　(C)注意力　(D)語言障礙　（100專高二）
解析 記憶力與智力障礙較先發生。

13. 下列何者不是懷舊治療(reminiscence)的主要成分？(A)回憶過去經歷　(B)增加社交互動　(C)求證過去事實　(D)檢視生命歷程
　（100專高二）

14. 護理師與失智症病患的溝通原則為何？　(1)積極鼓勵病患表達意見　(2)使用簡單明確的字眼　(3)一次問一個問題　(4)以身體語言輔助語言溝通。(A) (1)(3)(4)　(B) (1)(2)(3)　(C) (2)(3)(4)　(D) (1)(2)(4)　（100專普一）

15. 失智症病患出現虛談症(confabulation)的情形，常為下列何種障礙？　(A)注意力不集中　(B)語言表達能力障礙　(C)記憶力障礙　(D)空間建構能力不佳　（100專普一）
解析 因記憶力衰退，為填補缺失部分，出現虛談症。

16. 病房中播放輕音樂可協助失智症病人，其主要功能為何？(A)喚起其正向記憶　(B)提供放鬆的環境　(C)改善其記憶力　(D)創造熟悉的環境　（100專普二）
解析 音樂可刺激失智症病人聽覺感官、放鬆心情。

17. 有關老年精神病人的護理原則，下列敘述何者正確？(1)協助其回到職場　(2)鼓勵參與同輩的團體活動　(3)增加環境的多變性　(4)維持其日常活動功能有最高獨立程度。(A) (1)(2)　(B) (1)(3)　(C) (2)(4)　(D) (3)(4)　（100專普二）
解析 (1)協助維持日常生活自我照顧能力；(3)宜維持定向感之穩定，給予熟悉的環境、減少環境的變化。

解答：　11.C　12.A　13.C　14.C　15.C　16.B　17.C

18. 與「老年失智症」病人溝通時，為幫助病人理解，下列溝通方式，何種較適當？(A)使用詳盡、重疊之字句，如對待小孩，幫助病人理解　(B)請病人以畫圖方式代替言語表達　(C)詢問問題時，若病人無法理解，重複詢問直到回答　(D)說話速度放慢，留心語氣，內容具體直接　（101專高一）

情況：李太太打電話給醫院護理師，表示患有失智症的公公常會覺得銀行的存款被家人領走了，有多疑、猜忌的情形。依此回答下列二題。

19. 護理師最合宜的處置為何？(A)教導李太太向公公說：「我們都在你身邊，沒有人拿你的錢。」　(B)傾聽李太太的訴說，並教導其失智症的相關症狀　(C)告知李太太這是多疑症狀，為失智症病人常有的行為，可以不要理會　(D)鼓勵李太太帶公公去看醫師，以決定是否應強制住院　（101專高一）
解析 傾聽並予以支持，讓家屬了解此為疾病症狀，協助面對問題。

20. 承上題，給李太太有關公公居家生活安排的衛教，下列何者適切？(A)提供安全環境　(B)經常更動環境擺設，增加新鮮感　(C)彈性安排生活作息　(D)經常指出其妄想行為　（101專高一）
解析 病人會出現定向感障礙，需提供安全、熟悉的環境，安排規律的生活作息。

21. 生命回顧(life review)的原則，下列何者正確？(1)對老年人只有正向的經驗才回顧　(2)再度檢視整合過去記憶　(3)尋找生命的意義　(4)能面對死亡的議題。 (A) (1)(2)(3)　(B) (1)(2)(4)　(C) (2)(3)(4)　(D) (1)(3)(4)　（101專高一）
解析 回溯過去（正向或負向）經驗，統整回顧，並予再評價，發展出對生命與死亡的正向態度。

22. 護理師提供老年精神病人跌倒防範措施時，下列何者正確？(1)監測使用之藥物　(2)給予約束以預防跌倒　(3)指導姿勢改變時動作宜放慢　(4)注意環境結構及設計。(A) (1)(2)(3)　(B) (1)(3)(4)　(C) (2)(3)(4)　(D) (1)(2)(4)　　　　　　　　　　（101專高一）

解析 除非出現嚴重定向感障礙、幻覺等，才考慮給予適當約束。

23. 有關失智症老人在病程初期常發生的情況，下列敘述何者正確？(A)記不得最近發生的事　(B)很難認出熟識的家人　(C)記憶力不受影響　(D)無法回想年輕時的事　　　　　　　　　（101專普一）

解析 初期會記不得最近發生的事，逐漸無法回想年輕時的事，最後很難認出熟識的家人。

24. 黃先生，診斷為失智症，常外出走失，造成家人很大的困擾。護理師最適切的處置為何？(A)在病人身上掛識別身分的標誌　(B)運用行為治療，糾正其不適當的行為　(C)將病人鎖在家中，以預防其四處遊走　(D)說明外出的危險性，並要求其合作

解析 病人因疾病而出現定向感障礙，對於外出走失情形，宜讓病人掛識別身分的標誌。　　　　　　　　　　　　　　（101專普一）

25. 下列何者是較常用於評估「失智症」患者認知功能之檢測工具？(A)基本日常生活活動功能評量表(ADL)　(B)工具性日常生活活動功能評量表(IADL)　(C)簡易智能狀態測驗(MMSE)　(D)整體功能評估(GAF)　　　　　　　　　　　　　　（101專高二）

解析 簡短智能評估表(MMSE)可評估病人的認知功能（記憶、語言、定向、注意力）。

26. 「失智症」患者敘述事情時常會出現「虛談症(confabulation)」的情形，下列何者為是？(A)記憶力障礙，以此方式掩飾及彌補遺漏的空檔　(B)注意力不集中，呈現語無倫次之情形　(C)語言表達能力障礙，說話內容天馬行空　(D)空間建構能力不佳，以此方式敘說缺乏邏輯的事情　　　　　　　　　（101專高二）

解答：　22.B　23.A　24.A　25.C　26.A

27. 下列敘述有關譫妄病患的護理，最優先考量的是：(A)以約束保護病患　(B)房間內盡量擺設病患熟悉的物品　(C)與激動的病患互動時，保持堅定態度　(D)帶上走失手鍊及身分標籤

解析 溝通時簡短扼要，視線接觸，說話速度慢且直接，保持堅定的態度，避免開放式問句，並給足夠的時間回應。　　　　（101專高二）

情況： 郭先生，60歲，為某公司總經理。近3年來，郭先生常忘記與客戶約談的時間，常會做錯誤的判斷與解釋。易怒、激動、人格產生極大的轉變，與過去的他非常不同。更因與老闆起衝突並暴力相向而被迫辭職。依此回答下列二題。

28. 郭先生的情況，以DSM-IV-TR之診斷標準，最可能得了什麼病？(A)失智症　(B)躁鬱症　(C)思覺失調症　(D)身體化症

解析 失智症的診斷標準為表現出下列兩項(1)記憶損害；(2)（一種或一種以上）a.失語症b.運用不能c.認識不能d.執行功能障礙。

（101專高二）

29. 承上題，近日郭先生獨自出門去菜市場，又與菜販爭吵，認為菜販沒找他錢（其實是他忘記了），記不得回家的路，多次被管區警察送回家，身為護理師該怎樣協助郭先生呢？(A)限制郭先生活動範圍，必要時予以約束　(B)請郭先生禁止外出活動，以防走失　(C)協助郭先生申請走失手鍊，或衛星定位協尋器材　(D)提供郭先生住家社區所有路線圖　　　　（101專高二）

解析 失智症病人外出時易發生走失情形，最合宜的措施為在病人身上掛分識別的標誌，並減少其單獨外出的機會。

30. 簡女士，70歲，因近來常分不清日夜，半夜起床做運動、隨地大小便、懷疑媳婦要害死她故意不給她飯吃，情緒失控，令家人十分困擾故來院求診。簡女士目前的健康問題為何？(1)睡眠型態紊亂　(2)自我照顧能力缺失　(3)思考過程紊亂　(4)潛在危險性暴力行為　(5)知覺紊亂。(A)(1)(2)(3)(5)　(B)(1)(2)(3)(4)　(C)(2)(3)(4)(5)　(D)(1)(3)(4)(5)　　　　（101專普二）

解答：　27.C　28.A　29.C　30.B

31. 有關「阿茲海默型失智症」之敘述，下列何者錯誤？(A)是指一種記憶衰退和大腦緩慢漸進性變異引起的智能喪失表現　(B)常與腦血管栓塞有關　(C)患者年齡越大，其發病率越高　(D)患者之腦部膽鹼激素(cholinergic)系統功能不足　　　（101專普二）

解析 腦血管栓塞常與血管性失智症有關。

32. 護理師協助老人回憶過去生命的經歷與探索生命事件的意義，進而提升其自尊與自信的治療為：(A)認知治療　(B)理情治療　(C)現實治療　(D)懷舊治療　　　　　　　　　　（101專普二）

解析 懷舊治療(reminiscence therapy)是藉由回憶、分享過去事物及經驗，探索生命事件的意義，提升自尊與自信，減輕憂鬱情緒而達緩解病情的一種治療模式。

33. 陳先生67歲，公務員退休，心智功能正常，有高血壓病史，然而接受心導管手術後第二天，出現混亂、慌張、不安、定向障礙，小夜班時不斷拉鈴要求出去走走，大夜班時更將護理師當成媳婦，不斷抱怨責罵，請問您對陳先生的精神狀態，評估結果最可能是哪一項？(A)恐慌　(B)譫妄　(C)焦慮　(D)妄想　（102專高二）

解析 急性發作的意識混亂、定向障礙、激躁不安是譫妄的症狀。

34. 有關譫妄(delirium)與失智症(dementia)的區別，下列何者正確？(A)失智症患者以觸幻覺症狀最為常見　(B)譫妄患者意識障礙波動大　(C)失智症患者主要以情感障礙為主　(D)譫妄患者會有失語症或執行功能障礙　　　　　　　　　（102專高二）

解析 (A)失智症病患常出現視幻覺及聽幻覺；(C)失智症患者主要以記憶力減退為主；(D)譫妄病患會有意識障礙。

35. 老年精神醫學常提到的三個「D」，下列何者正確？(1)憂鬱(depression)　(2)妄想(delusion)　(3)譫妄(delirium)　(4)失智(dementia)。(A)(1)(2)(3)　(B)(1)(3)(4)　(C)(2)(3)(4)　(D)(1)(2)(4)　　　　　　　　　　（101、102專高二）

解答：　31.B　32.D　33.B　34.B　35.B

36. 方老太太患有失智症，常夜裡走錯房間，闖入家人的臥房，嚴重影響家人的睡眠，對此困擾，下列哪一項建議最恰當？(A)白天多帶老太太出門散步或活動　(B)在房門上放置大而明顯標記　(C)按醫囑給與適量藥物幫助睡眠　(D)將老太太反鎖在房間內

（102專高二）

37. 王老先生，78歲，罹患老年失智症住院治療，常出現四處遊走，任意進入異性病友之病房房間，躺臥他人床鋪等行為，為增加定向感，下列何項護理措施最不適宜？(A)在病人病房門口視線範圍內貼上姓名，並予提醒　(B)盡量維持相同的病房布置環境，並安排固定的照顧者　(C)依病人需求更換喜歡之床位　(D)鼓勵家人經常探訪、陪伴，並攜帶病人熟悉的衣物　（103專高一）

解析 應盡量避免變換床位。

38. 有關老年人「譫妄」發生原因之敘述，下列何者正確？(1)新陳代謝失調 (2)重鬱症 (3)藥物引起中樞神經副作用 (4)酒精中毒。(A) (1)(2)(3)　(B) (1)(3)(4)　(C) (1)(2)(4)　(D) (2)(3)(4)

（103專高二）

39. 有關阿茲海默氏症(Alzheimer's disease)發病原因之敘述，下列何者正確？(1)腦部「乙醯膽鹼(acetylcholine)」分泌過量 (2)有家族遺傳傾向 (3)過去曾有腦損傷 (4)年齡與發病率成正比。(A) (1)(2)(4)　(B) (1)(2)(3)　(C) (1)(3)(4)　(D) (2)(3)(4)　（104專高一）

解析 (1)腦部乙醯膽鹼分泌不足。

40. 對於初期失智症患者的照顧原則，下列何者最適宜？(A)盡量安排不同的照護人員，以增加病人對於人的定向感　(B)採用開放式問句讓患者表達想法　(C)鼓勵適當運動，例如：體操或太極拳　(D)協助學習新事物增強認知功能　（104專高一）

解析 (A)盡量安排相同的照護人員，以增加病人對於人的熟悉感；(B)避免開放性問句，並重複重點；(D)協助維持簡單規律的生活作息。

解答：　36.B　37.C　38.B　39.D　40.C

41. 有關老化心理社會學中「活動理論(activity theory)」的主張,下列何者正確?(A)減少與社會互動是正常的老化過程 (B)老人的階段任務是完成自我統合 (C)保持活躍是老人心理健康的重要因素 (D)活動會增加老人的身體負擔,易發生意外 (**104專高一**)

42. 關於意識障礙的描述,下列何者正確?(A)對周遭環境無知覺,對刺激幾乎無反應,稱為意識朦朧 (B)自發性動作減少,易思睡,語言或肢體反射減少,稱為昏迷 (C)無法清楚思考,有定向障礙,對外界刺激仍有反應,稱為嗜睡 (D)有焦躁不安,定向障礙,也易有知覺障礙,稱為譫妄 (**104專高二**)

   解析 (A)對周遭環境無知覺,對刺激幾乎無反應,稱為昏迷;(B)自發性動作減少,易嗜睡,語言或肢體反射減少,稱為嗜睡;(C)無法清楚思考,有定向障礙,對外界刺激仍有反應,稱為意識混亂。

43. 有關一般老化的過程,下列敘述何者正確?(A)憂鬱與無助是老化必然的情緒發展 (B)最早期的老化現象是思考功能遲緩 (C)自我統合為老年期主要發展任務 (D)近期與遠期記憶能力會同時明顯減退 (**104專高二**)

44. 關於失智症及譫妄的比較,下列敘述何者正確?(A)譫妄是急性發作而失智症是緩慢進行 (B)譫妄與失智症一樣都只發生在65歲老人 (C)在病程上,譫妄與失智症的病程一樣長 (D)譫妄的病人通常意識都是清楚正常 (**105專高一**)

   解析 (B)譫妄可發生於任何年齡層;(C)譫妄的病程短與失智症的病程長;(D)譫妄發作時意識混亂。

45. 老年人若突然發生不尋常的行為,可能呈現急性混亂,又稱為譫妄(delirium),下列何者較不可能是病因?(A)手術後創傷 (B)酒癮 (C)夜眠片斷 (D)體液電解質不平衡 (**105專高一**)

解答: 41.C 42.D 43.C 44.A 45.C

46. 有關幫助老年失智症病人溝通的技巧，下列何者正確？(A)盡量要求病人清楚說出想說的事 (B)向他澄清事實，增強其認知 (C)注意病人的音調、姿勢，以推測其感覺 (D)盡量使用開放性問句，鼓勵自由表達 （105專高二）

47. 蘇同學，19歲，因車禍造成頭部外傷而送入加護病房，入院二天後，病人狀況一切穩定，今天出現拔管、躁動、胡言亂語、時躺時坐、激躁不安，病人的症狀最可能屬於下列哪一項？(A)思覺失調症 (B)失智症 (C)雙相情緒障礙症 (D)譫妄 （105專高二）

48. 有關失智症病人的狀況，下列敘述何者正確？(A)遠期記憶缺失是最早出現的症狀 (B)地點的定向感障礙較早於人物與時間 (C)被害妄想、易怒是較常出現的精神行為症狀 (D)通常能清楚的確認病人從何時開始出現症狀 （105專高二）

    解析 (A)近期記憶缺失是最早出現的症狀；(B)時間的定向感障礙較早於人物與地點；(D)病人開始出現症狀的時間點非常模糊。

49. 與老人討論其過去成功的經驗，進而提升其自尊心與自信的治療活動，稱為：(A)懷舊治療 (B)現實治療 (C)家庭治療 (D)動機治療 （105專高一）

50. 減少阿茲海默症病人之問題行為發生的護理處理，下列何者最適宜？(A)尊重病人自主性 (B)安排病人安靜環境 (C)改善病人記憶力 (D)安排病人熟悉環境 （106專高二）

51. 譫妄病人最常出現的幻覺為下列何者？(A)視幻覺 (B)嗅幻覺 (C)聽幻覺 (D)觸幻覺 （106專高二）

52. 臨床上採用Aricept作為治療阿茲海默症初、中期的記憶障礙，其主要作用機轉為何？(A)改善腦部血循環 (B)抑制抗膽鹼酯酶 (C)增加乙醯膽鹼代謝 (D)改善體液電解質濃度 （106專高二）

    解析 阿茲海默症是因為腦中乙醯膽鹼濃度減少所致，抑制乙醯膽鹼酯酶的水解，可以增加乙醯膽鹼的濃度，產生治療效果。

解答： 46.C 47.D 48.C 49.A 50.D 51.A 52.B

53. 有關處於「譫妄(delirium)」狀態病人的護理目標，下列何者應優先處理？(A)增加感官刺激活動，以緩和病人緊張之情緒　(B)維持病人生命徵象之穩定，促進康復　(C)病人能參與定向感訓練，增進認知功能　(D)增進病人的病識感，以配合醫療　（106專高二）

54. 老年失智症病人會出現黃昏症候群(sundown syndrome)，係指下列何種現象？(A)病人黃昏後視覺產生變化，常出現幻覺　(B)病人夜間生理時鐘受損，睡眠變差，入睡困難　(C)病人黃昏後混亂、激動之情形惡化　(D)病人夜間後開始昏昏欲睡，干擾程度降低　（106專高二）

55. 阿茲海默症會造成多發性認知功能缺損，請問下列何者除外？(A)失語症　(B)失用症　(C)失認症　(D)失眠症　（106專高二補）
    解析 認知功能缺損的類型包括記憶喪失、判斷力、學習能力、定向感出現異常。

56. 劉先生，20歲，因車禍頭部外傷而送入加護病房，出現躁動不安、胡言亂語、高聲喊叫，並有自行拔管情形。依據劉先生所呈現的症狀情形，最可能是下列哪項病症？(A)雙相情緒障礙症　(B)譫妄　(C)失智症　(D)思覺失調症　（107專高一）
    解析 譫妄是突發的意識混亂，通常是頭部外傷、感染、中毒等造成。

57. 承上題，下列哪些因素可能造成劉先生產生上述行為？(1)退化 (2)急性創傷 (3)知覺刺激過多 (4)腦血管損傷。(A) (2)(3)(4)　(B) (1)(2)(3)　(C) (1)(2)(4)　(D) (1)(3)(4)　（107專高一）

58. 下列有關失智症之敘述，何者最適切？(A)病人因記憶力減退，會以虛談現象(confabulation)來應付記憶空缺，失智症末期才會有此症狀　(B)失智症較常見的病因有神經退化與血管性疾病　(C)失智症病人記憶缺損依遠期、近期及立即記憶力漸次喪失　(D)定向感喪失在失智症患者，最早出現的是對親人的不認識，接著出現對時間的錯誤定向　（107專高一）
    解析 (A)初期即有；(C)依立即、近期、遠期漸次喪失；(D)定向感喪失依次為時間、地點、人物。

解答：　53.B　54.C　55.D　56.B　57.A　58.B

59. 老年人的記憶力衰退，較容易發生下列何種情況？(A)近期記憶
喪失　(B)遠期記憶喪失　(C)記憶力不受影響　(D)選擇性記憶喪
失　　　　　　　　　　　　　　　　　　　　　　（107專高一）

解析 記憶力減退首先是短期、近期，再來是遠期。

情況題：李太太，85歲，一向可自我照顧，但近年健忘和迷糊日趨
嚴重，常重複講一件事或問同一個問題，午睡後要求吃早
餐，抹布放冰箱，到處塞衛生紙，找不到藏在家中的錢，
認為媳婦偷錢，常有口角。最近常夜間遊走，翻箱倒櫃，
情緒起伏大，常投訴看見鄰居下毒要害她，故家人送醫，
診斷為「失智症」。請依上文回答下列5題。

60. 住院治療中，護理師進行護理評估後，下列何者是最首要之護理
目標？(A)能主動性參與病房活動，增進學習能力　(B)維護病患
安全，預防發生危害事件　(C)增強人際互動與社交能力，避免
常認錯人　(D)促進正向的思考與有效的溝通技巧　（107專高二）

61. 有關65歲以上老年人自殺的敘述，下列何者正確？(A)自殺身亡
人數，女性比男性高　(B)老年人的自殺率高於60歲以下成年人
(C)老年人自殺死亡率逐年降低　(D)失智症是老年人自殺的危險
因子之一　　　　　　　　　　　　　　　　　　　（107專高二）

解析 (A)男性自殺成功率高於女性；(C)逐年增高；(D)50％以上為憂鬱
症。

62. 李太太呈現記憶力障礙，對人名及新近發生的事很快就忘記，護
理師與李太太建立關係初期，應採何種方式較適當？(A)疾病已
慢性化，應順其自然　(B)每日定時與病人接觸，並做簡短自我
介紹　(C)介紹認識周圍病友，並鼓勵病人背誦姓名　(D)對於最
近發生的事，皆請病人表達感受　　　　　　　　（107專高二）

解答：　59.A　60.B　61.B　62.B

63. 李太太在住院期間，對事物常有誤解或懷疑，導致憤怒或攻擊行為問題，護理師之處理方式，下列何者較適當？(A)在病人面前說話或討論問題時，盡量壓低聲音　(B)對於病人的指控應予指正，避免誤解　(C)凡事詳細說明解釋，引導思考　(D)觀察病人藏東西之處，當她找不到時幫忙找　　　　　　　　　（107專高二）

64. 李太太常精神恍惚，注意力不集中，與她溝通之方式，下列何者最適當？(A)詳細敘述並舉例說明，避免不耐煩　(B)說明時重點重複，輔以手勢表達　(C)以觸摸代替視線接觸溝通，以減低壓力　(D)使用成語或諺語，幫助了解　　　　　　　　（107專高二）

65. 照護李太太時，所採行之護理措施，下列何者較適當？(A)每日生活作息多變化，多選擇性，避免記憶力障礙惡化　(B)提供現實導向之支持性環境，多感官刺激活動，避免功能退化　(C)每日安排不同的照顧者，以增強對人的辨識能力　(D)白天盡量安排消耗體力活動，以促進睡眠　　　　　　　（107專高二）

66. 對於失智症病人的護理措施，下列何者正確？(A)環境盡量多樣化，以增加刺激　(B)若病人夜裡睡眠紊亂，白天時調暗燈光，讓病人補充睡眠　(C)盡量安排不同護理師照顧，以增加病人對護理師的熟悉　(D)鼓勵家屬自家中帶病人熟悉的物品置於個案的房間，並盡量不更動擺設　　　　　　　　　　（108專高一）

解析 (A)應提供安全、熟悉保護性的環境；(B)睡眠活動應固定且適當，以免造成病人晚上睡不著；(C)盡量安排固定的護理師，增加安全感及熟悉度。

67. 有關老年精神病人的護理評估原則，下列何者正確？(A)老年病人記性差，不論時間長短，收集資料宜一次完成　(B)老年病人愛回顧過去生命經驗，基於此時此刻原則，此部分資料不須收集　(C)老年病人對問題反應很慢或無法適當回答，可以改變問法試試看　(D)老年病人因為記憶力和判斷力都不好，因此僅以家屬所敘述為主　　　　　　　　　　　　（108專高一）

解答：　63.D　64.B　65.B　66.D　67.C

68. 失智症病人發生譫妄的症狀，應檢查出身體疾病加以治療，使用藥物時，必須避免下列何項藥物使用，以免使譫妄更嚴重？(A) quetiapine (QTP)　(B) benzodiazepine (BZD)　(C) aripiprazole (ARI)　(D) olanzapine (OLZ)　　　　　　　　　　（108專高二）

解析 BZD會使感覺遲鈍，反而讓譫妄症狀更嚴重。

69. 有關阿茲海默症的敘述，下列何者正確？(A)通常是先對人、時、地，依序產生定向感障礙　(B)記憶力的喪失依序為立即→近期→遠期　(C)記憶障礙症狀通常是急性期出現　(D)白天因為刺激多，所以白天症狀較混亂　　　　　　　（108專高二）

解析 (A)順序為時→地→人；(C)發病初期即有此症狀；(D)一般在傍晚和前半夜較嚴重，稱日落症候群。

70. 蕭太太，74歲，診斷為失智症，請問下列護理何者適當？(A)為了促進照顧者與病人的關係，所以照顧者不可稱呼病人的名字，而必須稱病人為蕭奶奶　(B)病人單位最好不要擺設其家人相片，以免讓病人觸景傷情而影響病情　(C)為了增加蕭太太的安全感及熟悉度，每天安排固定的照護人員　(D)將病室的窗簾拉起來以避免日落症候群　　　　　　　　　　（109專高一）

解析 (A)應表明身分並稱其名字，以幫助病人理解；(B)(D)放置家人相片，讓病人了解天氣、時間等可以幫助加強對人、時、地之定向感。

71. 精神疾病診斷準則手冊(DSM-5)對於「認知障礙症」所提出的認知功能範疇，下列何項正確？(A)睡眠障礙　(B)認知偏誤　(C)學習和記憶　(D)人格障礙　　　　　　　　　　　　　　　（109專高一）

解析 認知功能包括注意力、執行功能、學習和記憶、語言能力、感覺與動作整合、社會人際認知。

解答：　68.B　69.B　70.C　71.C

72. 根據精神疾病診斷準則手冊(diagnostic and statisticalmanual of mental disorders: DSM-5)，有關譫妄(delirium)的敘述，下列何者正確？(A)記憶障礙是診斷之基本要件　(B)病程慢性化，且症狀逐漸惡化　(C)所產生的認知困擾，包含失去定向感、語言、視覺空間能力　(D)移除致病導因後，通常無法完全恢復

　　解析 (A)為認知障礙症診斷的基本條件；(B)為急性發作；(D)給予適當治療，一般在4週或更短時間內會恢復。　　　　　　　（110專高一）

73. 關於認知障礙症病人之臨床症狀，下列何者正確？(A)定向感障礙部分，通常先發生對人物的定向感障礙　(B)記憶力減退部分，通常先發生遠期的記憶障礙　(C)感覺知覺障礙部分，較少出現日落症候群　(D)語言功能部分，可能出現語言整合、理解及表達能力減退，或出現失語症　　　　　　（110專高一）

　　解析 (A)依序為時→地→人；(B)依序為立即性→近期→遠期；(C)日落症候群病人會出現嚴重感覺知覺障礙，如晝夜變化，嚴重時會發生妄想與錯覺、幻覺。

74. 針對阿茲海默氏症引起重度認知障礙症的敘述，下列何者最適當？(A)日常生活不受影響　(B)在傍晚和前半夜會較嚴重，出現日落症候群　(C)遠期記憶減退通常是最先出現的記憶障礙　(D)情緒變化與以前差別不大　　　　　　　　（110專高二）

　　解析 (A)嚴重影響，需他人照料；(C)近期記憶障礙最先出現；(D)情緒反應劇烈。

75. 有關臺灣老年精神健康問題與疾病，下列敘述何者正確？(A)老年精神疾病盛行率低於1%　(B)常見的老年精神疾病為雙相情感疾患及物質使用障礙症　(C)老年人自殺，通常少有徵兆，難以觀測及預防　(D)老年人會以飲酒與濫用處方藥物，調適其壓力或憂鬱　　　　　　　　　　　　　　　　　　（110專高二）

解答：　　72.C　　73.D　　74.B　　75.D

76. 有關譫妄(delirium)的敘述，下列何者錯誤？(A)觸幻覺是最常見的知覺障礙　(B)任何年齡皆有可能發生　(C)會出現認知困擾　(D)電解質不平衡與譫妄發生有關　（111專高一）
解析 (A)視幻覺最常見。

77. 有關評估假性失智症(pseudodementia)與失智症之臨床差異，下列何者正確？(1)假性失智症多半有比較清楚的發病時間　(2)假性失智症常抱怨認知障礙　(3)失智症行為與認知障礙的嚴重度吻合　(4)失智症對問話老是回答「不知道」、「忘記了」。(A)(1)(3)(4)　(B)(2)(3)(4)　(C)(1)(2)(4)　(D)(1)(2)(3)　（111專高一）
解析 (4)假性失智症對問話老是回答不知道、忘記了。

78. 有關於精神疾病診斷準則手冊(Diagnostic and statistical manual of mental disorders, DSM-5)對於「認知障礙症」診斷準則之敘述，下列何者正確？(A)病程是慢性而可逆的　(B)記憶障礙是診斷之基本要件　(C)一項或多項的認知範疇顯著較先前的認知表現降低　(D)認知缺損不影響到日常活動獨立進行　（111專高一）
解析 (A)不可逆；(B)記憶力變差不再是DSM-5診斷的必要條件；(D)認知缺損會影響到日常活動獨立進行。

79. 張先生，80歲，診斷為阿茲海默症，因情緒激動及焦慮而住院。近日因不明原因發燒、咳嗽有痰不舒服，表示要回家，且對陪同住院媳婦不諒解，故出手打了媳婦一巴掌。下列何者護理措施最適當？(A)立即給予張先生抗精神病針劑藥物　(B)將張先生帶離現場，協助痰液排出　(C)告知張先生打人是不被允許的　(D)將張先生帶入保護室，予以約束　（111專高一）

80. 承上題，張先生懷疑家中地契被媳婦偷。下列何項護理措施最適當？(A)跟張先生澄清：「沒有人會拿您的地契，不用擔心。」(B)請媳婦向張先生解釋自己並未拿取地契　(C)對張先生說：「你最喜歡的戶外散步時間到了，我們一起去戶外散步！」(D)請張先生最信任的女兒或兒子到院幫忙安撫　（111專高一）
解析 (C)應適當轉移其注意力。

解答：　76.A　77.D　78.C　79.B　80.C

81. 有關輕度失智症病人的護理措施，下列何者最適當？(A)活動安排宜每日做變化，以訓練病人的記憶力　(B)主動協助病人生活照顧，以免增加病人的失能　(C)安排不同的工作人員照顧病人，以增加病人的定向感　(D)當病人出現妄想而激躁時，宜適當轉移注意力　　　　　　　　　　　　　　　　（111專高一）

82. 照顧精神護理之家的失智症住民，下列何項護理措施最適當？(A)協助發揮其尚存的優勢和能力　(B)與聽力障礙的住民互動時，只能提高音量、大聲說話　(C)當住民有視、聽幻覺時，宜忽略此症狀　(D)避免跌倒發生，不宜安排活動　　（111專高一）

83. 張先生為長期飲酒，反覆住院戒酒之病人，此次入院後第二天，心跳過快、血壓升高、大量流汗，聲稱於病室內看到蛇。此時病人最可能出現的是下列何者？(A)酒精性失憶　(B)躁症發作　(C)癲癇發作　(D)震顫性譫妄(delirium tremens)　　（111專高二）

解析 (D)譫妄最常見視幻覺。

84. 針對譫妄病人的護理措施，下列何者正確？(A)限制飲水，以減少尿失禁情形　(B)環境布置多元豐富，以增加感官刺激　(C)出現睡眠紊亂時，應優先給予安眠藥物幫助入睡　(D)溝通時應簡短扼要，重複告知人事時地物的訊息　　　（111專高二）

解析 (A)須維持及促進足夠營養與液體的攝取；(B)盡量不更動病房擺設，加強病人對人、時、地之定向感，亦可利用色彩或圖案，以幫助其分辨事物；(C)可使用BZD，但會使譫妄加重，不宜長期使用。

85. 有關老年精神病人的藥物治療，下列敘述何者最適當？(A)第二代抗精神病藥物較第一代藥物不會引發老年人的錐體外徑症候群　(B)使用三環抗憂鬱劑治療老人憂鬱症，較不會出現心血管方面的副作用　(C)情緒穩定劑有嚴重的副作用，不建議老年躁症病人使用　(D)老年病人使用抗精神病藥物，應從高劑量開始，以增加藥物療效　　　　　　　　　　　　　　　　　（111專高二）

解答： 81.D　82.A　83.D　84.D　85.A

解析 (B)三環抗鬱劑會造成姿勢性低血壓、心跳過速等心血管作用；(C)情緒穩定劑副作用輕微，但要注意藥物治療濃度；(D)老人肝腎功能下降，會使藥物作用時間、藥效增加，給藥時應從低劑量開始。

86. 有關提供老年人睡眠問題的護理指導，下列何者錯誤？(A)前一天失眠，白天需要多臥床休息　(B)可以考慮以藥物輔助睡眠(C)只要自覺白天精神還不錯，偶爾失眠不需過度擔心　(D)有計畫地安排白天的活動　　　　　　　　　　　（112專高一）

解析 (A)白天多休息的結果會導致晚上睡不著。

87. 與老年精神病人溝通時，下列何者最適宜？(A)多運用身體接觸來溝通　(B)溝通時要簡潔快速　(C)一次只談一個問題　(D)避免直視老人，減少威脅感　　　　　　　　　　（112專高一）

88. 關於譫妄及失智症，下列敘述何者最適切？(A)譫妄病人症狀通常為漸進性發作　(B)譫妄病人通常腦波正常，出現腦回萎縮、腦室擴大　(C)失智症病人的意識狀態，經常日夜波動變化大(D)失智症初期會有立即性及短期記憶力障礙　　　（112專高二）

解析 (A)為急性發作；(B)此為失智症症狀；(C)譫妄常見日落症候群。

89. 有關老年憂鬱症的敘述，下列何者最不適切？(A)與血清素神經傳導物質分泌減少有關　(B)會因中風、心血管疾病引發憂鬱症　(C)盛行率常被低估　(D)憂鬱症狀緩解時，須立即停藥　（112專高二）

解析 (D)應繼續服藥，憂鬱症剛緩解時停藥最易出現自殺行為。

90. 有關認知障礙症病人的特性，下列敘述何者正確？(A)失智症病人通常會出現遠期記憶的問題　(B)常使用虛談(confabulation)掩飾記憶障礙　(C)柯氏性格量表能評估病人記憶受損情形　(D)立即記憶障礙是指無法回憶近1星期的事　　　　　（112專高三）

解析 (A)有短期記憶問題；(C)可解釋診斷、症狀及性格傾向；(D)是回憶數秒鐘之前出現事物的能力。

解答： 　86.A　　87.C　　88.D　　89.D　　90.B

91. 邵女士，67歲，因車禍接受手術，在加護病房第二天出現混亂、慌張、不安、定向障礙之症狀，小夜班時不斷拉鈴要求出去，大夜班時跟護理師反映牆壁上有許多蟑螂。針對此譫妄(delirium)狀態，下列何項護理措施最適宜？(A)儘可能採約束隔離措施，以免病人出現更混亂的行為　(B)病人能參與定向感訓練，增進認知功能　(C)增加感官刺激活動，以緩和病人緊張情緒　(D)提供病人安全、安靜舒適的環境　　　　　　　　　　（112專高三）

92. 有關日落症候群(sundown syndrome)較常見於何種疾患？(A)失智症　(B)恐慌症　(C)雙相情緒障礙症　(D)譫妄患者　（113專高一）

解析　失智症患者在日落時分或傍晚時出現認知能力退化，出現焦躁、躁動、幻覺等多種精神和行為問題。

解答：　　91.D　　92.A

MEMO

物質相關障礙症的護理

12

出題率：♥ ♥ ♡

Psychiatric Nursing

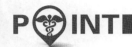

一、定　義

1. 定義：物質使用障礙症(substance abuse disorders)是指在非醫療目的且未經醫師指示下，過量或經常使用某物質，雖未達依賴狀態，但已影響個人社會與職業功能（表 12-1）。

2. 分類：「毒品危害防制條例」將物質**依習慣性、依賴性、濫用性及社會危害性**之程度分為四級（表 12-2）。

表 12-1 物質障礙症相關名詞	
名詞	**意涵**
物質依賴 (substance dependence)	1. 生理依賴：對物質產生耐受性或中斷使用會產生戒斷現象 2. **心理依賴：是指對某種物質主觀的心理渴求**
耐受性 (tolerance)	**持續使用相同方式與用量但效果明顯降低**，需要增加物質劑量才能達成原本的效果
相互耐受性 (cross-tolerance)	對某藥物有生理性的耐受性時，使用其他藥物也會產生相同的耐受性效果
戒斷症狀 (withdrawal)	長期使用某物質之後，若減少或停止使用時會引發此物質特有之身體及精神症狀

二、病　因

1. **生物遺傳因素：**
   (1) 約 30~35%的東方人**缺乏乙醛去氫酶**(ALDH)，飲酒後因體內乙醛堆積而產生不適，故**不易酗酒或有酒精使用障礙**，但西方白人與原住民則不然，酒精使用障礙盛行率較高。
   (2) 遺傳體質的易感染性或成癮物質在大腦的增強作用。

表 12-2	精神衛生護理臨床應用模式
分級	**毒品種類**
第一級	海洛因、嗎啡、鴉片、古柯鹼及其相關製品
第二級	**大麻**、**安非他命**、罌粟、古柯、配西汀、潘他唑新及其相關製品
第三級	西可巴比妥、異戊巴比妥、納洛芬及其相關製品，如一粒眠、FM2、K他命
第四級	二丙烯基巴比妥、阿普唑他及其相類製品，如火狐狸、Diazepam（煩寧）、Lorazepam (Ativan)、Alprazolam（蝴蝶片）、Zolpidem (Stilnox)

2. 心理因素：

(1) 精神分析學派認為物質使用障礙源於缺乏安全感，對人無法產生信賴。

(2) 人格特質：低自尊、低挫折忍受度、強迫、自戀、依賴。**反社會型人格障礙病人因口腔期發展障礙，故以藥物來補償人格缺陷。**

3. 社會文化因素：

(1) **學習行為也會造成物質使用障礙，如父母為酗酒者，其子女有相同行為的比例比一般人高；或青少年為尋求同儕認同，而受朋友邀約、誘惑。**

(2) 好奇、好玩常是青少年首度用藥之原因。青少年物質濫用主要以**非酒精類為主，且常混合多種物質。**

(3) 青少年物質使用障礙的問題，可由**用藥動機、家庭問題、濫用型態**三方面探討。

(4) 物質使用障礙多集中於低階層，因不快樂的童年、經濟蕭條、無望感高、單親或父母不在。

4. **藥物因素：**因為藥物造成的欣快感讓使用者繼續服用，直到產生生理依賴時，戒斷症狀又使得使用者不得不繼續服用。

三、分　期

物質使用障礙有階段性，其機轉如下。

(一) 藥物使用障礙機轉

1. 誘導期：因同儕影響而用藥。

2. 濫用期：用藥物來抒解壓力。

3. 依賴期：因耐受性和戒斷症狀出現，為緩解症狀不得不用藥。

4. 慢性期：持續用藥使自己感覺正常。

(二) 酒精使用障礙機轉

1. 酒精使用障礙前期：社交性飲酒。

2. 酒精使用障礙早期：用酒精來逃避問題。

3. 強迫性飲酒：因戒斷症狀出現，為緩解症狀不得不用藥。

4. 完全依賴酒精：終日喝酒，產生系統性合併症。

四、臨床分類與治療

(一) 酒　精

1. **酒精為一種中樞神經抑制劑**，低濃度酒精最先抑制大腦皮質區，接下來會抑制呼吸中樞與生命中樞。酒精主要在小腸吸收，**若喝酒又喝水，將增加酒精在體內的吸收**。

2. 長期酗酒對身體造成的危害：

   (1) 腸胃障礙、肝損傷、胰臟炎、周邊神經變性、營養不良、精神混亂、貧血、惡病質。

   (2) **魏尼克氏腦症**(Wernicke's encephalitis)：**維生素 B_1 缺乏導致**，以運動失調、意識混亂為主要症狀。

   (3) **克沙克夫氏症**(Korsakoff's syndrome)：出現**短期記憶障礙**、紊亂及虛談現象、定向感障礙，即**酒精性失憶症**。

3. **中毒反應**：欣快感、步態欠穩、不安、易怒、協調不佳，以及判斷力及注意力差。

4. 戒斷症狀：

(1) 酒精會刺激 GABA 活性，使多巴胺分泌過量，若忽然停止使用酒精，會因負調控而**減少 GABA 神經抑制功能**，出現**自主神經亢奮情形**

(2) 戒斷症狀：**焦慮、厭食**、血壓上升、呼吸急促、冒冷汗、發燒、**抽搐、噁心、心跳加速、失眠**、觸覺及聽覺的幻覺、定向感障礙；甚至出現**酒精戒斷性譫妄（震顫性譫妄）**，其是以**視幻覺為主**的知覺障礙，甚至合併妄想。

(3) **戒斷症狀會在很短的時間發生，可持續 5~7 天**。

5. 治療：

(1) 急性期：應優先考量**生理狀況的危機處理，監測病人的生命徵象變化**。

　　a. 支持性療法：補充體液、維生素 B_1、葉酸、鉀離子。

　　b. 戒斷治療：**使用 BZD 與 β-阻斷劑併用治療**，急性酒精戒斷症可使用 Librium。

(2) 緩解期：增強戒酒動機及協助戒酒。

　　a. **嫌惡治療**：服用制癮劑，如**戒酒發泡錠**(Disulfiram)，減弱飲酒欲望，服用 14 天內禁止喝酒，否則會導致心臟衰竭。

　　b. **匿名戒酒會**(alcoholic anonymous)：鼓勵病人參加支持性團體，讓病人了解團體中**所有成員都有不同的問題，而不是只有自己**，藉由成員**彼此的相互支持**幫助戒酒成功。

6. 血中酒精濃度達 0.4~0.5%**可能導致昏迷、呼吸抑制；0.5%以上則易致死**。

(二) 麻醉劑

為一種中樞神經抑制劑。

◆ 鴉片類(Opioids)

1. 鴉片類包括嗎啡(Morphine)、可待因(Codeine)、**海洛因**(Heroin) 及美沙酮(Methadone)等。

2. 戒斷症狀：出現於**最後一次用藥後 6~8 小時**，症狀**類似重感冒**，初有**流淚、流鼻涕、發汗**，繼之起雞皮疙瘩、**瞳孔放大、噁心、嘔吐、腹瀉**、骨頭與肌肉痠痛、血壓上升、焦慮、**虛弱無力**及失眠等；臨床上多以美沙酮、Buprenorphine 來戒斷。鴉片類的物質其**作用越短效**，引起的**戒斷症狀越短愈強**。

3. 中毒症狀：
   (1) 生理症狀：對疼痛反應不敏感、腦下垂體功能受抑制、**嗜睡、呼吸抑制、瞳孔緊縮如針尖狀**、腸胃蠕動緩慢、便祕等。
   (2) 心理症狀：不安、注意力不集中、記憶力缺失。

4. 藥物過量：瞳孔擴張、呼吸抑制、休克、死亡。

5. 海洛因依賴者常見共病現象(comorbidity)之診斷是**憂鬱症**。

(三) 興奮劑

為中樞神經興奮劑。

◆ 安非他命(Amphetamine)

1. 會產生**體重減輕**的作用，不易產生生理性的依賴。

2. 口服 30 分鐘即出現明顯欣快感、自信、提神，且食慾喪失。

3. 戒斷症狀：會在 **24 小時內出現**，有強烈渴藥行為。**2~3 天達高峰且持續 1 週**，會出現疲倦、遲鈍、**憂鬱**、沮喪、**心理依賴、睡不安穩**、惡夢連連、**想自殺**的症狀。

4. 若個案長期使用高劑量、靜脈注射，易發生**安非他命精神病**，其臨床症狀有：**妄想**、**攻擊行為**、多疑、關係妄想、視聽幻覺等。

5. 中毒症狀：會出現**心跳加速**，**瞳孔放大**、**血壓上升**、**體溫上升**、**心律不整**、**激躁不安**、**噁心**、**嘔吐**、**抽搐**、呼吸急促、誇大等症狀，**不可再使用升血壓劑**，避免症狀加重。

6. **維生素 C** 可協助安非他命的排除。

7. **臨床上安非他命常用於治療注意力不足合併過動現象。**

◆ **古柯鹼(Cocaine)**

1. 使用後變得更有活力、自信、多話。

2. 中毒症狀：血壓高、注意力混亂、心搏加速等。

3. 成癮性高，長期使用會因嗅吸藥物而造成**鼻中膈穿孔**、**肺受損**、**靜脈注射感染疾病**。

◆ **快樂丸(MDMA)**

　　為**中樞神經興奮劑**，是時下青少年物質使用障礙的一種，情緒與活動亢進、食慾降低、神經系統損傷、憂鬱或幻覺為長期服用後常見之症狀，甚至造成低血鈉、急性高血壓、凝血障礙、心律不整、急性腎衰竭及**橫紋肌溶解**等症狀，嚴重者可能導致死亡。

(四) 鎮靜安眠劑

　　鎮靜安眠劑為一種中樞神經抑制劑。

◆ **巴比妥鹽(Barbiturates)**

1. 巴比妥鹽安全性低，被濫用最多的就是紅中、青發。

2. 戒斷症狀：2~3 天出現大抽搐、幻覺、譫妄、血壓下降、死亡。

3. 中毒症狀以中樞神經、呼吸及心臟血管為主，出現口齒不清、步態不穩、眼球震顫、嗜睡、頭痛、意識模糊、昏迷等。**中毒時應先以生理問題之處置為優先。**

◆ BZD類抗焦慮劑

1. BZD 是最常被用來自殺的藥物。

2. 過量會嗜睡、肌肉過度放鬆及深睡，死亡率極低。

◆ FM2(flunitrazepam)

1. 是一種 BZD 類藥物，**為鎮靜劑，屬於中樞神經抑制劑，**俗稱強姦藥丸、十字仔，常用於約會強暴，目前最常濫用的長效性安眠藥，為管制藥品。

2. 中毒症狀：說話不清、肌肉痙攣，定向感差、神智不清、步伐不穩、昏睡、判斷力下降、煩躁不安。

3. 長期服用後常見之症狀為**心神恍惚、注意力不集中、運動失調。**

4. 鎮靜劑中毒者，若意識清楚可給予活性碳吸收藥物，反之則施予拮抗劑。

(五) 幻覺劑

　　幻覺劑是一種**可改變知覺、思想、感覺，自我感消失及時間感扭曲的藥物，**為中樞神經抑制或興奮劑。

1. 天使塵(Phencyclidine, PCP)：為非典型幻覺劑。

2. 迷幻藥(Mescaline、LSD)：可提升情緒。

(六) 大麻(Canabis、Marijuana)

1. 為一種中樞神經抑制或興奮劑。

2. 少量可引起中樞神經抑制，會產生**心悸、欣快感、知覺誇大、輕鬆、嗜睡及被害妄想**。

3. **大麻缺乏明顯的戒斷症狀。**

(七) 吸入劑(Inhalants)

1. 為一種**中樞神經抑制劑**，包括**強力膠**、汽油、油漆、橡膠黏著劑等含揮發性溶劑的物質。

2. 產生欣快感、飄浮感。

3. 中毒症狀：口齒不清、步態不穩或昏迷、呼吸抑制而死亡。

4. 長期使用會產生肝毒性、發生意外、腦萎縮、重金屬中毒造成永久性的損傷。

(八) K 他命(ketamine)

1. 是一種中樞神經抑制劑，為三級毒品。低劑量使用會使人感到時間和空間的扭曲、輕微的解離感，高劑量則會產生幻覺。

2. 副作用：長期使用會導致腦部損傷，產生幻覺、認知功能障礙等；並導致慢性**間質性膀胱炎**，嚴重頻尿、急尿，伴隨膀胱疼痛及血尿。

3. **無戒斷症狀**，但會產生耐藥性、心理依賴，因此不易戒除。

五、治　療

1. **解毒治療**：首要治療目標是解毒，即針對身體依賴，協助度過戒斷期，脫離生理依賴。

2. **鴉片類中毒**：導致呼吸抑制時，可使用 Naloxone。

3. **美沙酮替代療法**：作用較鴉片類藥物弱，**成癮性低，戒斷症狀弱**，可用來**替代鴉片類藥物**，作為急性解毒和長期治療之用，

屬二級管制藥品，採口服，**可減少針具使用風險**，接受替代療法的時間越長，預後越好，**但服用一段時間後須減量**。

4. **心理治療：在恢復期時執行。**
   (1) 關心病人此時此刻的問題，盡量不把焦點放在過去。
   (2) 疏導個案的內心問題，引導**使用正向積極的方式發洩其內心的憤怒與不滿**。個案的問題**通常與家庭及心理因素息息相關**，故除了提供身體治療外，也應追索問題的根源。
   (3) 運用成功戒除者的模範與激勵，協助病人如何處理想再次使用物質之情境。
   (4) **使用行為治療時必須和病人共同討論。**

5. **動機式晤談：**
   (1) 是一種協助個案準備改變成癮行為的方法，重點在引導個案的自我動機。
   (2) 治療者重視個案戒治後如何維持清醒且不飲酒。
   (3) 執行原則包括同理、比較差異、避免爭執、改變阻抗及支持自我的功效。

六、護理處置

1. **生理層面：**
   (1) **監測生命徵象**、戒斷症狀：應優先處理生理狀況與安全。
   (2) **保護病人**：降低環境不必要刺激與傷害危險性，促進休息與睡眠，預防自傷傷人。
   (4) 維持營養、水分及電解質平衡。
   (3) **提供病人自我照顧機會**：用以維持其生活正常功能。

2. 心理層面：
   (1) **建立互賴尊重的治療性關係**：醫療團隊成員應該**態度一致**，適時予以行為設限。

(2) **協助發展調適及問題解決技巧**：與個案討論使用物質的原因，鼓勵表達內心感受，指出矛盾處，並教導適應技巧。

(3) **促進自我概念與自信**：透過自我肯定訓練重新建立自主性、自我概念與自我控制感，提升自尊與自信心。

3. 智能層面：**協助病人了解及接納物質濫用是一種疾病**，必須接受治療才可恢復。

4. 社會層面：

(1) 鼓勵增進人際互動：強化社會支持系統，解決家庭、工作、社交生活問題。

(2) **發展支持系統**：協助家人參與、支持個案治療計畫，並轉介相關資源，或引導個案及其家屬參與自助團體，藉團體分享學習拒絕毒品誘惑。

(3) 持續性追蹤：與個案保持密切聯絡，強化支持、預防再犯。

QUESTI?N

1. 有關安非他命(Amphetamine)之敘述，下列何者正確？(A)臨床上安非他命常用於治療注意力缺失合併過動現象　(B)安非他命中毒，會有瞳孔縮小、血壓上升現象　(C)安非他命戒斷後，很少發生焦慮、不安現象　(D)安非他命的中毒症狀，通常須2~4天才會消失　　　　　　　　　　　　　　　　　　　　　（98專高一）

2. 有關物質濫用病人護理之敘述，下列何者正確？(A)應以永遠戒除為目標　(B)病人發生戒斷症狀時，引導其意識到物質濫用造成之危機　(C)訂定戒斷症狀病人之護理目標時，應優先考慮其心理狀況　(D)由醫護人員設定護理過程中之目標評值與修正

　　　　　　　　　　　　　　　　　　　　　　　　　（98專高一）

3. 有關青少年物質濫用的敘述，下列何者錯誤？(A)物質濫用青少年的生涯發展包括「失愛成長」、「衝突離家」、「追求刺激」、「重新建構」及「正途謀生」五個階段　(B)「失愛成長」階段主要目標在離家，以愛、錢、朋友、毒品、快感為關注點　(C)好奇心驅使通常是青少年開始吸食安非他命之因素　(D)要剖析青少年用藥問題，須由「用藥動機」、「家庭問題」及「物質濫用型態」三方面著手　　　　　　　　　（98專普一）

4. 濫用安非他命後發生輕度中毒症狀，下列何者錯誤？(A)高血壓　(B)動作遲滯　(C)體重減輕　(D)體溫上升　　　　（98專普一）

5. 有關物質濫用的敘述，下列何者錯誤？(A)藥物成癮者大多都不會直接承認自己不能控制成癮行為　(B)當處理病人之成癮行為，使用行為治療時必須和病人共同討論　(C)青少年物質濫用主要以酒精類為主，且常混合多種物質　(D)青少年物質濫用的問題，可由「用藥動機」、「家庭問題」、「濫用型態」三方面探討　　　　　　　　　　　　　　　　　　　　　（98專高二）

解析 青少年物質濫用主要以非酒精類為主，且常混合多種物質。

解答：　　1.A　　2.B　　3.B　　4.B　　5.C

6. 有關酒癮個案之支持性療法，下列敘述何者錯誤？(A)在戒斷的急性期，應監測病人的生命徵象，並儘速補充維生素B_1及營養　(B)酒癮個案常會造成周圍神經性病變，甚至造成酒精性失憶症，宜減少外界刺激，提供舒適環境讓其充分休息　(C)酒癮個案應常補充鈉離子，以防會有電解質失衡問題　(D)嫌惡治療是利用制癮劑(antabuse)使上癮者在使用物質時感到不舒服，而減少物質濫用　　　　　　　　　　　　　　　　　(98專高二)

解析 酒癮個案應常補充鉀離子，以防會有電解質失衡問題。

7. 有關麻醉藥類藥物濫用的護理觀察，下列何者錯誤？(A)應觀察瞳孔反應，若出現針尖狀瞳孔則為中毒反應　(B)戒斷症狀時，會出現瞳孔放大，不安與震顫　(C)長期使用者常會有營養不良的症狀　(D)過量反應會導致呼吸與循環受抑制　　(98專高二)

解析 戒斷症狀時，會出現瞳孔放大，不安與虛弱無力。

8. 有關物質濫用的治療原則，下列敘述何者錯誤？(A)酒癮病人常因營養不良及缺乏維生素B_2，而發生周圍神經病變及酒精性失憶　(B)酒癮病人急性期的支持性療法，應監測病人的生命徵象，盡量補充維生素及營養　(C)病人嘔吐時可補充鉀離子以維持電解質與體液平衡　(D)物質濫用者的治療原則包括：支持性治療、藥物治療、嫌惡治療、藥物替代治療　　　　　(98專普二)

解析 酒癮病人常因營養不良及缺乏維生素B_1，而發生周邊神經病變及酒精性失憶。

9. 蔡先生為海洛因藥物濫用之個案，入院後營養不良、脫水、疑似感染及戒斷症狀明顯，有關護理措施，下列何者錯誤？(A)基於信任基礎，應相信蔡先生自訴已有半年多未使用藥物　(B)應予以I&O記錄並注意營養、水分及維生素的補充　(C)戒斷過程，蔡先生應被安置在鄰近護理站之病室，同時維持安靜的環境　(D)宜立即抽血，確認是否感染愛滋病　　　　　　　　(99專高一)

解析 發現病人營養不良、脫水、疑似感染及出現戒斷症狀，即應優先處理生理狀況與安全。

解答：　　6.C　　7.B　　8.A　　9.A

10. 藥物依賴病人的解毒治療期最優先考慮之護理原則是下列何項？
(A)給予自我肯定訓練，重建其自尊及自我概念　(B)處理生理危機，維持生理狀況穩定　(C)實施社交技巧訓練，增進人際互動
(D)提供家族治療，建立支持來源　　　　　　　　　　（99專高一）

解析 解毒治療期會出現極大身心不適的戒斷症狀，應優先處理生理狀況與安全。

11. 酒癮病人參加「匿名戒酒會」的自助團體，下列何者正確？(A)酒癮病人所有的問題都是由酒精造成　(B)所有成員都有不同的問題，不是只有自己有問題　(C)靠團結就可治療　(D)酒癮病人不需依靠專業人員，也可以戒酒　　　　　　　　　（99專高一）

12. 白小姐26歲，長期使用巴比妥鹽類藥物，因服用過量而送至急診室，下列敘述何者正確？(A)白小姐有腎衰竭的可能　(B)在急診室應先以生理問題之處置為優先，以恢復其生理穩定狀態　(C)在急診室的護理時間有限，故宜採面質方式，以促進白小姐面對成癮的事實　(D)急診室的護理師需先將白小姐做約束保護，以免意識混亂及躁動中發生意外　　　　　　　　　（99專高一）

解析 (A)中毒症狀以中樞神經、呼吸及心臟血管為主，出現口齒不清、步態不穩、眼球震顫、嗜睡、頭痛、意識模糊、昏迷等；(C)應先以生理問題之處置為優先；(D)病人可能意識模糊或昏迷，少見躁動而約束。

13. 高先生45歲，為情感性精神病患者，因海洛因成癮問題而多次住院，目前即將出院，下列何種處置錯誤？(A)說明多次住院顯示住院戒治並無效益，可直接於門診使用美沙酮替代治療即可　(B)確認成癮問題前導因子，並持續運用出院準備服務團隊，進行相關資源之轉介　(C)採用尊重信任態度，引導個案面對成癮的問題　(D)聯繫及協助家屬以接納態度協助高先生戒治

　　　　　　　　　　　　　　　　　　　　　　　　　（99專高二）

解答：　　10.B　　11.B　　12.B　　13.A

14. 我國「毒品危害防制條例」將物質分為四級，下列敘述何者正確？(A)依解毒性、濫用性、危害性進行分級　(B)海洛因、罌粟、嗎啡乃第一級毒品　(C)大麻、安非他命乃第二級毒品　(D)紅中、青發乃第四級毒品　　　　　　　　　　　　　　　（99專高二）

　　[解析] (A)依習慣性、依賴性、濫用性及社會危害性之程度分為四級；(B)罌粟為第二級毒品；(D)紅中、青發為第三級毒品。

15. 有關「成癮」(Addiction)的敘述，下列何者錯誤？(A)是一種不良之適應行為　(B)成癮與犯罪無關　(C)是指生理與心理習慣性依賴某物質　(D)是指使用某物質已無法自我控制　　　（99專高二）

16. 有關物質濫用的病因，下列敘述何者正確？(A)父親為酗酒者，其子女有相同行為的比例比一般人高　(B)遺傳因素上酗酒者血中之單胺氧化酶(MAO)較一般人高，乙醛脫氧酶(ALDH)較一般人低　(C)物質濫用與遺傳有關，與學習行為無關　(D)精神動力學主張反社會型人格障礙病人因肛門期發展障礙，故以藥物來補償人格缺陷　　　　　　　　　　　　　　　　　　（99專普一）

　　[解析] (B)酗酒者血中之單胺氧化酶(MAO)較一般人低，乙醛脫氧酶(ALDH)較一般人高；(C)學習行為也會造成物質濫用，如學習父母或同儕的行為；(D)反社會型人格障礙病人因口腔期發展障礙，故以藥物來補償人格缺陷。

17. 有關物質濫用造成中毒反應的生理變化之敘述，下列何者錯誤？(A)酒精之中毒反應包括欣快感、步態欠穩、不安、易怒、協調不佳，以及判斷力及注意力差　(B)安非他命會產生沉默不語、瞳孔縮小、嗜睡、血壓下降　(C)幻覺劑會產生知覺改變、錯覺、幻覺、自我感消失及時間感扭曲　(D)大麻會產生心悸、欣快感、知覺誇大、輕鬆、嗜睡及被害妄想　　　　　（99專普二）

　　[解析] 安非他命是中樞神經興奮劑，會產生多話、瞳孔放大、情緒高亢、活動力亢進、血壓升高等症狀。

解答：　14.C　15.B　16.A　17.B

18. 有關王小姐物質濫用住院治療恢復期間之照護，下列敘述何者錯誤？(A)試圖找出成癮人格，可疏導內心問題、教導調適技巧進行心理治療　(B)引導參與團體治療，藉由團體討論、分享、支持，並學習如何拒絕物質濫用的誘惑　(C)密切注意身體徵象，避免再受到戒斷症狀的影響　(D)轉介王小姐參與自助團體，認識團體成員，以進行出院準備　　　　　　　　　（99專普二）

19. 林先生為酒癮個案，曾成功戒除2個月，但因無法持續，再度酗酒後焦慮不安而住院，入院後戒斷症狀明顯，有關護理目標的訂定，下列何者正確？(A)首要目標為安全的克服成癮且將不舒適減到最低　(B)應強調長期目標的訂定，不需在意短期目標的訂定　(C)由於住院中均未有家人探視，故不需考量其家庭支持系統　(D)目標的訂定應由護理師專業判斷，不需與林先生有太多妥協　　　　　　　　　　　　　　　　　　（100專高一）

20. 有關安非他命藥物濫用者之護理處置，下列何者錯誤？(A)會出現食慾不振問題，故需注意營養之攝取與補充　(B)應注意觀察生命徵象，當出現瞳孔縮小、心律不整、呼吸急促、噁心嘔吐，宜防範安非他命中毒　(C)護理問題多以「高危險性傷害」、「健康維護能力改變」及「個人調適失調」為主　(D)在照護過程時應致力於建立互信與尊重的治療性關係，避免以批判性態度面質個案　　　　　　　　　　　　　　　　　　（100專高一）

    解析 安非他命中毒症狀為瞳孔放大、心律不整、呼吸急促、噁心嘔吐、體溫高熱、抽搐等。

21. 有關物質濫用個案之動機式晤談，下列敘述何者錯誤？(A)是一種協助個案準備改變成癮行為的方法，重點在引導個案的自我動機　(B)治療者重視個案戒治後如何維持清醒且不飲酒　(C)執行過程中的五大原則包括：同理、比較差異、避免爭執、改變阻抗及支持自我的功效　(D)其假說為成癮行為絕對無法自己根除，自己無法解決自身的問題，故需要治療師協助　（100專高一）

解答：　　18.C　　19.A　　20.B　　21.D

22. 蘇小姐，34歲，因賣淫行為被捕入獄，幾小時後在床上抱腹滾動與哀嚎，抱怨腹部絞痛且顯得焦慮，有流鼻水及流淚情形，依此情境，下列何種護理處置錯誤？(A)立即進行40分鐘會談，建立人際關係，並給予性行為保護措施之護理指導　(B)立即給予身體評估，確認是否曾有藥物濫用情形　(C)立即給予身體評估，包括皮膚是否有雞皮疙瘩、針孔等表徵，並持續觀察意識及生命徵象　(D)注意是否有生理問題　　　　　　（100專高二；專普一）
　　解析 宜先處理生理症狀，使生理狀況穩定下來。

23. 王先生因物質濫用住院治療已經第3週，目前其妻女拒絕探視，有關治療原則之敘述，下列何者錯誤？(A)此時治療目標應評估婚姻家庭問題　(B)此時治療目標亦可放在重建無物質之生活型態　(C)王先生的生理不適已漸緩解，應加強自我管理能力　(D)此時目標放在解除戒斷症狀之不適，維持身體功能　（100專普一）
　　解析 應尋求、重建、發展其支持系統。

24. 有關老年人物質依賴與濫用，下列敘述何者正確？(A)長期服用安眠藥的老年人易對藥物產生依賴性　(B)老年人酒精濫用或依賴完全是受到年輕時的飲酒習慣影響　(C)老年人對藥物和酒精的代謝速率較年輕人快　(D)與家人同住的老人較獨居老人容易有藥物濫用的情形　　　　　　　　　　（100專普一）
　　解析 (B)酒癮生理加上心理、社會環境等因素所造成；(C)老年人對藥物和酒精的代謝速率較年輕人慢；(D)支持系統或人際關係較弱者易有藥物濫用的情形。

25. 夏小姐對嗎啡出現耐受性，在使用安非他命時需大劑量才能滿足之現象稱為：(A)心理依賴　(B)身體依賴　(C)相互耐受性　(D)戒斷症狀　　　　　　　　　　　　　　　　（100專普二）
　　解析 相互耐受性(cross-tolerance)指個體對某藥物有生理性的耐受性時，使用其他藥物也會產生相同的耐受性效果。

解答：　　22.A　　23.D　　24.A　　25.C

26. 白小姐，36歲，因巴比妥鹽類藥物濫用而住院治療，自訴「半年前喪子後，失落的情緒無法平息，故使用大量安眠藥協助入睡，甚至常有長睡不醒的想法。」依上述情形，護理師最優先處置為何？(A)睡眠型態紊亂　(B)針對自己的潛在性暴力　(C)無效性因應能力　(D)無力感　　　　　　　　　　　　　　　　　（100專高二）

　　解析 當有「長睡不醒」的死亡想法時，需防範病患有對自己的潛在暴力、自殺的行為發生。

27. 有關「物質濫用」之敘述，下列何者正確？(A)流行之物質濫用種類，與時段、地域及社會階層無關　(B)物質濫用是否會成癮主要是受個人遺傳因素影響　(C)持續使用某物質而不顧問題的惡化　(D)各種物質濫用的治療方法並無差異　　　（101專高一）

28. 當病人出現魏尼凱氏腦病(Wernicke's encephalopathy)時，下列敘述何者正確？(1)此為酒癮病人長期酗酒導致周圍神經系統之危害　(2)應注意觀察定向感及是否有持續之記憶障礙，以防範柯沙科夫症候群(Korsakoff's syndrome) (3)魏尼凱氏腦病是不可逆的記憶障礙　(4)使用 Vitamin B_1 補充之支持療法。 (A) (1)(2)(3)　(B) (1)(2)(4)　(C) (1)(3)(4)　(D) (2)(3)(4)　　　（101專高一）

　　解析 魏尼凱氏腦病是可逆性的記憶力減退。

29. 下列藥物濫用對中樞神經作用之敘述，何者正確？(1) MDMA (methylenedioxymethamphetamine)是中樞神經抑制劑　(2)海洛因(heroin)是中樞神經抑制劑　(3) FM2 (flunitrazepam)是中樞神經抑制劑(4)古柯鹼(cocaine)是中樞神經興奮劑。(A) (1)(2)(3)　(B) (1)(2)(4)　(C) (1)(3)(4)　(D) (2)(3)(4)　　　（101專高一）

　　解析 MDMA是中樞神經興奮劑。

解答： 　26.B　 27.C　 28.B　 29.D

30. 有關「物質依賴(substance dependence)」的敘述，下列何者錯誤？(A)會出現物質依賴之耐受性症狀，但不會出現戒斷症狀 (B)行為表現出現長期大量使用某種物質　(C)行為表現出現對物質持續渴望的現象　(D)因對物質的慾望而願意放棄或減少參與社交活動 （101專普一）

解析〉在物質規律使用中斷時會出現戒斷症狀。

31. 李同學，17歲，自15歲時即經常使用安非他命，目前診斷為安非他命使用病患，表示一直聽到有人叫他去跳樓，感到非常害怕，下列護理措施何者適宜？(A)請鄰床病友多陪伴他　(B)密切監護其安全　(C)予四肢約束，並要求家屬全日陪伴　(D)隔離病人至保護室 （101專普一）

解析〉個案易因逃避幻覺而有自傷行為。

32. 「藥物成癮」的原因與下列哪3項因素交互影響的結果最有關？(1)藥物本身　(2)生物遺傳　(3)法律因素　(4)社會因素。(A) (1)(2)(3) (B) (1)(2)(4)　(C) (1)(3)(4)　(D) (2)(3)(4) （101專高二）

33. 有關Methadone的說明，下列敘述何者錯誤？(A)乃一種藥物可替代麻醉藥類的物質，使其斷絕使用該物質　(B)有呼吸抑制、鎮靜作用及欣快感　(C)成癮及戒斷症狀等副作用少　(D)無蓄積性，服用一段時間後無須減少劑量或延長給藥時間 （101專普二）

解析〉鎮痛藥物美沙冬有蓄積性，同時也有依賴性，戒斷徵狀與嗎啡相似，惟其產生較慢，程度較輕，持續時間較長，在服用一段時間後，需減少劑量或延長給藥時間。

34. 下列有關「物質濫用」之敘述，最正確的是：(A)包含心理、社會與靈性層面的問題　(B)是一種複雜、急性發作的疾病　(C)依賴者主要是缺乏意志力，須強制勒戒　(D)多重藥物濫用者較不易形成物質依賴者 （102專高二）

解答： 30.A 31.B 32.B 33.D 34.A

35. 「酒精中毒治療」之「支持性療法」是指下列何者？(A)加「抗帕金森藥物」治療顫抖情形　(B)出現譫妄及幻覺情形，併用「抗精神病藥物」　(C)運用「戒酒發泡錠」(disulfiram)，減弱飲酒的慾望　(D)補充「維生素B群」(vitamin B group)，減低神經系統症狀　　　　　　　　　　　　　　　　（102專高二）

36. 有關藥物濫用的嚴重性敘述，下列何者正確？(A)安非他命會造成破壞性與攻擊性行為，以及精神症狀的改變　(B)BZD類藥物濫用後，雖會產生欣快感，但不會產生心理依賴　(C) FM2 (flunitrazepam, rohypnol)使用後會產生放鬆或愉悅感，長期使用不會有耐藥性　(D)大麻濫用後不會產生心理依賴與耐受性

　　解析 (B)BZD類藥物易產生心理依賴；(C)FM2為鎮靜劑，長期使用會有耐藥性；(D)大麻濫用缺乏明顯的戒斷症狀，但仍會產生心理依賴與耐受性。　　　　　　　　　　　　　　　（102專高二）

37. 有關「海洛因」依賴者施行的「美沙冬(methadone)替代性療法」，下列何者正確？(A)「美沙冬」是三級毒品　(B)具有減低疾病感染及犯罪之目的　(C)吸毒累犯並不適用　(D)個案接受替代療法的時間越短，其未來的預後越好　　　（102專高二）

　　解析 (A)「美沙冬」是二級毒品；(C)吸毒累犯也適用；(D)個案接受替代療法的時間越長，其未來的預後越好。

38. 有關藥物濫用之敘述，下列何者正確？(A)抗焦慮劑安全性高，長期使用不會成癮　(B)安非他命中毒症狀與酒精中毒症狀類似　(C)海洛因是中樞神經抑制劑　(D)強力膠對中樞神經有興奮作用

　　解析 (A)傳統的巴比妥鹽類藥物容易有成癮性故列入管制藥，目前由BZD藥物取代，成癮性較低但仍有可能成癮；(B)安非他命中毒：心跳加速、瞳孔放大、血壓上升、心律不整；酒精中毒：欣快感、步態欠穩、不安、易怒；(D)強力膠為中樞神經抑制劑。　　　　　　　　　　　　　　　　　　　　（102專高一）

解答：　　35.D　　36.A　　37.B　　38.C

39. 下列何種藥物可以用來緩解麻醉藥（鴉片）所誘發的呼吸抑制症狀？(A) chlordiazepoxide hcl (Librium)　(B) naloxone hcl (Naloxone)　(C) disulfiram (Disulfiram)　(D) lorazepan (Ativan)
（102專高一）

40. 下列哪項藥物之濫用特性具強烈之心理依賴，易因精神壓力而再發，危害持續性長，且易誘發「妄想型精神病」？(A)海洛因(heroin)　(B)古柯鹼(cocaine)　(C)安非他命(amphetamine)　(D)天使粉(phencyclidine)
（102專高一）

41. 王先生，23歲，長期濫用安非他命，曾有多次暴力攻擊行為，住院期間常製造事端，護理師應如何處理較適當？(A)試著說服他，激發道德心　(B)以暴治暴，儘速處理，減低傷害　(C)順其自然，減少刺激，任其發洩　(D)態度一致，予以行為設限
（103專高一）

42. 「美沙冬(methadone)療法」是屬於下列何種藥癮治療模式？(A)解毒治療　(B)替代性治療　(C)自助式團體治療　(D)強制治療
（103專高一）

43. 有關「漸進式成癮發展階段」之進展順序為何？(A)好奇階段→濫用階段→成癮階段　(B)習慣階段→依賴階段→成癮階段　(C)好奇階段→替代階段→依賴階段　(D)依賴階段→成癮階段→替代階段
（103專高一）

44. 下列何者不是安非他命中毒之反應？(A)高血壓　(B)情緒低落　(C)心跳增加　(D)失眠
（103專高二）
解析 (B)情緒會過度興奮。

45. 為正確執行物質濫用個案之尿液篩檢，下列處置何者正確？(A)安排相同日期反覆收集查證　(B)取中段5 c.c.尿液，務必確保無菌狀態　(C)檢視尿液色澤及溫度　(D)盡量在懷疑用藥日的72小時內進行尿液收集
（103專高二）

解答：　39.B　40.C　41.D　42.B　43.A　44.B　45.C

46. 有關精神疾病的敘述，下列何者正確？(A)口服使用安非他命，最快大約8小時後，可以在尿液中測得　(B)老年憂鬱症患者，最典型的是乙醯膽鹼(Acetylcholine, Ach)功能過低的問題　(C)低濃度酒精最先抑制大腦皮質區，再來才是抑制呼吸中樞與生命中樞　(D)使用安非他命，通常需要持續使用超過10年以上，才會誘發精神病(psychosis)　　　　　　　　　　　　　　　　　（104專高二）

47. 吳先生因酒精戒斷症狀而住院治療，住院後不斷打電話給太太要求來看他，否則會給她好看，使得太太很苦惱，護理師在進行吳先生家庭治療前宜先收集的資料，下列何者錯誤？(A)家庭的發展過程　(B)家庭的因應能力　(C)家庭的內外在結構　(D)家庭的去社會化功能　　　　　　　　　　　　　　　　　　　（105專高二）

48. 慢性間質性膀胱炎，最常見於哪一種物質使用障礙症病人身上？(A)K他命(ketamine)　(B)古柯鹼(cocaine)　(C)海洛因(heroin)　(D)安非他命(amphetamine)　　　　　　　　　　　　　　　（106專高一）

情況： 許小姐因嗎啡成癮，且併用安非他命被診斷為物質使用障礙症，目前出現戒斷反應明顯。請依上文回答下列三題：

49. 下列敘述何者正確？(A)許小姐有使用嗎啡過量或過久，持續想要戒除或調控均無效，仍對物質有渴求的控制失調　(B)許小姐的腦部及身體已適應較高濃度的耐受性，因此只要些微劑量就可達到原來的效果　(C)許小姐同時使用物質，當其使用嗎啡出現耐受性後，使用安非他命反而不需較大量就可滿足　(D)許小姐因為嗎啡成癮，產生心理依賴，一旦停止會導致心理不適，即戒斷症狀　　　　　　　　　　　　　　　　　　　　　（106專高一）

50. 嗎啡的主要戒斷症狀，下列何者最適切？(A)頻尿、妄想　(B)呼吸、心跳、血壓下降　(C)食慾不振、打呵欠、流鼻水、肌肉痠痛　(D)被害妄想、短暫幻覺　　　　　　　　　　　　　（106專高一）

解答：　　46.C　　47.D　　48.A　　49.A　　50.C

51. 許小姐所使用物質的嗎啡中毒主要症狀，下列說明何者最適切？
(A)血壓上升、心跳加快　(B)意識過於警覺、呼吸急促　(C)複視、影像變形、心跳過速　(D)針狀瞳孔、嗜睡、心跳變慢

解析 嗎啡為中樞神經抑制劑，中毒反應包括循環及呼吸抑制、嗜睡、昏迷、針狀瞳孔等。　**(106專高一)**

52. 長期大量使用某種物質，在停用或減用後，會出現渴藥、不安、流淚、發汗、瞳孔放大、虛弱無力、噁心、腹痛、骨頭酸痛、失眠等，最可能是下列何種濫用物質的戒斷反應？(A)鴉片類(Opioids)　(B)天使塵(PCP)　(C)大麻類(Cannabinoids)　(D)K他命(ketamine)　**(106專高二)**

53. 下列何種藥物濫用會因長期嗅吸造成鼻中膈穿孔、肺受損及靜脈注射感染疾病？(A)古柯鹼　(B)安非他命　(C)K他命　(D)大麻
　(106專高二)

54. 有關物質使用障礙症病人之照護過程，下列何者最正確？(A)在「接觸期」，強調治療性關係的建立，不宜改變日常生活作息　(B)在「說服期」，宜多運用面質技巧，迫使病人面對自己的困境，此階段並不宜使用動機晤談法　(C)在「積極治療期」，宜加強病人法治觀念，改善交友　(D)在「預防再濫用期」，宜加強行為改變，確認危險因子，以促進預防措施　**(106專高二)**

55. 古先生為富二代獨子，母親早逝與權威父親經常對立且常有衝突，經常在外與朋友以毒品自我麻醉，目前診斷為海洛因之物質障礙症，住院後下列治療之說明何者正確？(A)古先生的戒癮治療以心理復健為主要架構，以期達到有效治療和預防復發的目標　(B)古先生日後門診可以選擇替代治療，經由精神專科醫師處方使用美沙酮(Methadone)治療，領藥後在家自行服用　(C)美沙酮(Methadone)替代療法，用於海洛因的急性解毒和長期維持治療的雙重角色，具低成癮性　(D)古先生較適合使用制癮劑(Disulfiram)，10分鐘內會產生嫌惡反應，而達治療效果　**(107專高一)**

解答：　51.D　52.A　53.A　54.D　55.C

解析 (A)首要治療目標是解毒治療，協助病人脫離生理依賴；(B)一定要到診所服用；(C)多用於酒精使用障礙治療。

56. 承上題，古先生問題的心理復健，請問下列說明何者最適切？
(A)古先生可採增強動機治療(Motivation Enhancement Therapy)，治療目標在強化其家屬支持動員的力量，以期持續達成改變
(B)古先生若採動力心理治療(Psychodynamic Psychotherapy)，重點放在面質古先生的生理狀態與家庭成員及物質使用的互動關係，強化其家人戒治的責任　(C)古先生可運用系統理論進行認知治療，強化其家庭對古先生行為修正　(D)古先生可採家庭治療，對家庭問題進行診斷，並澄清成員在家中角色、期待、責任與感受　　　　　　　　　　　　　　　　　　（107專高一）

57. 承上題，護理師對古先生入院時，有關生理、心理、社會、智能以及靈性五大層面評估的重點，下列何者正確？(A)進行社會層面的評估，包括海洛因的使用型態、使用影響、危險因子　(B)進行心理層面評估時，護理師必須覺察自己對成癮行為的價值、態度與感受　(C)評估智能層面時，常見此類個案的無效防禦機轉為投射與外射行為　(D)有關社會層面的評估，強調對物質的渴求與生命之無望感　　　　　　　　　　　　　（107專高一）

58. 羅太太為酒精物質使用障礙症，終日飲酒，住院後出現戒斷症狀，有交感神經興奮症狀，並已出現肝硬化之系統性合併症，下列說明何者正確？(A)羅太太的戒斷症狀是因為突然停酒的關係，因此應提供微量酒精以緩解戒斷症狀　(B)羅太太的酒精戒斷和正腎上腺素的增加都會增加鎂離子的濃度，會增加交感神經的活動　(C)酒精戒斷時會提高GABA的抑制功能，降低多巴胺的活性　(D)羅太太出現酒精性幻覺，多為嗅幻覺　　　　（107專高二）

解析 (A)此時應優先處理病人生理狀況的危機，例如補充體液、營養素、使用BZD類鎮靜劑；(C)酒精會刺激GABA活性導致多巴胺分泌過量，忽然停止使用酒精將使GABA因負調控(down-regulation)而減少其神經抑制功能；(D)多為視幻覺、聽幻覺。

解答：　56.D　57.B　58.B

59. 下列有關物質使用障礙(substance use disorders)之敘述,何者最適當?(A)酒精使用障礙症個案,長期營養不良及維生素A缺乏,致中樞神經病變,會出現可逆性失憶症狀,此症狀戒酒後會改善(B)海洛因戒斷(heroin withdrawal)最常出現的三大症狀是呼吸抑制、針狀瞳孔及嗜睡 (C) K他命(ketamine)為中樞神經興奮劑,具有明顯戒斷症狀 (D)亞甲雙氧甲基安非他命(MDMA),俗稱搖頭丸,屬於中樞神經興奮劑,最嚴重後果可能是橫紋肌溶解或急性腎衰竭 (107專高二)

解析 (A)會出現維生素B_1缺乏而導致魏尼克氏腦症,產生意識混亂等症狀;(B)此為鴉片類藥物之中毒症狀;(C)為中樞神經抑制劑,無戒斷症狀。

60. 吳先生服用古柯鹼過量,出現血壓上升呼吸不規則的中毒症狀而求醫,下列何項護理措施為最優先考量?(A)鼓勵病人以語言方式表達內在感受 (B)維持生命徵象的穩定 (C)觀察戒斷症狀(D)給予衛生教育 (108專高一)

解析 急性中毒期應優先維持病人生命徵象穩定。

61. 護理師對物質使用障礙症病人的態度是影響會談過程的重要因素,因此在協助病人的過程中,護理師應注意事項為何?(1)應協助病人了解及接納這是一種疾病,需接受治療才可恢復 (2)這類病人不常合併道德與法律問題,但護理師仍需要自我評估對物質使用的態度 (3)護理師應保持中立及不批評的態度 (4)治療及復健的過程需長期不斷的努力才能成功,治療的第一步是禁止再使用。(A) (1)(2)(3) (B) (1)(2)(4) (C) (1)(3)(4) (D) (2)(3)(4)

(108專高二)

62. 護理師訪視一位酒精使用障礙症病人時,鼓勵家屬參加照顧者支持性團體治療。下列敘述何者為家屬參加團體治療的主要目的?(A)改變病人的問題行為 (B)幫助病人獲得醫療照護 (C)增進家屬的因應行為 (D)預防家屬出現物質濫用 (109專高一)

解答: 59.D 60.B 61.C 62.C

解析 家庭成員加入支持性團體，可使家屬得以宣洩情緒、獲得社會支持、得到相關因應知識。

63. 有關物質使用障礙症的敘述，下列何者錯誤？(A)酒精使用障礙症與乙醛脫氫酶(aldehyde dehydrogenase, ALDH)的代謝有關　(B)精神動力學說認為此種個案的發展固著在性蕾期　(C)父、母親為酗酒者，子女酗酒行為的比例比一般人高　(D)青少年常因為好奇，並想要尋求同儕之認同，因此容易在朋友的邀約及慫恿下嘗試使用物質　　　　　　　　　　　　　　　　　(109專高一)

64. 王先生是一位酒癮個案，在照護有關酒精使用障礙症的護理目標中，下列敘述何者正確？(A)短期目標為斷絕酒精和其他物質來源　(B)中期目標為處理戒斷症狀和預防合併症　(C)長期目標為持續追蹤、強化支持、預防再度使用　(D)酒精使用障礙症病人，大多數能夠在短時間戒斷，故可以採取漸進式戒除

(109專高一)

65. 依據DSM-5所訂定之標準，物質使用障礙症(substance use disorders)中，有關耐受性(tolerance)的敘述，下列何者正確？(A)使用物質過量或過久，會花時間去尋找使用的物質　(B)因物質使用嚴重，而產生了生理上的依賴，一旦停止使用，會導致身心不適　(C)使用物質造成身體傷害，明知使用物質對身體有傷害仍持續使用　(D)指腦部及身體已適應較高的物質濃度，因此需要更多的物質，才能達到原來的效果　　　　　　(110專高一)

解析 (A)(C)為物質依賴；(B)為戒斷症狀。

66. 美沙冬(Methadone)可作為海洛因(Heroin)的替代治療藥物之原因，下列敘述何者錯誤？(A)避免使用針頭，減少HIV傳染　(B)較少欣快感，且長期使用不易產生嗜睡或憂鬱　(C)提升日常生活功能後，較能正常就業　(D)不會造成依賴　　　(110專高一)

解析 (D)美沙冬只是成癮性低、生理作用及戒斷症狀弱，並非無成癮性。

解答：　63.B　64.C　65.D　66.D

67. 酒精成癮的病人，因長期缺乏下列何種維生素，導致維尼克氏腦症(Wernicke's encephalopathy)，出現意識障礙、眼肌麻痺、運動失調症狀？(A)維生素A　(B)維生素B_1　(C)維生素D　(D)維生素K　　　　　　　　　　　　　　　　　　　　　　　　　　（110專高一）

68. 有關物質使用障礙心理治療的敘述，下列何者錯誤？(A)此項治療多半在個案恢復期時執行，可疏導個案的內心問題　(B)採用動機式晤談(motivational interview)法，以直接面質為治療的原則　(C)通常與家庭及心理因素息息相關，故除了提供身體治療外，也應追索問題的根源　(D)可疏導個案的內心問題，引導個案使用正向積極的方式發洩其內心的憤怒與不滿　（110專高二）
解析 (B)以避免爭辯為原則，不面質病人。

69. 美沙冬(Methadone)本為麻醉性止痛劑，可替代嗎啡類藥物，以達到治療嗎啡類藥物成癮患者。下列敘述何者正確？(A)通常用來治療K他命成癮的患者　(B)不會有蓄積性，可長期使用，且不需減少劑量　(C)不會有呼吸抑制、欣快感和戒斷症狀　(D)為口服藥劑，可以減少因共用針頭引起的疾病感染　（110專高二）
解析 (A)使用於治療鴉片類中毒與戒斷；(B)服用一段時間後須減量；(C)屬於二級毒品，只是成癮性較低，一樣有風險。

70. 有關海洛因中毒症狀的敘述，下列何者錯誤？(A)瞳孔放大　(B)心跳變慢　(C)昏迷　(D)呼吸抑制　（111專高一）
解析 (A)為針狀瞳孔。

71. 有關酒精成癮治療的敘述，下列何者錯誤？(A)以麻醉拮抗劑(naloxone)矯正乙醇引發的意識昏迷狀態　(B)以 BZD 與 α_1-blockers 藥物治療自主神經系統亢奮症狀　(C)戒酒發泡錠(disulfiram)可抑制肝臟代謝酒精的過程　(D)宜合併心理治療
解析 (B)以BZD與β-blockers治療。　　　　　　　　　　　　（111專高一）

解答：　67.B　68.B　69.D　70.A　71.B

72. 俗稱安公子的安非他命，其戒斷症狀最可能為下列何者？(A)精力旺盛　(B)全身耗竭虛脫、憂鬱沮喪　(C)肌肉僵直　(D)注意力集中　　　　　　　　　　　　　　　　　　　　　（111專高二）

解析 安非他命戒斷症狀常見全身耗竭虛脫、憂鬱、凡事提不起興趣、失眠、惡夢連連、崩潰感、想自殺等。

73. 有關Benzodiazepine (BZD)類藥物，下列注意事項敘述何者最適當？(A)為海洛因成癮替代療法之主要用藥　(B)可減緩病人因酒精戒斷產生的不適　(C)短效型藥物的半衰期為12小時以上才能達助眠效果　(D)長期使用BZD 不會發生耐受性、成癮性和戒斷症狀　　　　　　　　　　　　　　　　　　　　（111專高二）

解析 (A)海洛因成癮替代療法主要使用美沙酮、丁基原啡因；(D)長期使用會有耐藥性，且心理依賴大於生理依賴。

74. 物質使用障礙症病人，會產生心理依賴 (psychological dependence)，下列敘述何者正確？(A)使用物質過量或過久而持續想要戒除，因此花時間尋找使用之物質以及對物質的渴求　(B)強烈對物質的渴求，為避免不愉快的感受，而持續或間歇式的使用該物質　(C)使用物質造成身體傷害，明知使用物質對身體有傷害仍持續使用　(D)因物質使用嚴重，而產生了依賴性，一旦停止使用，會導致身體不適情形　　　　　　（111專高二）

75. 有關物質使用障礙症個案的追蹤輔導的敘述，下列何者錯誤？(A)降低個案渴求物質與預防再發　(B)建立健康與調適的生活型態　(C)主要採取住院方式實施輔導　(D)定期諮商以及協助個案參加治療　　　　　　　　　　　　　　　　　　　　　（111專高二）

解析 (C)門診追蹤，或由醫療院所轉介至當地毒品危害防制中心，中心收案後採電訪追蹤輔導。

解答：　72.B　　73.B　　74.B　　75.C

76. 有關物質使用障礙症的治療原則中，下列敘述何者錯誤？(A)在安非他命中毒的急性期時，治療包含洗胃、給與維生素C以酸化尿液，助安非他命排出體外　(B)利用制癮劑(Disulfiram)，使物質使用障礙症病人在使用物質時感到不舒服，而減少物質使用　(C)美沙冬(Methadone)，因其採口服，目前作為海洛因替代藥物，減少靜脈注射藥物及共用針頭所引起的疾病感染　(D)長期飲酒導致威尼克氏腦病變(Wernicke's encephalopathy)，可口服或注射維生素C治療　　　　　　　　　　　　（112專高一）

解析 (D)應補充維生素B₁。

77. 有關物質使用障礙症的生理層面護理措施，下列何者較不適宜？(A)監測生命徵象與戒斷症狀　(B)提供安全的環境　(C)盡可能協助病人日常生活自我照顧　(D)維持營養與水分、電解質的平衡

解析 (C)提供病人自我照顧機會，以維持生活功能正常。（112專高一）

78. 在急診室有關藥物使用障礙症（藥物成癮）最常見的問題，下列敘述何者錯誤？(A)海洛因戒斷症狀，如肌肉痙攣、骨頭痛　(B)譫妄狀態　(C)急性精神病　(D)夢遊　　　　　　　　（112專高一）

解析 (D)通常是服用安眠藥後的副作用。

79. 有關酒精使用障礙症，下列敘述何者錯誤？(A)酒精主要在小腸吸收，若喝酒又喝水，將增加酒精在體內的吸收　(B)酒精戒斷的個案在戒斷後，會產生酒精戒斷譫妄(delirium tremor)　(C)常因營養不良及維生素E缺乏，而發生周圍神經病變　(D)酒精戒斷症狀會出現焦慮、手抖增加、流汗等症狀　　　（112專高二）

解析 (C)導致維生素B₁缺乏。

80. 鴉片類的物質其作用越短效，引起的戒斷症狀發作及持續時間的通則為何？(A)引起的戒斷症狀越長愈強　(B)引起的戒斷症狀越短愈強　(C)引起的戒斷症狀越長愈輕微　(D)引起的戒斷症狀越短愈輕微　　　　　　　　　　　　　　　（112專高二）

解答：　76.D　77.C　78.D　79.C　80.B

81. 有關物質使用障礙症的護理措施中，下列何者較不適切？(A)協助物質使用障礙症的病人，核心議題是其個人對於問題的覺察能力　(B)增加個案的現實感，不要與個案爭辯其妄想內容，並同理其害怕、擔心　(C)鼓勵病人使用否認或隔離的心理機轉，以逃避心理壓力　(D)討論戒除的可行方法，協助訂定合適的目標，並評值其成效　　　　　　　　　　　　　（112專高二）

解析〉(C)應鼓勵病人多表達內在感受，疏導內心問題。

82. 有關酒癮病人之敘述，下列何者正確？(1)停止喝酒後，戒斷症狀會在很短的時間內發生，且持續5~7天　(2)酒精戒斷譫妄以聽幻覺為主　(3)戒斷症狀包括：焦慮、厭食、失眠、顫抖等　(4)常有營養不良和維他命B群缺乏的情形。(A) (1)(2)(3)　(B) (1)(3)(4)　(C) (1)(2)(4)　(D) (2)(3)(4)　　　　　　　　　　　（112專高三）

解析〉(2)視幻覺為主。

83. 出現柯沙寇夫症候群(Korsakoff's syndrome)的酒精成癮者，其典型症狀為何？(A)懷疑配偶不忠，嫉妒妄想　(B)近期記憶力喪失　(C)覺得一直聽到聲音，像是有人在命令他　(D)流鼻水、發燒、流淚、打呵欠　　　　　　　　　　　　　　　　　（112專高三）

解析〉柯沙寇夫症候群即酒精性失憶症，主要症狀為定向感障礙、易受刺激、虛假記憶、幻覺、短期記憶缺失等變化。

84. 有關美沙冬(methadone)的敘述，下列何者正確？(A)不會有呼吸抑制、欣快感和戒斷症狀　(B)成癮性比海洛因低，戒斷症狀也比海洛因輕微　(C)是一種替代療法，其治療主要是心理安撫作用　(D)病人需終身服用　　　　　　　　　　　　　（113專高一）

解析〉美沙冬為二級毒品，但因其生理作用及戒斷症狀較鴉片類藥物弱，成癮性低，因而作為脫癮替代療法使用。

解答：　81.C　82.B　83.B　84.B

85. 有關物質使用障礙症成因之敘述，下列何者錯誤？(A)成癮物質會直接活化酬償系統，產生愉悅感　(B)同儕互相影響是使用成癮物質的因素之一　(C)家庭功能失調是使用成癮物質的因素之一　(D)與對成癮物質的認知無關，不會想戒除　　　（113專高一）

解析〉(D)與認知有關，若使用者對藥物的負面態度較小、不知使用後果，可能增加其使用藥物的機率。

解答：　85.D

MEMO

兒童及青少年精神衛生護理

出題率：♥ ♡ ♡

CHAPTER

13

Psychiatric Nursing

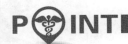

13-1 緒 論

1. 原兒童及青少年期精神疾患的診斷，在 DSM-5 被歸在神經發展障礙症當中，包括智能不足、溝通障礙症（口吃）、自閉症類群障礙症、注意力不足／過動症、特定的學習障礙症、動作障礙症如妥瑞氏症；原排泄性疾患獨立為一章，包含遺糞症、**遺尿症（多發生於 5 歲**前）；分離焦慮疾患則被歸類到焦慮症。

2. 心理問題兒童的評估：

   (1) 兒童心理問題常以行為障礙為臨床表徵。介入處理兒童問題時，需評估孩子目前的年齡。

   (2) 應**以整體性的角度評估兒童及家庭的健康問題，除了與個案會談外，父母或較親近的家人也是必須要評估的對象。**

   (3) 有時候最需協助的反而是父母。

   (4) **需探索兒童及青少年對健康問題反應的主觀經驗。**

   (5) **需個別評估兒童及青少年的健康問題，以提供個別化的護理。**

3. 藥物治療應用於兒童精神疾病的最主要治療目標**為減輕症狀，增進其能接受其他治療方式的能力。**

4. 藝術治療運用於兒童時，**畫圖有助於兒童描述事件及表達感覺，引導表達自我的感受，促進描述所遭遇到的生活事件，並用於評估所面臨的困境。**

5. 心理問題兒童的照顧原則：

   (1) 評估兒童時應包括其家庭生態及**互動型態。**

   (2) **須評估身體與生理之發展。**

   (3) 藉由遊戲可獲取更豐富的資料。

(4) 照護模式與成人照護原則相異。

(5) 繪畫為協助兒童用來抒發情緒之工具。

(6) 由兒童引領治療進行之速度，在自然氣氛下進行治療。

(7) **處理父母之擔憂**。處理兒童心理問題，有時候最需要協助的反而是父母。

(8) **兒童仍具有解決問題的能力。**

6. 各種兒童問題的護理重點：

(1) **分離焦慮症**：

a. 增強患童的安全感、獨立性、因應能力。

b. 分離時間採漸進方式，逐步延長，期間可安排患童有興趣的活動，以增強正向分離經驗。

c. 鼓勵參與同儕團體活動，與同儕建立良好人際關係。

(2) **口吃**(stuttering)：**一種溝通障礙，護理處置為減低其焦慮狀態並提升其自尊心。**

(3) 有逃學、逃家及偷竊前科的兒童對自己偷竊行為一概否認，此行為問題最適切的護理處置為**增加對外界的控制力**。

13-2 智能不足(Intellectual Disabilities)

一、症 狀

智力功能明顯低於一般人，適應功能、抽象思考無法達到其年齡預期能力。溝通困難且智能不足程度越嚴重者，其攻擊與衝動傾向也越強，**亦可能出現精神症狀。**

二、診 斷

DSM-5 將智能不足以概念、社會、實務領域能力的缺失程度來區分，**依嚴重度分為輕、中、重及極重度**，診斷準則如下：

1. **智力功能缺損**：由臨床評估以及標準智力測驗中，確認智力功能，如推理、問題解決、抽象思考、判斷、學業學習、以及從經驗中學習等。

2. **適應功能缺損**：造成在個人獨立以及社會責任上，達不到發展以及社會文化的標準；如果沒有持續的支持，其適應功能缺損將導致在家庭、學校、職場以及社區等環境中，日常生活活動的受限，如溝通、社會參與及獨立生活。

3. **智力及適應功能的缺損發生在發展階段中**。

三、護理處置

1. **治療目的在減輕其症狀**。

2. **增進生活自理能力**：鼓勵個案獨立，協助管理日常生活空間建立日常生活常規，並與父母、個案一起討論日常生活技巧學習，必要時才提供協助。

3. **強化個案適當行為並削弱不當行為**：面對個案挑逗、難入耳的話、發脾氣，給予口頭警告並限制其行為，必要時給予負增強，如保護室一對一的照顧，戴上保護頭部的帽子；當個案努力遵守規定時需立即給予讚美。

4. **教導個案以言語表達情緒感受，協助處理憤怒與挫折感**。

13-3　自閉症類群障礙症(Autistic Disorder)

一、病　因

原因不明，遺傳比例不高，並非環境或心理因素。

二、臨床症狀

1. **為終生發展性障礙疾病**，屬於神經發展障礙症。

2. **社會互動障礙**：不主動找人分享、藉助其他非語言的溝通行為、不主動參與社會性遊戲或活動、對同儕缺乏興趣、注意力短暫、易衝動等。

3. **溝通障礙**：語言發展遲緩、刻板的重複使用語句、不會模仿大人發音。

4. **行為、興趣及活動的模式刻板**：出現重複刻板動作（拍手、旋轉、跳躍等）、活動量大、**過度堅持專注物體的一部分，無彈性的堅持某些常規與儀式行為**（如堅持戴同一頂帽子、走固定路線上學）。

5. 活動量大、易衝動、**自傷或自虐、專注於某些儀式行為**。

6. 約 75%病童伴有智能不足，**其預後受病童智商影響**。

三、治　療

　　沒有完全的治療方法，一般以行為治療為基礎，依症狀需要提供相關精神科藥物治療。治療目標在於減少不當行為、增加學習及適應行為。有 1/4 的成人個案可獨立生活。

四、護理處置

1. 首要的護理目標為**控制自我傷害的行為、增強生活自理能力**。

2. **運用行為治療，鼓勵以適當的行為表達情緒**。

3. **安排結構性活動**，使個案有固定生活常規可循。

4. **評估環境中是否有造成過度反應的相關因素，盡量排除該因素。當出現自傷行為時，必須提供保護措施**。可戴頭盔或手

套；觀察自傷和焦慮的關係；提供一對一的人際關係，以建立信任感，**提供安全環境。教導以口語表達挫折和生氣。**

5. **溝通時必須清楚、具體及簡單化。**

6. 當個案出現重複性動作，如持續拍手或旋轉，**給予接受但不關注，並可直呼其姓名轉移注意力。**

7. 教導父母**促進統整性及持續性的長程教育方案，多數兒童在經學校學習後，社會及溝通行為會明顯改善。**

13-4　注意力不足／過動症(ADHD)

注意力不足／過動症是指幼兒極度好動、**活動量大**、注意力持續性降低、衝動控制差，70%會有學習障礙。**一般在 5 歲以前就已發病，嬰兒期即呈現睡眠不定時、動的時間多、不安等現象；學齡前即出現不能專心、活動量大及語言發展遲滯現象。**

一、病　因

原因不明，其症狀是因腦部功能失調，而非單純管教問題，研究顯示其血中鉛濃度及多氯聯苯較高，過動兒家族有較高比例的酒精及藥物使用障礙、反社會型人格障礙症、衝動及過動成員，不當的環境與家庭教育亦會影響兒童情緒。

二、臨床症狀

過動兒有些在 7 歲以前即出現症狀，行為特徵包括：

1. **注意力不良：鉛筆或課本經常遺失，經常逃避、不喜歡或排斥寫作業、成績差、經常充耳不聞**、不專心聽話、粗心犯錯、規劃活動有困難、易受外界影響而分心。

2. **易衝動：經常打斷或干擾他人**，過動兒常處於活躍狀態或常像「馬達推動」般四處活動，坐時扭動不安、不能輪流等待、經常說話過多、**逃避、不願意或排斥需要用心智的活動**。

三、治　療

1. **Methylphenidate (Ritalin)**：為短效**中樞神經興奮劑**，可減少多巴胺再吸收，延長多巴胺在突觸的作用時間，改善注意力不足、易衝動與活動量過高的症狀，**需於早上服用，以免影響睡眠**。此類藥物易導致濫用，副作用包括激動、坐立不安、頭痛、神智不清、口乾、食慾不振，心律不整、心悸等。**需每年計畫性停藥二次**，以改善身體發育遲緩的副作用。

2. **藥物合併感覺統合治療、認知治療效果較佳**。

3. **對於過動兒的注意力欠缺及過動行為，父母需學習適當的管教方法，可以虛擬的人物與患童討論其行為**。

四、護理處置

1. 提供社交的角色模範，促進其學習合宜社交技巧。

2. 因過動兒出現活動過度，故需維持環境安全性。

3. 提供易於攜帶的食物，已確保有攝取足夠的熱量。

4. 出現操縱行為時須給予設限。

5. 活動安排：**疏導其過多的活動力**，選擇活動量不高的玩伴、**安排不具攻擊性的活動**，強調專注力訓練的靜態活動則不適合。

13-5　抽搐症(Tic Disorder)

　　包括**妥瑞氏症**(Tourette's Disorder)，第一次發病年齡在 18 歲以前，出現多重運動性抽動及發聲性抽動，是一種突發、快速、復發、非韻律性的動作或發聲，造成社交、職業功能嚴重損害。病人常有身體心像障礙，**臨床上會以抗精神病藥物**(Haloperidol)、**SSRIs 與 α-抗膽鹼素**(clonidine)**治療抽動性障礙**。

13-6　行為規範障礙症(Conduct Disorder)

　　在同儕互動中容易發現，個案常打架或恐嚇他人，多具有反社會行為，其行為特徵具攻擊性（如攻擊人或動物、有意地損毀財物）、說謊、偷竊、性犯罪及物質使用障礙。護理師**對於個案的非適應行為給予設限，而非容忍**。可以訂定行為契約、提供日常活動的規律作息表等方式改善，而非處罰。行為規範障礙症並非智能不足，可鼓勵病童參與同儕團體活動。

13-7　飲食障礙症

一、病　因

1. 生物：公認有家族性，上流社會階層女性機率高。

2. 心理：與早期分離、個別化衝突、無力感有關，心理特色包括焦慮、強迫、逃避衝突、自我心像扭曲、低自尊、完美主義。

3. 環境：早期常有內外科疾病、分離或家屬死亡經驗、性虐待、父母過於強調體格。

4. 社會文化：社會文化對於豐滿體型較接受時，病人會較少。

二、分　類

(一) 厭食症(Anorexia Nervosa)

　　為**好發於年輕女性**，因過度注重身材的維持或**嚴重的害怕變胖**，產生自發性的**長期斷食或節食**現象，使體重少於最低正常值，即使體重偏低仍持續抑制體重增加，對自己的身材投以負面評價，對身體形像知覺異常，常導致女性的停經、死亡。有 10~13% 可能合併強迫症。

(二) 暴食症(Bulimia Nervosa)

　　特徵包括短**時間內吃下大量食物**，**無法控制自己吃東西的行為**、**進食種類與數量**，大吃後常產生自我責備和憂鬱症狀，甚至自我催吐、**禁食或過度運動**、**使用瀉劑等不當補償行為**，但僅持續短暫的時間，**平均每週一次同時發生暴食及不當補償行為，且期間長達 3 個月**。5%厭食症者會轉變成暴食症，厭食症的預後整體而言優於暴食症。

三、治　療

1. Fluoxetine（Prozac（百憂解））被證實對厭食症的復發有預防之療效。TCAs 如 Imipramine、Fluoxetine 和 MAOIs 對大多數暴食症病人有效果。

2. 心理治療目的在幫助病人找出潛在病因，團體治療目的在幫助病人改善人際關係，發展自主性與獨立。

3. 應提供病人正確營養的觀念，及了解暴食或厭食對身體的影響。

四、護理處置

1. 護理目標：(1)短期先**建立飲食約定**，恢復正常的營養；(2)長期目標建立有效的人際關係與調適機轉。

2. **低自尊**為青少年厭食症病人常見的問題。

3. 病人常出現無力感，所以護理師需鼓勵其表達。

4. **在自主原則下，要求個案由高熱量食物類別中挑選進食食品。**

13-8　閱讀障礙症(Dyslexia)

　　通常有**理解文字困難、書寫表達錯誤、閱讀有錯誤**等障礙，但**智力並無缺損**，孩童可能非常聰明，但無法順利表達想法或理解文章的內容。也可能因為閱讀表達能力不佳，導致對課程注意力不集中，時常跟注意力不足／過動症(ADHD)搞混，若能**及早發現、及早治療**，預後則較佳。

QUESTI❓N

1. 目前注意力缺陷過動症(ADHD)病童臨床上常用之藥物為下列何者？(A) haloperidol　(B) ritalin　(C) fluoxetine　(D) lithium carbonate

（100專高一）

   解析 Ritalin是中樞神經興奮劑，可減少多巴胺再吸收，延長多巴胺在突觸的作用時間，以控制過動症狀。

情況： 王小弟，今年4歲，其母親帶至門診求治，表示王小弟從出生至今語言發展遲緩、也不太會說話，且從不和別的小朋友玩耍，經常喜歡一個人旋轉，有時會無故一直搥打自己的頭或以頭撞牆，造成頭部、額頭多處傷痕及淤傷。依此回答下列二題。

2. 根據王小弟母親的描述，王小弟可能罹患下列哪一種兒童精神疾病？(A)注意力缺陷過動症(ADHD)　(B)行為障礙(conduct disorder)　(C)社交恐懼症(social phobia)　(D)自閉症(autism)

（100專高一）

3. 承上題，王小弟母親十分擔心其自我傷害行為，護理師應指導家屬如何處理？(1)運用行為治療，鼓勵以適當的行為表達情緒　(2)責罵王小弟　(3)有自傷行為出現，必要時使用身體防護墊　(4)給與重複、一致的指導，避免處罰　(5)協助王小弟了解自我與他人的不同。(A) (1)(2)(3)　(B) (1)(3)(5)　(C) (1)(3)(4)　(D) (2)(4)(5)

（100專高一）

4. 有關自閉症之敘述，下列何者錯誤？(A)罹患此障礙者男孩多於女孩　(B)病童的言語溝通發展正常　(C)此障礙與兒童期思覺失調症不同　(D)病童行為及活動模式受到侷限　（100專普二）

   解析 病童有溝通障礙。

解答：　　1.B　　2.D　　3.C　　4.B

5. 國小一年級導師向王小弟母親反應，王小弟近3個月在學校無法專心上課、衝動、干擾同學聽講、話多、坐立不安，常遺失文具用品、多半無法完成老師的指令、對於老師之勸導充耳不聞，護理師覺得王小弟最可能出現的問題是：(A)智能不足(mental retardation)　(B)兒童及青少年憂鬱症(depression)　(C)注意力缺陷過動症(ADHD)　(D)妥瑞氏症(Tourette's syndrome)　（101專高一）

6. 學齡前期的兒童若經常目睹家庭暴力，所導致的影響為何？(1)呈現身體症狀及退化行為　(2)智力受損　(3)出現明顯分離焦慮　(4)覺得世界不安全。(A) (1)(2)(3)　(B) (1)(2)(4)　(C) (1)(3)(4)　(D) (2)(3)(4)　（101專高一）

解析）不會影響智力。

7. 有關兒童精神病患的敘述，下列何者正確？(A)兒童注意力缺損主要是腦傷造成　(B)學習障礙主要是因智能不足所致　(C)雷特氏障礙(Rett's disorder)屬於廣泛性發展障礙　(D)抽動性疾患是一種非突發性疾病　（101專普一）

解析）(A)兒童注意力缺損可因神經傳導物質異常、遺傳、腦傷等神經生理疾病造成；(B)學習障礙是因神經心理功能異常所致；(D)抽動性疾患是突發性疾病。

8. 下列有關兒童及青少年精神衛生護理之敘述，何者最適當？(1)兒童及青少年心理問題與家庭整體健康息息相關　(2)非語言的溝通可以促進與個案治療性人際關係的建立　(3)護理師須考量個案的發展階段　(4)直接與個案會談可以收集到最完整的評估資料。(A) (1)(3)(4)　(B) (2)(3)(4)　(C) (1)(2)(4)　(D) (1)(2)(3)　（101專高二）

解析）因為兒童及青少年的心理問題與整個家庭息息相關，所以進行評估時父母親及其他家人也是重要的評估對象。

9. 下列何者為注意力缺失過動疾患(ADHD)的行為特徵？(1)東西丟三落四、書包忘記揹回家　(2)經常意外受傷　(3)缺乏社交互動　(4)愛插嘴、不喜歡或排斥寫作業。(A) (1)(2)(3)　(B) (2)(3)(4)　(C) (1)(2)(4)　(D) (1)(3)(4)　（101專普二）

解答：　5.C　6.C　7.C　8.D　9.C

10. 下列有關厭食症之敘述，何者正確？(A)多數患者為男性　(B)好發於中年人　(C)原本月經正常的女性，至少有6次月經週期沒有出現　(D)個案強烈地害怕變胖　　　　　（101專高二）

  解析▶ 厭食症好發於年輕女性，因過度注重身材或嚴重害怕自己變胖，產生長期的斷食與節食現象。

11. 厭食症是嚴重的飲食障礙之一，好發於何種族群？(A)年長女性　(B)年輕女性　(C)年長男性　(D)年輕男性　　　（102專高一）

  解析▶ 厭食症好發於年輕女性，因過度注重身材的維持或嚴重害怕變胖產生的。

12. 下列何者為自閉症(autism)最常見的行為症狀？(A)坐立不安　(B)行為刻板　(C)排斥上學　(D)睡眠障礙　　　（102專高二）

  解析▶ 自閉症的常見症狀為：社會性互動有障礙、溝通有障礙、行為重複刻板。

13. 陳小姐17歲，身高158公分，體重43公斤，一年前被診斷為暴食症，目前於精神科門診追蹤治療，在下列何種情況下醫師最可能建議陳小姐住院？(A)體重於半年內下降至40公斤　(B)血清鉀濃度為3.5 mEq/L　(C)出現計畫性自殺想法　(D)每週暴食2~3次

  解析▶ 一般暴食症病人可於門診追蹤，若當病人有傷害他人或自己的行為或想法時應住院觀察。　　　　　　　　　（102專高二）

14. 下列何者不是廣泛發展障礙(pervasive developmental disorders, PDD)之核心障礙？(A)社交互動障礙　(B)語言溝通障礙　(C)重複刻板的行為模式　(D)重度智能不足　　　（103專高二）

15. 王小弟，7歲，診斷為注意力缺陷過動症(ADHD)。母親抱怨王小弟在校調皮搗蛋、經常干擾同學上課、無法安靜聽課、成績差，令老師頭痛。有關王小弟的行為，護理師應如何向其母親說明較恰當？(A)此年齡層小孩的正常調皮行為，須耐心教導　(B)為反抗性行為，須了解其反抗原因，再予心理輔導　(C)為注意力欠缺所致，須學習適當的管教方法　(D)屬於個性急躁、衝動所致，須教導自我控制的方法　　　　　（103專高二）

解答：　10.D　11.B　12.B　13.C　14.D　15.C

16. 有關注意力缺失過動症患童的遊戲與生活安排，下列敘述何者不適宜？(A)安排感覺統合治療　(B)強調專注力訓練的靜態活動　(C)選擇活動量不高的玩伴　(D)安排不具攻擊性的活動　　　（104專高一）

17. 患有注意力缺失過動症的兒童，在學校中經常與同學有衝突而動手打同學，家長求助護理師，如何協助兒童改善不恰當的行為，下列護理師的建議，何者正確？(A)建議家長直接詢問患童，為什麼打人　(B)建議家長選擇患童玩電動時與患童討論其行為　(C)建議家長直接告訴患童，再有此行為就送他去警察局　(D)建議家長用虛擬的人物與患童討論其行為　　　（104專高二）

18. 下列何種類型智能不足個案所占比例最高？(A)輕度　(B)中度　(C)重度　(D)極重度　　　（104專高二）

19. 對於餵食及飲食障礙症(feeding and eating disorder)的敘述，何者錯誤？(A)婦女由於停經後體重增加，因此好發厭食症　(B)病人的自我評價過度受到體重與外形的影響　(C)媒體將胖瘦與美麗成功的形象塑造在一起，會引發飲食相關障礙　(D)厭食症病人有生命危險時，需住院維持正常攝食與營養的均衡　（105專高一）
    解析 厭食症好發於年輕女性，因過度注重身材的維持或嚴重害怕變胖。

20. 臨床治療中，常使用下列何種藥物改善暴食症(bulimia nervosa)？(A) cyproheptadine　(B) imipramine　(C) propranolol　(D) amphetamine　　　（105專高一）

21. 李同學，10歲，罹患自閉症類群障礙症，最近因為在家中常出現撞頭和拉扯頭髮行為，父母陪伴下進入急性精神科病房接受治療。入院後第一星期撞頭和拉扯頭髮行為平均每30分鐘出現一次，下列護理措施何者最適當？(A)出現撞頭行為時，請病人至病室走廊旁罰站，實施time out兩小時　(B)口頭約定當出現撞頭行為，給予四肢約束　(C)給予頭盔以及手套保護病人　(D)每次出現撞頭行為時，立即給予針劑協助鎮定　　　（105專高二）

解答：　16.B　17.D　18.A　19.A　20.B　21.C

22. 關於青少年精神病人一般照護原則的描述，下列何者正確？(A)不能以圖畫引導表達情緒，以免病人認為治療者輕視他們言語表達能力 　(B)不要推薦閱讀書籍以免增加其思考負荷 　(C)有自殺的危險性時仍需遵從不向其家人告知訊息的保密約定 　(D)第一次評估需同時包含病人和家屬才能澄清就診原因 　　（106專高一）

　　解析 (A)繪畫能幫助病人表達、描述對生活事件的情感；讓病人了解自己的情緒；(B)閱讀可幫助病人表達感受、發展病識感；(C)家長會影響病人對治療的適應，因此家長的參與相當重要。

23. 關於飲食障礙病人於急性病房住院第一階段的飲食行為約定內容，下列何者正確？(A)體重監測時間由病人決定 　(B)可於病人房間內進食維持隱私 　(C)防止過度運動 　(D)可由病人決定該餐中部分食物給別人 　　（106專高一）

24. 小明患有注意力不足／過動症，他媽媽詢問護理師關於在家教養的方法，下列敘述何者正確？(A)因為注意力的缺損，所以不能給予孩子任何選擇的機會 　(B)孩子理解力有困難，所以當每次出現衝動行為，立刻給予處罰較有效 　(C)告知小明的哥哥由於小明的疾病，所以不會分配小明做家庭生活事務 　(D)使用肯定句例如「該上床了！」，而不是「上床了，好不好？」

　　　　　　　　　　　　　　　　　　　（106專高二補）

25. 下列關於治療注意力不足／過動症藥物methylphenidate(Ritalin®)的描述，何者正確？(A)可促進多巴胺的釋放 　(B)血壓降低為常見的副作用 　(C)每2個月需計畫性停藥一次 　(D)可以刺激三酸甘油酯的代謝 　　　　　　　　　　　　　（107專高一）

　　解析 (B)可能有高血壓危象；(C)每年計畫性停藥2次；(D)是抑制多巴胺再吸收的中樞神經興奮劑。

解答： 　22.D 　23.C 　24.D 　25.A

26. 林小姐是高功能自閉症個案，近日因為找工作受挫，感到無助與無望並有自殺意念，家人要求住院治療，但是病人拒絕住院，當護理師在面對自殺議題時，所應抱持的態度，下列何項敘述最適切？(A)自殺是個人的選擇，應尊重個人的自主權　(B)自殺行為是出於個人自由意志，無法防範自殺　(C)身為護理師應運用護理專業，盡最大可能防範個人自我傷害　(D)高功能自閉症個案，不應被強制住院防範自殺　　　　　　　　　　（107專高一）

27. 下列何種疾患最常與飲食障礙症成為共病？(A)思覺失調症　(B)強迫症　(C)憂鬱症　(D)解離症　　　　　　　　　　（107專高一）

28. 「遺尿症(enuresis)」是指兒童在幾歲後仍會重複地尿濕衣服？(A) 2歲　(B) 3歲　(C) 4歲　(D) 5歲　　　　　　　　（107專高二）

29. 治療注意力不足／過動症的藥物methylphenidate (Ritalin®)是屬於哪一類藥物？(A)中樞神經興奮劑　(B)情緒穩定劑　(C)抗癲癇劑　(D)抗憂鬱劑　　　　　　　　　　　　　　（107專高二）

解析 Ritalin可抑制多巴胺再吸收，而產生興奮作用。

30. 對於methylphenidate (ritalin)的治療敘述，下列何者錯誤？(A)改善病童的過動與衝動　(B)容易有食慾不振的問題　(C)最適合的服藥時間是傍晚至夜間　(D)可以在寒暑假或放假時暫停服藥

解析 (C)需於早上服用，以免影響睡眠。　　　　　（108專高一）

31. 關於自閉症類群障礙症的描述，下列何者正確？(A)喜歡玩車子的輪子之儀式化行為　(B)喜歡主動參與「扮家家酒」的遊戲　(C)堅持每天走固定的路線回家之儀式化行為　(D)對感官刺激反應過強的仿說言語　　　　　　　　　　（108專高一）

32. 對於有行為規範障礙症(conduct disorder)的兒童之護理，下列何者正確？(A)請家屬容許病童出現因挫折或失敗的干擾行為　(B)主要以處罰改善其攻擊行為　(C)對個案的非適應性行為，給予設限　(D)病童有智能不足，無法進行遊戲治療　　　（108專高二）

解答： 26.C 27.C 28.D 29.A 30.C 31.C 32.C

解析 (A)對個案的非適應行為給予設限，而非容忍；(B)可以訂定行為契約、提供日常活動的規律作息表等方式改善，而非處罰；(D)行為規範障礙症並非智能不足，可鼓勵病童參與同儕團體活動。

33. 在幼兒園的楊小弟，被老師反應上課時容易分心、注意力不集中、無法乖乖坐好、話多、容易干擾同學聽講，丟三落四、多半無法完成老師的指令，家長表示在家裡也有類似的行為，護理師覺得楊小弟最可能出現的問題是？(A)智能不足 (intellectual disabilities)　(B)躁鬱症(bipolar disorder)　(C)注意力不足／過動症(attention-deficit／hyperactivity disorder, ADHD)　(D)妥瑞氏症 (Tourette's disorder)　　　　　　　　　　　　　　　　（109專高一）

34. 下列對於自閉症類群障礙症(autism spectrum disorder)的敘述，何者錯誤？(A)病童於學校學習後，多數兒童社會行為及語言溝通行為會明顯改善　(B)預後結果會受到病童的智商程度影響　(C)學齡前經過矯正，仍有可能在普通班就讀　(D)多數病童成年後就可恢復正常　　　　　　　　　　　　　　　　　　（109專高一）
解析 (D)自閉症無法治癒，為終生發展性障礙。

35. 李同學為自閉症類群障礙症病人，某日於團體治療時聽見救護車經過的聲音隨即尖叫拍打頭部，下列何種處置較合宜？(A)鼓勵他用言語表達感受　(B)依醫囑提供鎮定藥物　(C)引導團體成員給予支持　(D)暫停其課堂活動給予短暫隔離　　　　（109專高二）
解析 評估環境中是否有造成過度反應的相關因素，盡量排除該因素。

36. 李小姐因厭食症住進精神科急性病房，身高158公分，體重由原56公斤，在半年內降至36公斤，因在家昏厥而入院，於靜脈注射後已恢復意識，但不願進食，住院第一週首要的護理措施為何？(A)提供精神動力分析　(B)建立飲食行為約定　(C)提供認知治療 (D)提供家庭治療　　　　　　　　　　　　　　　　　　（109專高二）
解析 維持身體所需營養的攝取為護理處置最優先原則。

解答： 33.C　34.D　35.D　36.B

37. 有關兒童精神疾病的敘述，下列何者正確？(A)語言障礙症
(language disorders)常在上小學後被發現　(B)輕度智能不足(mild
intellectual disability)常在幼兒園時被發現　(C)精神疾病的病徵
與兒童的年齡、發展階段沒有關係　(D)侵擾行為、衝動控制及
行為規範障礙症(disruptive, impulse control and conduct disorder)
是和同儕互動中被發現 　　　　　　　　　　　(110專高一)

38. 對於暴食症(Bulimia Nervosa)病人的特徵之敘述，下列何者錯
誤？(A)短時間內吃下大量食物　(B)覺得自己無法控制進食的種
類與數量　(C)禁食或過度運動也可能是其補償行為的一種　(D)
暴食症狀與不當補償行為同時出現，並持續一個月可達診斷標準
解析 (D)平均每週一次同時發生暴食及不當的補償行為，且期間長達3
個月。 　　　　　　　　　　　　　　　　　(110專高一)

39. 王小弟，5歲，診斷為自閉症類群障礙症(Autism Spectrum
Disorder)，下列護理措施何者錯誤？(A)評估王小弟的情緒、認
知及日常生活功能，並鼓勵其發展適齡的技能　(B)安排規律的
治療、吃飯與就寢時間　(C)每天關心王小弟，以期待他能有正
向情感回饋　(D)溝通必須清楚、具體及簡單化　　(110專高一)
解析 (C)雖需持續性關心，但切忌操之過急與期望過高，以免對個案
產生更大壓力。

40. 有關護理評估自閉症類群障礙症(autism spectrum disorder)的核心
障礙，下列何者錯誤？(A)重度智能不足　(B)社交互動障礙　(C)
語言溝通障礙　(D)重複刻板的行為模式　　　　　(110專高二)
解析 (A)約75％的病人伴隨不同程度的智能不足，不是核心障礙。

解答：　37.D　38.D　39.C　40.A

41. 有關罹患注意力缺陷過動症(ADHD)學齡期兒童的治療計畫，下列敘述何者錯誤？(A)可使用中樞神經興奮劑Ritalin®，來改善其衝動及活動量過高之行為　(B)為避免病情復發，中樞神經興奮劑宜長期服用，絕對不可停藥　(C)可合併使用藥物治療及感覺統合治療，以增加治療效益　(D)急性住院期間宜安排不具攻擊性的活動　　　　　　　　　　　　　　　　　　（110專高二）

    解析 (B)有發育遲緩的副作用，需每年計畫性停藥2次。

42. 有關注意力不足／過動症(ADHD)的治療原則，下列何者最不適當？(A)安排活動以疏導其過多的活動力　(B)活動無法持續時應立即終止，以減少挫折　(C)盡量避免選擇需非常專注的靜態活動　(D)不宜安排過度攻擊的活動，以防造成傷害　　（111專高一）

43. 有關厭食症(anorexia nervosa)的臨床特徵敘述，下列何者最不適當？(A)好發於年輕女性　(B)強烈害怕體重增加或變胖　(C)臨床上常見合併思覺失調症　(D)限制攝取身體所需能量　（111專高二）

    解析 (C)病人中約有10~13％可能罹患強迫症。

44. 有關與神經障礙症兒童溝通，下列何者最不適當？(A)簡短具體的結構性語句　(B)初次評估必須運用身體接觸技巧　(C)避免太抽象的語句　(D)強調正向的回饋　　　　　　　　　　　（111專高二）

45. 根據DSM-5診斷準則，智能不足嚴重度的分類，下列何者最不適當？(A)依據智力測驗分數區分　(B)依據適應功能做區分　(C)嚴重度分為輕、中、重以及極重度　(D)智力與適應功能缺損在發展期間發生　　　　　　　　　　　　　　　　　　（111專高二）

    解析 DSM-5取消依智商分數區分智能不足的嚴重度，改以概念、社會及實務領域中智力與適應功能方面的缺損程度來區分。

解答：　41.B　42.B　43.C　44.B　45.A

46. 有關智能不足的治療原則與預後，下列何者正確？(A)治療目標應設定在維持現有能力　(B)藥物為主要的治療方式，用於增加個案智能　(C)重度智能不足兒童若接受妥善教育，其成年後可能會具有職業技能　(D)智能不足兒童仍可能出現精神症狀

（112專高一）

47. 下列有關厭食症(Anorexia nervosa)之敘述，何者錯誤？(A)好發於年輕女性　(B)強烈害怕發胖，拒絕維持正常體重　(C)常用抗精神病藥物Haloperidol來改善症狀　(D)常合併憂鬱、焦慮等症狀

（112專高一）

解析 (C)藥物治療效果有限，通常會以抗憂鬱藥物治療其情緒症狀。

48. 下列有關閱讀障礙(Dyslexia)之敘述，何者錯誤？(A)理解文字有困難　(B)通常因智力偏低，導致全面性的學習障礙　(C)書寫表達錯誤　(D)閱讀有錯誤　（112專高二）

解析 (B)閱讀障礙是指在智力無缺損的情況下，出現閱讀相關障礙。

49. 在某幼稚園就讀大班的林小弟，平時表現良好，只是有些好動，最近眼睛眨個不停，嘴角不自主抽動，甚至搖頭，頸部晃個不停，樣子十分難看，同學都開始嘲笑他。上述表現最可能為下列何者？(A)智能不足(Intellectual Disabilities)　(B)雙相情緒障礙症(Bipolar Disorder)　(C)注意力不足／過動症(Attention-Deficit / Hyperactivity Disorders, ADHD)　(D)妥瑞氏症(Tourette's Disorder)　（112專高二）

解析 妥瑞氏症症狀常見運動性抽搐及發聲性抽搐。

50. 下列何者不屬於神經發展障礙症(neurodevelopmental disorders)的疾病？(A)智能不足　(B)自閉症類群障礙症　(C)注意力不足／過動症　(D)遺尿症　（113專高一）

解析 (D)為排泄障礙症。

解答： 46.D　47.C　48.B　49.D　50.D

意外事件及其他精神障礙症的護理

出題率：♥ ♥ ♥

CHAPTER
14

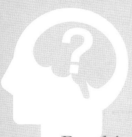

Psychiatric Nursing

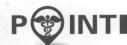

重｜點｜彙｜整

14-1 壓　力

1. 定義：壓力是人體對外界刺激所做出的反應，是生活中所必須的，壓力本身並無正負的好壞，但對人體會造成正負的影響。

2. 壓力源：人類不斷接觸外界不同種類的刺激，這些刺激可能是身體、情緒、社會、精神層面、系統的輸入，而這些刺激源即稱為壓力源。

3. 壓力因應：長期壓力的生理反應由內分泌系統執行，其中**下視丘－腦下垂體－腎上腺軸**(hypothalamic-pituitary-adrenal axis, HPA)**的改變是個人面臨壓力源時主要的調節系統**，參與應付緊急狀況、軸調節身體活動（如消化、能量消耗等）。面對壓力時，身體反應主要由下視丘產生，但是**情緒感受則和邊緣系統和前額葉大腦皮質的改變有關**。

4. 個人調適不良(ineffective individual coping)的明顯症狀：**日常生活無法自理、角色扮演不恰當**。

14-2 危機處理

1. 定義：危機是個體面對問題無法以慣用的問題解決法處理時，而產生的混亂反應，危機不是疾病，是一種暫時失衡的狀態。

2. 分類：

(1) **成熟性危機**：個體在發展過程中無法完成其發展任務時，易形成危機，成熟性危機是成長中必經過程。

(2) 情境性危機：

　　a. 可預期：外在事件威脅到個人身、心、社會平衡，例如：
　　　　懷孕、失業、生病等。

　　b. 偶發性：為自然或人為因素造成的天災，例如：地震、強
　　　　暴、車禍。

3. 危機發展過程：卡普蘭(Caplan)將危機的發展分為四期（表 14-1）。

表 14-1	危機發展過程
分期	**說　明**
前奏期	事件使人焦慮並影響生活，但可用慣用的因應方法解決，若無法解決則進入下一期
焦慮升高期	**紊亂期**，個案無法使用慣用的方法解決問題，威脅持續存在，生理上的不適及焦慮持續升高，社會適應功能衰退
求助期	當嘗試錯誤的問題解決方法失敗後，會尋求外在的支援，若問題解決則可恢復情緒穩定
危機期	若問題仍未解決，且**焦慮升高**到嚴重程度，致使人格崩解、行為退縮、不與人接觸、自殺或精神障礙

4. 危機的處理方式：處理危機時**需了解危機事件的本質與對個案的影響**。分為四個層次：

(1) 環境安排：形成新的支持系統。

(2) 支持性措施：透過治療性溝通技巧協助個案。

(3) 一般性處理：短時間內協助大量個案面對危機。

(4) **個別性處理：挖掘個案有效的因應機轉。**

5. 危機處置的技巧：以立即介入為原則，**重點在解決當前的困擾**，而不是企圖改變個案的生活或人格。

(1) **宣洩**(catharsis)：**讓個案能表露與討論**由危機事件所引起的**感覺、想法與行為**，以釋放與減輕壓力

(2) **澄清**(clarification)：**協助個案認清問題所在**，澄清、修正自己的認知、感受。

(3) **稱讚**(praise)：支持個案的自尊，在治療中同意或稱讚個案的正向行為或進步，一增強其行為、成功經驗。

(4) **再保證**(reassurance)：透過個案對護理師的信賴，針對個案的疑慮予以再保證，提供希望與目標，減輕個案的懊惱，加強其信心。

14-3 暴　力

　　暴力是一種失控行為，包括語言、非語言行為造成他人出現威脅感。暴力行為是可以預防的。

一、原　因

1. 神經傳遞物質：體內的**多巴胺**、血清素、正腎上腺素增加。

2. 精神分析學派：潛意識的慾望受挫折而產生暴力，**視暴力為傾洩、轉移或替代的現象。暴力行為是因個人「死亡趨力」強於「生存趨力」所致。**

3. 挫折：攻擊說認為攻擊是因**內在堆積太多的挫折感**所致。

4. 社會學習論：**暴力行為是學習觀察來的**，例如：媒體、家庭環境。氣憤是人際互動中敵對、要求他人的表現；氣憤反應可由父母執行懲罰或限制中學習到，乃因暴力行為獲得增強的結果。

5. 其他因素：A 型人格因競爭心強故具攻擊性；社會環境太多噪音、空間太小、缺乏隱私性易出現暴力、**個案的身體安全界限遭到侵犯；思覺失調症和雙相情緒障礙症**病人出現暴力較一般

人高出至 5~6 倍，**物質使用障礙症的暴力行為較一般人高出** 12~16 倍，自我控制差及正受症狀干擾的病人容易產生暴力。

二、徵　兆

暴力行為的徵兆有：說話變大聲、呼吸急促、來回走動增加、眼神怪異、用力摔東西、**口頭攻擊**。

三、暴力週期

1. **壓力增加階段**(tension building stage)：**伴有經常性的輕微暴力**。
2. 劇烈虐待事件(acute battering incident)：嚴重暴力頻頻發生。
3. 溫情懺悔之親愛行為(kindness & contrite loving behavior)：雨過天晴，重歸於好。
4. 攻擊週期發展次序：促發階段→擴張階段→危機階段→恢復階段→憂鬱階段。

四、處　理

(一) 暴力行為的立即處理

1. 移除環境中的危險物品，**疏散周圍病人，尋求協助，勿單獨前去處理**，並進行自我防護準備。
2. **隔離病人**：以言語安撫病人的情緒，引導病人到安全且安靜的環境，吵雜環境、高分貝音量易造成病人焦躁。視情況約束，依醫囑帶病人入保護室並上鎖、打開監視器。
3. **藥物治療**，如抗精神病藥物。

(二) 言語處置

1. 照護有「敵意」的病人時，護理師在**進行任何措施前，應先向病人說明，並澄清其疑慮，多使用開放性問句，態度溫和而堅定**，宜避免使用威脅、取笑、傷到病人自尊或公開同意其敵意的態度。

2. 安撫技巧：不可直接的眼神接觸，長時間的正面目光接觸易讓病人產生威脅感，不要將手放在身後或交叉於胸前，保持四個手臂長的身體安全距離，維持個案在護理師的視線內活動，鼓勵其放鬆深呼吸。

3. 面對有暴力行為之病人時，**護理師採立於病人斜側邊，維持 45 度角而非正對面的位置**。

4. 採會談方式來處理病人之暴力行為時，環境上的安排需注意：會談室最好有兩個出口，**護理師所處的位置宜在病人和門口之中間**，最好能坐下來談。會談室內需移除菸灰缸、花瓶等不必要的物品；會談前先確定病人並未攜帶危險物品。

5. 面對具潛在性暴力傾向個案時，**要先確保病人、他人及工作人員與環境之安全**：

   (1) 顯示**人力資源充沛**，但勿造成其威脅，其目的在**促使病人恢復自我控制力，並減輕醫護人員的焦慮**。

   (2) **創造無威脅性環境，靠近個案時應維持至少一個手臂長的距離**，並預留可迅速離開之出入口。

   (3) 設計具有合作氣氛的會談環境，以直接、坦誠的態度，尊重病人合理的需求。

   (4) **柔和且堅定地**給予合宜而確切的指引及限制，鼓勵言語表達及情緒宣洩，並告知哪些行為是不恰當的。

   (5) 注意自己的反應，並與個案分享。

(三) 保護性約束

1. **應向病人解釋約束之理由**，讓病人能了解。

2. **重視自身的感受，若覺威脅，就應尋找支援，避免一個人執行約束，最好有 5 個工作人員；在支援充足時才約束病人。**愈早顯示充沛的人力，病人會愈合作。

3. **強調病人的優點，鼓勵自我控制。**

4. 態度保持溫和、堅定；約束過程中利用「說話安撫」的技巧以降低焦慮，易於掌握現場。

5. 需醫囑始可執行約束，約束後**至少每 15 分鐘探視病人一次，告知隔離與約束的目的與時間，每 30 分鐘評估病人是否可以解除隔離與約束，注意病人之四肢循環；宜檢查約束帶之鬆緊度，**以免妨礙血循；當病人情緒穩定後在醫師評估下可依醫囑解開約束。**約束期間仍須注意提供病人水分。**

6. **在解開病人之約束時，避免一個人執行。**

(四) 藥物處理

暴力事件可依照醫囑給予緊急用藥：

1. 輕度：給予口服 BZD。

2. 重度或激躁：**肌肉注射 BZD 或 Haloperidol** (Haldol) 10 mg，必要時可進行快速安神療法（見第 6 章）。

(五) 暴力行為的後續處置

依據危機理論，**在暴力事件結束時，與病人回顧事件過程，**是協助病人學習良好調適行為以及自我成長的最佳時刻。

五、預　防

　　提升護理師面對暴力行為的處理能力。對於自我控制能力差的病人，若給**與適度空間**，往往可事先預防暴力行為的發生。

14-4 自　殺

一、定　義

　　泛指具自殺意念、有自殺企圖且自殺成功，可能發生於各種精神病人或一般人，九成以上自殺者患有精神病，50%以上是**憂鬱症**，約 25%是物質使用障礙，15%是思覺失調。自殺為一種自我傷害手段，也是一種溝通及求救的訊號，例如**邊緣性人格障礙症**患者利用自傷行為操縱他人。自殺行為的分類如表 14-2。

表 14-2　自殺行為的分類

分類	說　明
自殺意念 (suicide ideations)	有傷害自己或死亡的想法，但不一定有計畫
自殺威脅 (suicide threats)	有傷害自己或死亡的想法，但無自殺的行動
作態性自殺 (suicide gestures)	有明顯傷害自己的意圖，並造成不同程度的自我傷害
自殺企圖 (suicide attempts)	有傷害自己或死亡的想法、計畫及行動，但未死亡
自殺成功 (completed suicide)	有傷害自己或死亡的想法、計畫及行動，且自殺成功

二、分　類

依據德克漢(Durkheim)之自殺類型分法：

1. 自我中心型自殺(egoistic suicide)：為個人社會支持系統缺乏，與社會疏離所致，如獨居老人的自殺。

2. **利他型自殺**(altruistic suicide)：因個人與團體或社會整合，受團體或社會的支配，感受到社會期望所致，如日本的武士道精神、神風特攻隊的自殺行為。

3. 社會解離型自殺(anomic suicide)：為個人與社會關係突然發生重大改變，或社會道德觀產生動搖而無法達成平衡所致，如因經濟蕭條、失業而自殺。

4. 宿命型自殺(fatalistic suicide)：為個人感到無法控制自己生命，而將生命權交給他人。如特殊團體觀念的認同所致，認為世界末日已到來而自殺。

三、發生原因

1. 生物因素：腦中**血清素減少**影響情緒所致。

2. **心理因素**：
   (1) 佛洛伊德：向外爆發的衝動、憤怒受阻時，轉向自身而導致自殺行為。
   (2) 得雷克：自殺強度與憂鬱症無關，與無助及無望感的程度有關。
   (3) 史奈曼：自殺者十項共同心理特徵，包括自我矛盾。
   (4) 生活上的重大壓力事件。

3. **社會文化因素**：蘇利文提出人際理論，認為自殺是個體處理人際衝突失敗的行為結果。

四、關於自殺的正確觀念

1. 一直說要自殺的人可能會自殺。

2. **自殺之前通常有預警**，自殺過後有可能會再度自殺。

3. 所有自殺的人不一定是精神異常的人，也**不是所有憂鬱症的病人都想要自殺**。

4. **男性自殺成功率高於女性**，但女性自殺人數高於男性。

5. **自殺的人不一定真的想死**，內心常猶豫不決、充滿矛盾。

五、護理處置

1. 環境監控：
   (1) **維護環境安全，採取預防措施**，謹慎留意病人周圍環境，注意危險物品；**移除環境中所有具危險性的東西**，檢查病人之行李及病房內是否有危險物品，減少自殺的機會。
   (2) **每 15 分鐘查房一次**，夜間尤須特別留心。
   (3) **將床位轉到靠近護理站**，以利就近觀察。

2. **採取保護約束**：約束需有醫師開立醫囑。**至少每 15 分鐘探視病人一次，每 2 小時評估是否可以解除保護約束**。

3. 與病人訂定**不要傷害自己的契約**。

4. 定期評估病人**自殺意念的強度**及可能採取的方式；**判斷病人有無自殘計畫是刻不容緩的事；鼓勵病人談論其感覺及自殺的想法**，有自殺意念者多半出現自殺行為，故醫護人員應**鼓勵或引導病人表達心中的感受、尋求生活重心**；與病人談談他自己或生活的感受；詢問病人有無自殺計畫，進而預防之。

5. 對於嚴重憂鬱與強烈自殺意圖病人必要時予保護性約束。

6. **自殺病人病情改善時仍需要注意其狀況。自殺的危險性會隨著憂鬱症狀好轉而提高**。

7. 對於即將出院的病人，需**強調持續返診與用藥的重要性**。

六、自殺防治策略

　　自殺防治的推行與心理衛生體系及社會安全體系功能的充分發揮密切相關，我國自殺防治策略可分為全面性、選擇性、指標性策略（表 14-3）。

表 14-3	自殺防治策略	
策　略	**對　象**	**目　的**
全面性 (universal)	**全體民眾**	促進大眾心理健康及自殺相關資訊之監測。包括：導正媒體、減少致命性自殺工具的可近性、推動精神疾病與自殺的去汙名化等
選擇性 (selective)	**高風險族群**	強化心理健康篩檢及高風險群的辨識。如早期發現、早期診斷、發展志工組織、加強篩檢與運用、推行憂鬱症共同照護體系、與民間協會（如憂鬱症防治協會）合作等
指標性 (indicated)	**高自殺風險個人**	針對自殺企圖者提供即時的關懷與介入服務，包括：建置自殺防治通報系統、自殺者親友的關懷、強化自殺關懷訪視人員的訓練及相關能力

14-5　家庭暴力

　　家庭暴力包括**身體虐待和心理傷害**，虐待類型又可分成：**疏忽（又以疏忽兒童清潔及飲食需要最常見）、身體虐待、性虐待、情緒或精神虐待。受害者以婦孺居多，與心智障礙、社經狀況無絕對關係。導火線在於施暴者的自我控制發生問題。**照顧疑似受到家庭暴力的兒童時，護理師合宜的處理態度應：

1. 當懷疑個案受暴食，應問明受傷原因及協助驗傷，**並確定病人的安全及隱私。**

2. **同理此個案的情緒感受。**

3. 家庭暴力需周遭人協助專業介入，避免惡性循環或加重傷害。
   可轉介社工室或兒童保護機構，進一步了解。

4. **安排受暴者短暫離開，可降低其身心威脅感。**

QUESTI②N

1. 王老先生，78歲，罹患老年失智症住院治療，常出現四處遊走，任意進入異性病友之病房房間，躺臥他人床舖等行為，為增加定向感，下列何項護理措施最不適宜？(A)在病人病房門口視線範圍內貼上姓名，並予提醒　(B)儘量維持相同的病房布置環境，並安排固定的照顧者　(C)依病人需求更換喜歡之床位　(D)鼓勵家人經常探訪、陪伴，並攜帶病人熟悉的衣物 （103專高一）

2. 有關危機(crisis)的敘述，下列何者正確？(1)危機是一種精神疾病 (2)是個人處於不平衡狀態 (3)是一段過渡期，超越個人應付能力 (4)正確處置的結果可能提升個人能力。 (A) (2)(3)(4)　(B) (1)(2)(3)　(C) (1)(2)(4)　(D) (1)(3)(4) （103專高一）

　解析 危機試個案面對問題無法解決時所產生的混亂反應。

3. 李先生要求出院，欲見其主治醫師，護理師表示醫師正在開會請李先生稍等，但他無法接受並搥打護理站玻璃，口出威脅：「你們再不把醫師找來，我就讓他好看」，情緒極為激動。有關護理師的措施，下列何者較適切？(A)走出護理站雙手置於胸前，並重述醫師目前無法前來的原因　(B)維持近距離接觸，讓李先生感受到被接納，並重述醫師目前無法前來的原因　(C)握住李先生的手，助其鎮靜，並說明醫師目前無法前來的原因　(D)與李先生站立呈現直角位置，說明醫師目前無法前來的原因

　解析 面對出現暴力行為的病患時應站在病人斜前方，而非正對面，並維持一個手臂長的距離，近距離及雙手置於胸前易讓病人覺得有敵意，應避免。 （103專高一）

4. 有關暴力行為的說明，下列何者正確？(A)神經傳導物質GABA具有增加攻擊行為，增加警覺性的功能　(B)依行為學派的理念，暴力行為是透過內在及外在的社會化過程學習而來　(C)最近生物學發現腦部與暴力行為相關，尤其是枕葉　(D)病房活動暴力的產生通常是在結構較彈性的病房 （103專高二）

解答：　　1.C　　2.A　　3.D　　4.B

解析〉(A)神經傳導物質多巴胺、血清素正腎上腺素具有增加攻擊行為的功能；(C)額葉與暴力行為相關；(D)缺乏隱私性，所處環境結構較無彈性易出現暴力。

5. 張太太50歲，曾有兩次自殺經驗，今天張太太又與先生發生口角，於是揚言要去死給先生看，打電話給護理師哭訴並道別，該護理師的反應，下列何者最適當？(A)請張太太給自己獨處時間，情緒稍微冷靜以後就沒事了　(B)通知張太太家人密切注意她的自殺行為　(C)鼓勵張太太去運動，以轉移自殺的念頭　(D)告訴張太太，自殺要承受輪迴之苦，勸她打消念頭　（103專高二）

6. 黃小姐因先生猛爆性肝炎驟然去世，因而出現失眠、退縮、哭泣及自殺行為，有關危機管理之護理評估，下列敘述何者為宜？(1)會談中黃小姐若談及先生死亡的議題應予阻止或轉移話題，以免刺激黃小姐讓病情惡化(2)評估黃小姐現有可利用的資源有哪些(3)會談過程應注意談話的主題，以及對事件的感受　(4)黃小姐的危機事件明確，可不需再確認促發事件。(A) (1)(2)　(B) (2)(3)　(C) (3)(4)　(D) (1)(4)　（103專高二）

7. 承上題，下列敘述何者正確？(1)針對黃小姐喪夫後的失眠自殺問題進行危機管理的護理措施，著重黃小姐的未來生活問題以及她的弱勢管理　(2)卡普蘭(Caplan)強調危機發生的1~3週內，病人的心理最易受傷　(3)環境的控制包括請黃小姐住院，加入新的支持情境　(4)護理師透過溫暖接受的措施提供黃小姐一般性的支持。(A) (1)(2)　(B) (2)(3)　(C) (3)(4)　(D) (1)(4)　（103專高二）

解答：　　5.B　　6.B　　7.C

8. 溫小姐為日間病房思覺失調症個案，某日下課後遭路人強暴，被棄置於暗巷，個案晚歸後遭母親叨念，自此出現失神發呆現象，2天後跳海，被遊客救回，轉往急性精神病房住院，下列有關護理照護的敘述何者正確？(A)針對溫小姐的最重要護理措施是保護病患，並避免其做出更進一步的傷害行為　(B)護理師短期內應每一小時觀察溫小姐的行蹤及情緒反應，並避免讓個案有獨處的機會　(C)溫小姐的自殺行為反應了內外資源的缺乏，但護理師應針對個案關懷，無需與家庭溝通　(D)有關溫小姐的自殺行為不容易引發自覺，其護理行為較無法從自殺評估因子中進行掌控
　　　　　　　　　　　　　　　　　　　　　（103專高二）

9. 有關攻擊週期發展之次序，下列何者正確？(A)促發階段→危機階段→擴張階段→恢復階段→憂鬱階段　(B)促發階段→憂鬱階段→危機階段→擴張階段→恢復階段　(C)促發階段→擴張階段→危機階段→恢復階段→憂鬱階段　(D)促發階段→擴張階段→憂鬱階段→危機階段→恢復階段
　　　　　　　　　　　　　　　　　　　　　（104專高一）

10. 伍先生因情緒激躁、暴力攻擊而經家人報警由119強制送入急診室，有關急診的危機處理敘述，下列何者正確？(A)強調伍先生與家屬未來需求的照護方向　(B)先以堅決冷靜的態度，安撫伍先生的失控行為，再考慮約束治療　(C)當伍先生較為穩定後，以細膩的會談，評估危機的誘因　(D)後續協助伍先生積極解決問題，不需告知家屬以維護其自主性
　　　　　　　　　　　　　　　　　　　　　（104專高一）

11. 有關暴力的敘述，下列何者正確？(1)暴力是指具破壞性的行動，乃一種疾病或醫學診斷　(2)乃個體為了某種原因，對自己或他人採取的強烈語言或行動　(3)自我控制差及症狀干擾中的精神科個案容易產生暴力　(4)暴力的產生乃是單一因素的病態行為表達，只能加以控制。(A) (1)(2)　(B) (2)(3)　(C) (3)(4)　(D) (1)(4)
　　　　　　　　　　　　　　　　　　　　　（104專高一）

解答：　　8.A　　9.C　　10.B　　11.B

12. 陳先生因幻聽干擾嚴重，情緒欠穩暴力攻擊住院，有關其暴力之預防處置下列敘述何者正確？(1)當陳先生情緒不穩定，有明顯焦慮行為出現，但意識尚未混亂，可運用治療性會談化解暴力危機 (2)陳先生的情緒與行為不需再密切觀察，只要有攻擊行為立即進行約束隔離 (3)移除周圍危險物品，疏散現場非必要人員，建立一個無威脅性的治療環境 (4)保持陳先生在視線範圍，儘快閃動或蹲屈，以掌握其行蹤。(A) (1)(2)　(B) (2)(3)　(C) (3)(4)　(D) (1)(3)　　　　　　　　　　　　　　　　　　　　（104專高一）

13. 危機依壓力事件性質分類中，有關成熟危機的敘述，下列何者正確？(1)成熟上的危機是種內生性且可預期的危機 (2)依據傑克森的心理社會發展理論，各階段任務未達成可演變為危機 (3)成熟危機包括不可預期的事件，如失業、喪子或火災等 (4)當個體經歷身、心、社會的巨大改變，潛在的危機就會發生。(A) (1)(2)　(B) (2)(3)　(C) (3)(4)　(D) (1)(4)　　　　　　　　　（104專高一）

14. 有關自殺的敘述，何者正確？(A)真心決定自殺的人不會透露任何訊息　(B)憂鬱症患者的情緒狀態好轉時，自殺威脅性便會消失　(C)大部分要自殺的人需要情感支持，因此和其討論自殺主題可以傳遞關懷　(D)只有憂鬱症與精神病患會自殺　（104專高二）

　解析 (A)決定自殺的人會透露相關訊息；(B)自殺的危險性會隨病情好轉而提高；(D)自殺的人不一定是精神異常的人。

15. 有關暴力行為產生的生理因素，下列敘述何者正確？(A)顳葉(temporal lobes)與下視丘(hypothalamus)功能受損，較易產生暴力行為　(B)Steroid、Aminophylline藥物的使用，都容易讓衝動控制失調而導致暴力行為　(C)神經傳遞物質中的多巴胺(dopamine)降低是暴力的成因　(D)因抗精神病藥物的副作用，而導致焦躁不安、靜坐不能，有時也可能以肢體攻擊取代語言的表達　　　　　　　　　　　　　　　　　　　（104專高二）

解答：　12.D　13.D　14.C　15.D

16. 承上題，護理師應立即優先進行下列何項措施？(A)與家屬溝通是否通報家暴 (B)轉介心理師，需要時進行福利機構的緊急安置、庇護 (C)輔導父母避免受害人二度傷害 (D)協助驗傷、療傷並於病歷詳細記錄患處狀況 （104專高二）

17. 林小弟由沉迷網路遊戲的年輕父母隨救護車來到急診，6個月大，明顯營養不良，較一般幼兒發展異常瘦小，頭部外傷疑似顱內出血已昏迷，身上並有多處新舊菸頭燙傷痕跡，及多處手部內側及臀部瘀青，依據判斷下列敘述何者正確？(A)醫療疏忽 (B)情緒或心理虐待 (C)身體虐待 (D)保護疏忽 （104專高二）

解析 疏忽是因為無知、有意或無意的忽視而致照顧不當；情緒或心理虐待是辱罵、恐嚇、藐視等使其在情緒或心理上有傷害。

18. 張小姐由於有自傷／自殺問題被通報，經自殺防治中心評估建議轉介至精神科病房住院觀察，護理師計畫與張小姐訂定不自殺契約(no suicide contract)，關於不自殺契約，下列何項敘述最適切？(A)不自殺契約是防範自傷／自殺的護理常規，病人入院皆要同意簽署 (B)契約的內容包含張小姐承諾在某段時間內不會自傷／自殺，或有衝動會主動找工作人員協助 (C)不自殺契約不具備法律效用，張小姐基於與護理師的社交關係而簽訂 (D)當病人無法遵守所簽訂的不自殺契約時，應將病人隔離在保護室以維護病人的安全 （105專高一）

19. 張太太，最近兩週心情變得很糟，莫名其妙就掉眼淚，至今已3天未進食，最後在家人陪同下住進身心病房，護理師在會談時，張太太顯得沉默寡言，護理師優先進行的措施為何？(A)協助張太太確認自己的負面想法 (B)利用治療性溝通技巧，引導病人以言語表達內在感受 (C)提供高熱量、高營養、易消化的食物，協助採少量多餐方式進食 (D)安排病人有興趣、服務性質、簡單容易完成之活動 （105專高一）

解析 優先考慮的護理目標是協助病人獲得足夠的營養與休息。

解答： 16.D 17.C 18.B 19.C

20. 承上題，張太太住院中曾企圖自殺，住院2個月後，情緒恢復穩定，進食量以及活動量皆恢復，預定1星期後出院，此時護理出院計畫下列何者適合？(A)因鬱症病人出院後需要持續服藥，因此在病房內即將1星期份量之藥物給病人保管，以培養出院後規則服藥行為　(B)因鬱症病人未來極容易伴隨躁症發作，因此提供有關鋰鹽藥物的資訊　(C)因鬱症是慢性精神疾病的一種，因此出院後一次可以給予1個月的藥量　(D)提供有關防範自殺及求救的資訊與管道　　　　　　　　　　　　　　　（105專高一）

21. 有關自殺的分類，下列敘述何者正確？(1)自殺意念(suicide ideation)：無自傷或自殺的想法，也無具體的自殺計畫　(2)自殺威脅(suicide threat)：以口頭或書面文字表達自傷或自殺想法及念頭，亦有具體自殺計畫及行動　(3)作態性自殺(suicide gestures)：有明顯傷害自己的動機及意念，並出現不同程度的自傷作為手段，以達其真正目標　(4)自殺成功(completed suicide)：指有自傷或自殺的動機、計畫及行為，並造成死亡。(A) (1)(2)　(B) (2)(3)　(C) (3)(4)　(D) (1)(4)　　　　　　　　　　　　　　（105專高一）

解析 (1)自殺意念：有自傷或自殺的想法，但不一定有自殺計畫；(2)自殺威脅：有自傷或自殺的想法，但無自殺行動。

22. 有關自殺之因素，下列敘述何者正確？(A)神經傳導物質中血清素(serotonin)濃度偏高與自殺行為有關　(B)有自殺家族史的人比沒有自殺家族史的人，具有較低自殺的比例　(C)憂鬱症、酒藥癮、思覺失調症是自殺最常見之精神疾病　(D)遺傳是導致自殺之唯一生理因素　　　　　　　　　　　　　　　　　（105專高一）

解析 (A)神經傳導物質中血清素濃度偏低與自殺行為有關；(B)有自殺家族史的人比沒有自殺家族史的人，具有較高自殺的比例；(D)自殺之生理因素很多，包含遺傳、MAO減少、血清素過低等。

解答： 　20.D　21.C　22.C

23. 陳先生生意失敗，積欠三百多萬的債務，長期受到債主催討，因此在家中燒炭自殺，此為Durkheim的哪一自殺類型？(A)利他型自殺(altruistic suicide) (B)致命型自殺(fatalistic suicide) (C)社會混亂型自殺(anomic suicide) (D)自我型自殺(egoistic suicide)

解析) (A)利他型自殺：受社會或團體的支配，感受到社會期望所致；(B)致命型自殺：個人感到無法控制生命，故選擇自殺；(C)社會混亂型自殺：個人與社會關係突然發生重大改變無法平衡所致；(D)自我型自殺：個人社會支持系統缺乏所致。 (105專高二)

24. 有關卡普蘭(Caplan, G.)危機理論的發展過程，下列敘述何者正確？(1)危機發展過程乃壓力下個人慣用的因應方法無效，無論如何均將導致人格瓦解 (2)當慣用的因應機轉失效時，威脅將會持續，而焦慮升高，個體功能變得紊亂，此為衝擊期 (3)當嘗試錯誤的問題解決方法失敗後，會尋求外在的支援，若問題解決則可恢復情緒穩定 (4)紊亂期時個案思考僵化，可能採取壓抑、否認、合理化或外射等防衛機轉。(A) (1)(2) (B) (2)(3) (C) (3)(4) (D) (1)(3) (105專高二)

25. 張先生由於攻擊他人，在暴力事件處置後已被四肢約束於隔離室，關於護理師執行的暴力處置後護理，下列描述何項最適切？(A)主要以透過監視器對張先生進行密切觀察、透過麥克風與張先生會談 (B)應與張先生會談，鼓勵張先生表達感受，學習適切的因應方法 (C)張先生是高暴力危險性病人，應持續至少約束4小時以上 (D)為防範張先生掙脫約束，約束張先生雙手的約束帶應牢靠不留縫隙 (105專高二)

解答： 23.B 24.C 25.A

26. 朱女士，40歲，因為先生癌症過世，朱女士由於未見到先生最後一面，非常的自責，表示想跟著先生一起走，而被家人送來精神科門診，依據安吉列拉(Aguilera, 1998)提出的危機形成影響因素，進行評估壓力事件是否會形成危機，下列哪一項評估項目最適切？(A)評估朱女士所處的社經階層　(B)評估朱女士對所面臨事件的感覺與觀點　(C)評估朱女士的性別對所面臨事件的影響　(D)評估朱女士的年齡對所面臨事件的影響　　　　（106專高一）

27. 關於自殺(suicide)的敘述，下列何者正確？(A)邊緣性人格障礙症的病人易出現反覆自殺／自傷行為　(B)依據統計青少年自殺多於65歲以上年齡層的自殺　(C)依據統計女性自殺死亡率多於男性自殺死亡率　(D)思覺失調症(schizophrenia)是自殺病人中最常見的精神科診斷　　　　（106專高一）

解析 (B)老人自殺比率高於青壯年；(C)男性高於女性；(D)為憂鬱症。

28. 章先生，因為非自願住院而要求出院，不斷的搖動大門門把、持續用力踹大門並喊：「讓我出去，不然要你們好看」，護理師經評估，認為須採取隔離措施。關於隔離措施，下列描述何項正確？(A)情況緊急，應讓病人立刻進入隔離室　(B)在隔離室每小時密切觀察病人一次　(C)為保護病人和他人的安全，採取隔離措施不需向病人解釋與說明　(D)隔離期間需協助病人如廁、喝水，滿足病人生理需求　　　　（106專高一）

解析 (A)(C)應先向病人說明解釋，並簽妥同意書後方可進行隔離；(B)應每15分鐘觀察病人一次。

29. 有關自殺防治的敘述，下列何者正確？(A)自殺不具有模仿效應　(B)自殺後的再自殺風險通常低　(C)有家族自殺行為是高危險群　(D)自殺是毫無預警的　　　　（106專高二）

解答：　26.B　27.A　28.D　29.C

30. 有關自殺的敘述，下列何者錯誤？(A)蘇利文(Sullivan)提出人際理論，認為自殺是個體處理人際衝突失敗的行為結果　(B)神經傳導物質血清素(serotonin)過多時會產生憂鬱及自殺行為　(C)得雷克(Drake)認為：自殺的強度與憂鬱症無關，而與無助及無望感的程度有關　(D)史奈曼(Shneidman)指出：自殺者的認知程度是自我互相矛盾　　　　　　　　　　　　　　　　　（106專高二）

　　解析 (B)血清素過少會產生憂鬱。

31. 王先生44歲，原於山上種植咖啡，去年遭受嚴重風災導致咖啡園全毀及妻子去世之雙重打擊，下列何者為首要的照護措拖？(A)減少王先生表達對創傷事件的感覺，以免衍生自責及導致創傷後壓力症　(B)減少王先生的環境操控，僅保留現有支持系統，避免多餘的刺激或壓力　(C)著重王先生的問題如何影響他眼前的生活，運用其優點及支持系統，提供立即性的支持渡過危機　(D)依卡普蘭危機理論，4~6個月之內王先生的心理最易受傷害，也最能接受幫助，因此處置時間以4~6個月為原則　　（106專高二）

32. 承上題，王先生面對此雙重打擊，有關其反應與調適的敘述，下列何者正確？(A)王先生有可能因為面對重大變化，慣用的問題解決技巧不足以用來解決日常生活問題，而產生中年男子的成熟性危機　(B)王先生的雙重打擊應會導致創傷後壓力症，需要立即請精神科醫師介入治療　(C)亞吉勒拉(Aguilera)的理論，王先生若對事件有正向理解、有效因應機制、足夠資源支持就會減少危機的發生　(D)王先生極力拒絕專業協助，他應有自己的因應方式，我們不需擔心　　　　　　　　　　　　　　　　（106專高二）

33. 張先生70歲，獨居，因為面臨居住幾十年的違章建築要被拆除，張先生一直以死抗議，這天因為表示要自焚，被鄰居送來精神科病房住院進行自殺防範，關於自殺防範護理措施，下列何者最適宜？(A)依據評估張先生的自殺危險程度，護理師應採取每15分鐘密切觀察　(B)依據評估張先生的自殺危險程度，建議張先生請看護，採一對一陪伴　(C)協助張先生與政府單位溝通，延緩拆除居所　(D)儘早進行安置張先生計畫，建議轉慢性病房
(106專高二)

34. 有關病人在暴力週期中擴張期(escalation stage)的護理處置，下列何者錯誤？(A)「你生氣時，對人使用肢體暴力是不適宜的。」(B)「你的情緒又來囉！別忘了我們的約定哦！」　(C)「我知道你現在很生氣，你需要回房間冷靜一下嗎？」　(D)「你看起來很生氣，願意跟我談談嗎？」(106專高二補)

35. 有關危機(crisis)的敘述，何者正確？(A)飛機墜落大海是可預期的情境危機　(B) 14歲少女意外懷孕是成熟發展危機　(C)卡普蘭將危機分為四階段，當困境仍未順利化解迫使個體情緒崩潰為求助期　(D)危機是個體原來的平衡狀態被擾亂(106專高二補)

36. 依據涂爾幹(Durkheim)自殺原因類型，近年社會新聞常出現的自殺事件報導，包含因為配偶外遇、被情人拋棄等事件而自殺，其自殺原因類型屬於下列何者？(A)利己型自殺(egoistic suicide)(B)利他型自殺(altruistic suicide)　(C)失範型自殺(anomic suicide)(D)宿命論型自殺(fatalistic suicide)(106專高二補)

37. 關於家庭暴力，下列敘述何者正確？(A)家庭暴力大多受害者雖是女性，但是男性也會受害　(B)家庭暴力的成因皆為單一因素(C)家庭暴力施暴者沒有能力改變或控制暴力行為　(D)家庭暴力施暴者多為精神病人(106專高二補)

解答：　33.A　34.B　35.D　36.C　37.A

38. 護理師在與具有暴力危險的病人會談時，應採取的護理措施，下列何者正確？(A)為維護自我的安全，雙手交叉於胸前，採防衛姿勢 (B)與病人維持眼對眼的直視，讓護理師能清楚評估病人的眼神 (C)與病人維持面對面的正面接觸，以促進與病人溝通 (D)會談時注意周圍環境，選擇靠近門的位置 （106專高二補）

39. 當大地震發生後一個月，救援隊伍及物資仍源源不絕進入災區協助救災，災難反應進入蜜月期，此期護理師最應關注災區民眾易被忽略的問題是什麼？(A)物資分配問題 (B)傷口感染問題 (C)就業輔導問題 (D)心理與行為問題 （107專高一）

40. 王同學，20歲，上課時突然站起毆打鄰座同學，表示同學說他壞話，但同學否認，於是班導師將其轉介到心輔室，一星期後又出現攻擊室友的情形，造成室友受傷而報警處理，因王同學當時情緒非常激動，警察將之制伏後送至急診處理，經家屬同意轉至精神科病房接受治療，王同學頻頻詢問這是何處，環伺四周，神情嚴肅，警戒心高，對問話回應簡短，下列護理措施哪項最適當？(A)因病人對環境感陌生，建議病人是否願意進保護室，以緩解緊張情緒 (B)護理師主動向病人介紹自己，並協助其環境介紹 (C)引導病人到大廳活動以減少對陌生環境的焦慮感 (D)為了避免刺激病人想出院的慾望，在入院初期盡量安排其活動，避免討論其需求 （107專高二）

解析 面對有敵意的病人，護理師在做任何措施前都應先和病人說明清楚，減輕其疑慮。

41. 在評估個人危機中對壓力事件的理解與感覺時，下列何者正確？(1)評估個人在生理、角色及人際的變化，以了解事件對個人的影響 (2)了解面對壓力事件的反應行為、因應與防禦機制 (3)評估不適應及壓力症狀出現的時間 (4)擴展會談議題，不以壓力事件為核心。(A) (1)(2)(3) (B) (2)(3)(4) (C) (1)(3)(4) (D) (1)(2)(4) （107專高二）

解答： 38.D 39.D 40.B 41.A

42. 卡普蘭(Caplan)提出危機事件發生後會歷經四個階段，四個階段依序為何？(A)危機期→求助期→前奏期→焦慮升高期　(B)求助期→前奏期→焦慮升高期→危機期　(C)前奏期→焦慮升高期→求助期→危機期　(D)焦慮升高期→前奏期→危機期→求助期
（107專高二）

43. 對病人採取約束處置應進行密切觀察，密切觀察的主要項目應包含哪些？(1)個人衛生　(2)病人的生理需求　(3)有無人陪伴　(4)脈搏及呼吸。(A) (1)(2)(3)　(B) (1)(2)(4)　(C) (2)(3)(4)　(D) (1)(3)(4)
（107專高二）

44. 依據伯姆漢(Blomhoff)及多位國內學者提出評估病人的暴力危險因子，下列描述暴力危險因子何項最適當？(A)評估病人入院前是否曾出現暴力行為，能預測病人入院後的暴力危險性　(B)在精神科急性病房，以焦慮症病人最容易出現暴力行為　(C)暴力行為是突發性，不須評估年齡與症狀的影響　(D)暴力行為的影響因素不包含意識狀態
（107專高二）
解析 (B)思覺失調症、雙相情緒障礙症、物質使用障礙病人暴力行為出現機率較高；(C)暴力行為的出現是有徵兆的；(D)其因素包含自我控制力差、症狀干擾意識狀態等。

45. 有關危機處置的技巧，下列何者正確？(A)危機處置必須以長期漸進的問題解決為目的　(B)宣洩是指病人談到所關切的事，產生情感釋放與減輕壓力的功能　(C)會談中宜阻止病人哭泣，以特殊情境進入事件中　(D)澄清是指影響病人去接受某個信念或想法
（108專高一）
解析 (A)危機處置目標在於幫助個案因應目前的情境；(C)會談中應鼓勵個案表露感覺與想法；(D)澄清是指護理師適時地予以辨明，協助個案認清問題所在。

解答：　42.C　43.B　44.A　45.B

46. 有關自殺防治策略的說明，下列何者正確？(A)自殺防治策略主要分為3個主要層面擬定方案，分為區域性(localization)、選擇性(selection)、指標性(indicator)策略 (B)自殺防治之推行，與心理衛生體系及社會安全體系功能之充分發揮密切相關 (C)選擇性自殺防治策略之標的為全體民眾，涵蓋導正媒體、減少致命性物品之可近性、降低自殺與精神疾病的社會汙名化程度 (D)指標性自殺防治以高風險群為對象，包括憂鬱症共同照護體系之推行

   解析) (A) 3個主要層面擬定方案為全面性、選擇性、指標性；(C)選擇性自殺防治策略之標的為高風險族群；(D)指標性自殺防治以高自殺風現個人為對象。 （108專高一）

47. 王先生因自傷傷人而由警消單位帶入強制住院，進病房後因出院需求未獲滿足立即舉起椅子砸向護理站，有關照護措施，下列何者正確？(A)護理師可立即自行予以約束協助王先生控制情緒 (B)護理師應無論王先生的情緒狀態，先依醫囑給予王先生藥物注射，再協助控制躁動情緒 (C)護理師應先評估王先生的反應，維持安全適當位置並進行自我防護準備 (D)護理師應立即滿足王先生的需求，以緩解情緒 （108專高一）

48. 許小姐被家人送來急診，醫師在病歷上寫許小姐有自殺企圖(suicide attempt)，下列何項屬於自殺企圖的評估？(A)許小姐表示有想死的念頭，但是還沒有想到要怎麼進行 (B)許小姐正在寫遺書 (C)許小姐要求男朋友來急診探望，不然要自殺 (D)許小姐有藥物過量且手腕上有自己割傷的傷口 （108專高一）

   解析) 自殺企圖是指有傷害自己或死亡的想法、計畫及行動，但未造成死亡。故選(D)，已有自殺行動，但未造成死亡。

解答： 46.B 47.C 48.D

49. 有關個人因應與壓力的理論，下列敘述何者正確？(1)下視丘－腦下垂體－腎上腺軸(HPA)的改變是個人面臨壓力源時主要的調節系統　(2)壓力與中樞神經系統前額葉及邊緣系統的改變有關　(3)壓力反應與個體之腦幹－運動及感覺皮質區有關　(4)災難經驗對個人造成立即心理改變，但不影響個體知覺與性格特性。(A)(1)(2)　(B)(2)(3)　(C)(3)(4)　(D)(1)(3)　　　　（108專高二）

50. 有關自殺危險因子之說明，下列敘述何者正確？(1)自殺危險因子廣布於生物、心理、社會、經濟、文化層面，絕非單一因素　(2)自殺危險因子具有快速變動與不易測度的特質，故此自殺防範應單一統由專責人員負責　(3)自殺的危險遠端因子中包括精神科疾病、致命工具的可近性　(4)社會心理因素會與自殺相關，如重大失落事件。(A) (1)(2)　(B) (2)(3)　(C) (3)(4)　(D) (1)(4)
   解析 (2)所有人員皆應注意防範；(3)任何工具皆可能成為自殺的道具。　　　　（108專高二）

51. 針對家庭暴力，護理師的治療性措施，下列敘述何者正確？(A)長期治療目標是警覺和治療被傷害的病人　(B)護理師只需執行特別評估，有關保護證據是法警的任務　(C)當懷疑病人受暴時，護理師首要應確定病人的安全及隱私　(D)並無明確法律規定，健康照護者必須報告懷疑或現存的受暴事件　　　（108專高二）

52. 住院病人辜太太，長期於反覆的家暴中受盡折磨，辜太太表示夫妻爭吵是難免，不斷要求出院回家，請問在護理師首次接案時，下列輔導技巧何者較適切？(1)耐心面對辜太太的防禦心，傾聽訴說　(2)應明顯立即面質辜太太的防禦心　(3)護理師將焦點放在支持與增加資源的聯結　(4)覺察辜太太之矛盾與壓力。(A) (1)(2)(3)　(B) (1)(3)(4)　(C) (1)(2)(4)　(D) (2)(3)(4)　　　　（108專高二）

解答：　　49.A　　50.D　　51.C　　52.B

53. 當精神病人出現暴力或自傷行為時，為了保護病人的安全而予約束，約束病人時需注意的事項，下列何者正確？(1)疏散圍觀病友 (2)為了安全先予約束再由醫師開醫囑 (3)出現攻擊行為時勿單獨處理 (4)依醫囑帶病人入保護室並上鎖、打開監視器。 (A) (1)(2)(3) (B) (1)(2)(4) (C) (1)(3)(4) (D) (2)(3)(4) （109專高一）

解析 (2)約束必須有醫師醫囑，在緊急狀況下，可由護理師先給予個案暫時約束或監護，再通知醫師來複查個案情況。

54. 蔡女士，因憂鬱症有不想活的念頭而住院治療，某日在病房中將自己心愛的首飾分送給病友，站在窗前凝視，告訴護理師生命有如輕煙，此時護理師優先提供的護理處置，下列何者正確？(1)敏銳觀察自殺徵兆 (2)鼓勵表達自我感受 (3)安排人少的房間 (4)鼓勵參與活動。 (A) (1)(2)(3) (B) (1)(2)(4) (C) (1)(3)(4) (D) (2)(3)(4) （109專高一）

解析 (3)護理師須每15分鐘密切觀察病人的行蹤，故應安排病人住在護理站附近安靜的房間，且隨時有人觀察病人。

55. 有關自殺行為的敘述，下列何項最適切？(A)常至護理站表達要自殺的病人不會自殺 (B)自殺的人必定想要死 (C)只有老人或憂鬱症的病人才會自殺 (D)要自殺的人，於自殺前可能會有示警行為 （109專高一）

解析 (A)許多想自殺者會以口頭、書面及行為等方式表達其自殺的意念及企圖；(B)許多採取自殺行為的人，內心常是猶豫不決、充滿矛盾的；(C)造成自殺行為的相關因素極為廣泛，難以用單一因素來斷定自殺行為的發生。

56. 王太太有憂鬱症，經常向家人表示：「我會拖累你們，病又不會好，我活著沒什麼意思，真想死了！」依自殺行為程度分級，最屬於下列何者？(A)自殺意念 (B)自殺威脅 (C)作態性自殺 (D)自殺企圖 （109專高一）

解析 「我活著沒什麼意思，真想死了！」表示王太太有死亡的想法，但未見自殺計畫，故此為自殺意念。

解答： 53.C 54.B 55.D 56.A

57. 賴小姐30歲，不能接受男友要與別人結婚，覺得活著沒意義，不如一死，遂以割腕及服藥方式自殺。有關照護賴小姐的重點，下列何者正確？(1)房間盡量安排靠近護理站 (2)避免與個案討論自殺行為 (3)評估病人自殺危險程度，採取密切觀察 (4)與病人訂定不自殺契約。(A) (1)(2)(3)　(B) (2)(3)(4)　(C) (1)(2)(4)　(D) (1)(3)(4)　　　　　　　　　　　　　　　　　　（109專高二）

解析 (2)護理師應耐心傾聽病人訴說其自殺意念，了解原因及動機，以早期發現自殺徵兆。

58. 張先生住院，因為暴力攻擊事件已進行約束2小時，醫療團隊共同討論是否應解除其約束，關於解除約束的評估，下列何項最適切？(A)張先生的被害妄想對象是同房病友，需要持續約束　(B)張先生目前情緒穩定，團隊評估後可解除約束　(C)考量夜班人力較少，應約束至白班人力足夠時再評估是否解除約束　(D)考量張先生已約束2小時，應該解除約束給病人表現的機會

（109專高二）

解析 是否繼續約束應視個案情緒穩定程度、有沒有自傷傷人的疑慮。

59. 李先生在門診出現言語謾罵、挑釁，當護理師前來說明時，隨即打護理師，並生氣的說：「我等2小時，都還沒看到我」，李先生的行為較屬於下列哪一項？(A)焦慮(anxiety)　(B)激躁(agitation)　(C)焦躁不安(irritable)　(D)暴力(violence)　　　（109專高二）

60. 承上題，李先生因情緒失控打護理師，下列何項護理措施較優先？(A)立即將李先生約束，以避免傷及無辜　(B)安撫李先生情緒，提供安靜單獨的環境等待，說明門診的叫號原則　(C)請李先生進入另一診間，優先為其看診　(D)尋求人力支援，維持李先生及他人安全　　　　　　　　　　　　　　　　　　（109專高二）

解析 要先確保個案、他人及工作人員與環境之安全。

解答： 57.D　　58.B　　59.D　　60.D

61. 黃先生43歲，診斷為思覺失調症，症狀經常反覆惡化，兩個月前才剛出院返家，今日又因拒服藥、自我照顧能力差、暴力攻擊家人而入院，下列敘述何者正確？(A)入院時即須開始進行出院準備服務 (B)護理師於病人入院時應立即主動約束病人以防再次攻擊暴力 (C)出院前幾天才開始進行出院準備服務，以利病人記住　(D)有鑑於病人經常反覆住院，因此建議病人應長期住院為佳　（110專高一）

62. 對於自殺行為與精神疾病之敘述，下列何者錯誤？(A)不是每一個憂鬱症的病人，都會出現自殺企圖行為　(B)藥癮病人的自殺，主要是因為毒品使用過量，與憂鬱無關　(C)憂鬱症個案在出院後，仍可能有自殺的危險性　(D)思覺失調症病人可能受到幻覺控制而出現自殺企圖行為　（110專高一）

解析) (B)物質使用障礙症病人，也會因為無法忍受長期病痛及心理煎熬而自殺。

63. 張先生40歲，被診斷為思覺失調症，因出現被害妄想，持長棍於住家樓下，對路過行人出現言語恐嚇之行為。經聯絡警消人員送醫後強制住院治療。入病室後病人出現激躁不安、神情緊張、用力拍門及對病友口出威脅的言語，下列何者是醫護人員應立即採取的措施？(A)醫護人員勿單獨前去處理病人，召來足夠支援人力　(B)請家屬來院安撫並引導病人　(C)醫護人員站在病人後面，並盡量靠近病人　(D)對病人的要求盡量滿足，避免破壞與病人關係　（110專高一）

64. 承上題，經醫護人員規勸，病人仍無法控制行為時，需進行身體約束隔離措施，下列敘述何者正確？(1)身體約束目的是由具體的身體控制，以保護病人不傷害自己及他人　(2)執行身體約束過程中，無須告知病人執行目的和時間，只要注意約束過程確保人員安全即可　(3)執行身體約束隔離時，每15分鐘應探視病人，評估生理狀況與需求　(4)疏散現場圍觀者。(A) (1)(2)(3)　(B) (2)(3)(4)　(C) (1)(3)(4)　(D) (1)(2)(4)　（110專高一）

解析) (2)應主動告知，善盡知情同意原則。

解答：　61.A　62.B　63.A　64.C

65. 臨床護理人員面對病人暴力行為時的心理反應與態度，下列敘述何者正確？(A)臨床醫師被病人攻擊的危險性最高　(B)當護理人員於職場中被攻擊時，通常出現大聲哭訴　(C)於精神科工作被病人攻擊是正常的現象，所以只要提醒受害工作人員小心即可　(D)營造治療性環境的支持，可以協助護理人員被暴力攻擊時處理情緒　　　　　　　　　　　　　　　　　　(110專高二)

66. 有關精神科住院病人出現暴力行為的護理措施，下列敘述何者錯誤？(A)約束病人前，需取得病人同意　(B)執行約束後，至少每15分鐘探視病人1次　(C)可依照醫囑給予注射抗精神病藥物　(D)病人情況穩定後，讓其有機會說明自己的行為　　(110專高二)

解析 (A)約束時，須持續與個案對談，告知執行目的。

67. 有關遭受精神病人暴力攻擊的護理人員之輔導，下列何者較適當？(A)護理人員被攻擊後可能會感到羞愧，避免直接與其會談　(B)現場立即檢討是否護理人員處置不當而引發病人暴力　(C)加強全院通報系統，以杜絕病房暴力發生　(D)暴力事件後，提升護理人員面對暴力行為的處理能力　　　　　　　　(110專高二)

68. 協助危機狀態生還者之個別性處置(individual approach)，下列何者最適當？(A)需要發掘個案適用的因應機轉　(B)通常並不包含家人在處置內　(C)重視生理需求，但先不處理心理需求　(D)鼓勵個案澄清(clarify)事實為主，不鼓勵情感宣洩(catharsis)

　　　　　　　　　　　　　　　　　　(111專高一)

69. 5歲的小欣被愛上網咖的父母親獨自留在家裡3天了，被發現時只有桌上放一瓶水和一些零食。較屬於下列何項家庭暴力？(A)身體虐待(physical abuse)　(B)疏忽(neglect)　(C)心理虐待(emotional or psychological abuse)　(D)管教不當(inappropriate discipline)　　　　　　　　　　　　　　　(111專高一)

解答：　65.D　66.A　67.D　68.A　69.B

70. 對保護室內病人採取約束處置時,密切觀察的主要項目,不包含下列何項?(A)是否有娛樂設施 (B)病人的言行反應 (C)個人的生理需求 (D)脈搏及呼吸 (111專高一)

71. 根據卡普蘭(Caplan, G.)危機理論,當個人常慣用的因應機轉失敗時,個體功能變得紊亂時,此為何項危機理論的分期?(A)衝擊期 (B)紊亂期 (C)求助期 (D)崩潰期 (111專高一)

72. 陳先生在住院期間,與多位病人有衝突,且多次出手攻擊。在訂定行為治療時,下列何項措施最適宜?(A)與病人共同討論 (B)依病房管理原則訂定 (C)由護理師獨立規劃執行 (D)僅需家屬同意 (112專高一)

73. 有關災難照護中資源保護理論,下列敘述何者最適宜?(A)可分為物件資源、情境資源、個人特性資源、能量資源等四類 (B)持久的個人特性、性別、種族、性格等因素,屬於社會資源 (C)個人所擁有的房子、車子等物件,屬於能量資源 (D)社會支持與正向的家庭關係,屬於內在心理的個人資源 (112專高一)

解析 據Hobfoll資源保護理論,(B)屬於個人資源;(C)屬於物件資源;(D)屬於社會資源。

74. 護理師對病人執行身體約束處置時,應注意下列哪些事項?(1)口水多的病人,應維持側躺 (2)約束超過2小時應為病人翻身 (3)若約束前注射Haloperidol,應密切觀察血壓變化 (4)病人通常抗拒約束,不一定要說明約束的原因 (5)約束後應讓病人休息,不宜再與個案會談。(A) (1)(2)(3) (B) (1)(3)(5) (C) (2)(3)(4) (D) (2)(4)(5) (112專高一)

75. 有關隔離與約束的醫囑,不包含下列何者?(A)方式 (B)病人的意願 (C)起訖時間 (D)理由 (112專高一)

解答: 70.A 71.B 72.A 73.A 74.A 75.B

76. 依據卡普蘭(Caplan)危機理論的敘述，下列何者較適切？(A)危機是事件本身，與個案情緒反應無關　(B)危機形成和個案的因應機轉(coping mechanism)無關　(C)個案在崩潰期，最常使用慣有的解決問題方法來因應　(D)當危機問題持續未解決，升高的焦慮可能會導致個人崩潰　　　　　　　　（112專高二）

解析 (A)危機會使個體感受到威脅，並採取行動；(B)(C)個體無法以慣用的方法解決問題所產生的混亂狀況即危機。

77. 有關急性精神科病房暴力的敘述，下列何者最適切？(A)口頭攻擊常是暴力行為的先兆　(B)女性工作人員最常遭到病人的暴力攻擊　(C)藥物處置是處理暴力行為最有效的方法　(D)約束病人後，護理師至少每一小時評估一次病人情況　　（112專高二）

解析 (D)每15分鐘探視病人一次，每30分鐘評估可否解除隔離與約束。

78. 陳女士，有自殺病史，近一個月終日以淚洗面，並向家人表示不想活在世間，而被家人送至精神科接受住院治療。此時，針對陳女士的護理措施最優先的是：(A)建立治療性人際關係　(B)安排家屬與個案討論未來生活安置　(C)提供安靜的環境，讓陳女士好好休息　(D)對陳女士採取自殺防範措施　　　　　　（112專高二）

解析 已有自殺想法之個案，應密集注意其是否有自殺行為。

79. 林先生患第一型雙相情緒障礙症(Bipolar Disorder)多年，當其在躁症發作時，很容易與人起衝突，而出現攻擊行為，下列護理措施何者正確？(1)將病人留在現場 (2)鼓勵病人以言語表達其感受 (3)必要時，帶入保護室隔離 (4)以堅定口氣指示病人適當的行為。(A) (1)(2)(3)　(B) (1)(2)(4)　(C) (1)(3)(4)　(D) (2)(3)(4)

（112專高三）

解答： 　76.D　77.A　78.D　79.D

80. 廖奶奶，84歲，獨居，三個月前經歷結縭60年的老伴過世，面帶愁容、不與人打招呼。廖奶奶向女兒表示自己不想再吃藥了，活著沒有意思。評估廖奶奶的精神健康狀況後，下列何者應為最優先的護理處置？(A)了解廖奶奶對於伴侶離世的內心感受，協助抒發與轉移注意　(B)進一步評估廖奶奶的自殺意念與計畫，防範自殺危險　(C)陪伴廖奶奶透過緬懷過往記憶，重新找到價值與存活意義　(D)儘快安排廖奶奶入住護理之家，提供緊急密切的生理照護　　　　　　　　　　　　　　　　　（113專高一）

81. 承上題，廖奶奶經醫師建議入院治療，有關各項治療的敘述，下列何者最適當？(A)透過哀傷輔導，可協助廖奶奶表達內心的感受　(B)為改善廖奶奶憂鬱情緒，必須服用rivastigmine (Exelon®)　(C)為防範廖奶奶自殺，護理師應密切觀察，每5分鐘提供探視　(D)儘量要求廖奶奶參加所有治療活動，轉移其負面情緒

解析 (C)自殺防範為每15分鐘探視一次。　　　　　　　（113專高一）

82. 災難急性期運用安心團體(debriefing)，下列敘述何者最適切？(A)於創傷後三個月開始實施最適宜　(B)治療者協助個案回顧、經歷並整合創傷之過程　(C)是屬於精神分析類的支持性治療團體　(D)進行結構式之駁斥、澄清、面質、結束等步驟　　　（113專高一）

解析 (A)於災難後初中期實施，災後約1~3天內實施，可持續約1~3個月；(C)屬分享性的支持團體；(D)經由團體經驗分享，學習壓力調適技巧，舒緩壓力反應。

83. 吳先生，因住院期間多次企圖割腕自殺，必須採取保護約束之措施。有關約束處置之敘述，下列何者最不適當？(A)需有醫師開立醫囑，才能給予約束　(B)至少每15分鐘探視病人一次　(C)每2小時評估病人是否可以解除保護約束　(D)應持續約束病人，直到自殺意念消失　　　　　　　　　　　　　　　　　（113專高一）

解答：　80.B　81.A　82.B　83.D

題 | 庫 | 練 | 習 🔍⊕　　　　　　**113 年 第二次專技高考**

1. 蕭女士，已婚，先生因失業長期酗酒。今日因細故酒後毆打蕭女士，致頭部受創，血流不止，由警察及社工護送至急診。下列護理措施何者最優先？(A)協助申請醫療補助，以利經濟支援　(B)協助向法院提出告訴　(C)協助聘請律師，申請保護令　(D)尋找適當空間，確保安全與隱私

2. 有關社區精神復健的照護重點，下列何者最不適切？(A)促進病人的復元　(B)提升病人的生活品質　(C)主動給予病人藥物服用　(D)提升病人參與治療計畫的能力
   解析 社區精神復健主要幫助病人逐步適應社會生活。

3. 李小姐，診斷為思覺失調症，主治醫師告知下星期要安排她出院返家，不料她面有難色，靜坐在大廳半小時。下列護理措施何者最適切？(A)轉介心理師進行人格測驗　(B)同理李小姐對出院的想法或感受　(C)教導李小姐辦理出院的手續　(D)向李小姐保證有困難可以再入院

4. 精神衛生工作的三級預防概念，下列何者屬於三級預防的工作內容？(A)積極治療防止病症惡化　(B)早期診斷，早期轉介，早期治療　(C)於某社區衛生所舉辦一場壓力管理的衛生講座　(D)協助病人回歸社區並提供可能的就業輔導資訊
   解析 三級預防著重精神疾病的復健、回歸社區。

5. 有關恐慌症的敘述，下列何者最適切？(A)為器質性因素所引起的急性混亂　(B)藥物治療以情緒穩定劑如鋰鹽為主　(C)心理治療無助於改善病情　(D)發作時應以病人安全為優先處置
   解析 (A)非器質性疾病；(B)以抗憂鬱症藥物為主；(C)亦可搭配支持性心理治療或行為治療。

解答：　　1.D　　2.C　　3.B　　4.D　　5.D

6. 吳先生，25歲，唸高中時出現幻聽、被害妄想，開始接受精神科治療，近三個月自行減藥，症狀越來越嚴重，他告訴護理師：「我知道我有精神病，我知道我的病吃藥可以改善，但我就是不想吃哪麼多藥。」這是屬於何種病識感？(A)無病識感(no insight) (B)理智性病識感(intellectual insight)　(C)部分病識感(partial insight)　(D)情感性病識感(true emotional insight)

解析 (B)認為自己生病，但沒有進一步治療；(C)認為自己有異常，但歸因於他人或環境所造成；(D)認為自己的確生病，需要治療。

7. 有關家庭治療，下列敘述何者最適切？(A)家庭的次系統是屬於家庭的外在結構　(B)家庭治療需集合全體家人才能進行治療 (C)家庭治療主要強調全家的病態溝通　(D)家庭是動態的系統，家庭問題可以世代間傳遞

解析 (A)包含在家庭內部；(B)亦有針對特定成員的各別性家庭治療；(C)目的在消除家庭病態、改善家庭功能。

8. 趙女士，在病房內出現未滿足其需求時，便威脅要撞牆。下列護理措施何者最適宜？(A)配合病人要求以減少傷害　(B)提供病人界限清楚的環境設限　(C)忽視病人撞牆行為　(D)限制病人行動

解析 護理人員應避免病人的操控行為，與病人維持良好的固定界線。

9. 提供躁症發作(manic episode)病人的住院環境，下列考量何者較為適宜？(1)環境簡化，壁飾窗簾都應避免　(2)家具擺放避免病人跌撞或暴力破壞　(3)提供能消耗體力的活動與設施　(4)病房伙食準備高熱量簡便食物。(A) (1)(2)(3)　(B) (2)(3)(4)　(C) (1)(3)(4) (D) (1)(2)(4)

解析 (1)須提供安全及簡化的環境，如壁飾、窗簾挑選較柔和的顏色，以減少刺激。

10. 楊小姐，診斷為思覺失調症，住院後在病床存有大量零食。下列護理措施何者最適切？(A)趁病人不注意時，快速把零食收至護理站　(B)鼓勵病人把零食分送給其他病友　(C)與病人會談以理解存放零食的原因　(D)暫停醫院伙食，待零食食用完畢再訂餐

解答：　6.B　7.D　8.B　9.B　10.C

11. 李小姐為躁症發作病人，大夜班護理師查房時發現李小姐跟男病友一起躺在床上，下列護理措施何者較適宜？(1)觀察兩人的性互動行為程度 (2)將兩人分開持續密切觀察 (3)鼓勵學習適切的異性互動 (4)將李小姐持續隔離，防範接觸異性。(A) (1)(2)(3) (B) (2)(3)(4) (C) (1)(3)(4) (D) (1)(2)(4)

12. 根據DSM-5診斷準則，有關第一型雙相情緒障礙症(bipolar disorder)之鬱症(major depressive episode)症狀，不包括下列何項？(A)幾乎每天都感到悲傷、哭泣 (B)偶而睡眠差無精打采 (C)一個月內體重明顯增加或減少超過5% (D)社交、職業或其他重要功能減損

解析 (B)幾乎每日都疲倦或失去活力、無精打采。

13. 有關思覺失調症的致病原因，下列敘述何者最不適切？(A)多巴胺(dopamine)受體濃度過低 (B)額葉功能缺損 (C)父母具高度情緒表達 (D)父母採雙重束縛型的溝通

解析 (A)多巴胺濃度會較高。

14. 下列何者最可能為海洛因急性中毒的症狀？(A)講話滔滔不絕 (B)呼吸抑制、昏迷 (C)注意力集中 (D)活動量變大

解析 海洛因為麻醉類藥品，中毒三大症狀為昏迷、針狀瞳孔及呼吸抑制。

15. 有關心理防衛機轉，下列敘述何者正確？(A)有意識的壓抑自己不應該有的情緒和衝動，是潛抑作用(repression) (B)藉由建設性的行為，來滿足不被社會所接受的慾望，且對社會有利，是昇華作用(sublimation) (C)面對痛苦情緒時，可藉由內射作用(introjection)移轉給他人 (D)合理化作用(rationalization)可將原始的慾望，轉移到潛意識層面而無法覺知

解答： 11.A 12.B 13.A 14.B 15.B

16. 蕭小姐，46歲，育有二子，因先生外遇，最近離婚後獨居，整日鬱鬱寡歡沉默不語，近日突出現語言障礙，發聲困難及奇異步態，影響日常作息，住院後神經學檢查無異常，下列護理措施何者最適切？(A)簡單環境介紹，不須過度詳細說明，以免增加蕭小姐負擔　(B)協助蕭小姐改善身體不適、促進舒適，與其建立信任感為首要護理措施　(C)首先應立即依據神經學檢查報告予以面質蕭小姐，促進面對問題進行心理治療　(D)宜暗示檢查結果並不是百分之百正確，建議蕭小姐宜有更進一步檢查

17. 林小姐，為重大火車出軌事件的倖存者，診斷為創傷後壓力症(posttraumatic stress disorder)，下列敘述何者最不適切？(A)症狀需持續六個月以上　(B)會對出軌意外的原因或結果歸咎自己　(C)不斷出現火車出軌的畫面　(D)可能會出現口語或肢體攻擊性行為

解析 (A)症狀持續超過1個月。

18. 有關物質使用障礙症病人的護理措施，下列敘述何者不適切？(A)個案出現妄想時，應增加個案的現實感　(B)個案出現操縱或暴力行為時，予以適當受限　(C)個案使用否認心理防衛機轉時，應協助處理內心衝突　(D)採取批判性態度，譴責其物質使用行為

解析 (D)應建立互信、互相尊重的治療性關係，灌注希望，協助病人發展有效調適技巧。

19. 有關行為治療應用的情境，下列何者最適切？(A)思覺失調症的急性正性症狀　(B)住院病人破壞病房安寧的行為　(C)探討早期成長經驗對家庭婚姻問題的影響　(D)探討創傷的失落與挫折因素

解析 行為治療目的是為矯正病人不適當的行為、情緒。

解答：　16.B　17.A　18.D　19.B

20. 林小弟，7歲，診斷為自閉症類群障礙症(autismspectrum disorder)，近期在校出現暴力攻擊行為而入院接受治療，下列敘述何者正確？(A)抗精神病藥物如Haloperidol 副作用多，可能影響林小弟發育，因此臨床上不建議使用　(B)可運用消弱法等技巧，改善林小弟不當行為　(C)為避免林小弟傷害他人，給予長時間隔離　(D)藥物使用1個月後症狀未改善，可再增加劑量持續使用1個月

解析 (A) Ritalin有發育遲緩的副作用，需每年計畫性停藥2次；(C)可藉由行為治療、心理治療等方式改善不當行為；(D)藥量調整應先與醫師討論。

21. 有關老年憂鬱症的治療，下列敘述何者最不適切？(A)目前第一線藥物為三環抗憂鬱劑　(B)從最小的有效劑量開始調整起　(C)電痙攣治療(ECT)可治療嚴重的老年憂鬱症　(D)要注意抗憂鬱劑停藥後焦慮、失眠等副作用

解析 三環抗憂鬱劑有姿勢性低血壓的副作用，不建議作為老年憂鬱症第一線用藥。

22. 有關精神衛生護理社區護理實務能力，下列敘述何者正確？(A)協助病人建構自我與賦能，主要是指護理人員應能自我覺察　(B)疾病管理照護，主要是讓病人住院治療藉以控制症狀　(C)日常生活之自我管理，主要是協助病人確立、解決生活問題，增強自我管理策略　(D)工作與就業輔導，主要是指護理人員應全力聚焦在協助病人找工作

23. 錢先生，36歲，罹病10年，由父母照顧提供其生活所需。日常與家人相處時多言語衝突，指責父母。案父與病人多各說各話，案父尋求居家護理師協助。此情境下，精神科居家護理師最優先的照護目標為何？(A)促進案家互動式溝通　(B)改善案家家庭經濟　(C)進行身體健康評估　(D)教導病人壓力因應

解答：　20.B　21.A　22.C　23.A

24. 有關暴力行為之導因，下列敘述何者正確？(A)研究結果發現血清素(serotonin)增加、多巴胺減少，可能會增強暴力衝動或行為 (B)腦器質性病變，較不容易發生暴力行為　(C)對於電視經常報導打鬥、搶劫等暴力行為，不會對個人產生影響　(D)在幼年期常受父母忽視或虐待，可能導致孩子暴力傾向

25. 有關災難防治觀點，下列敘述何者最不適切？(A)災難無法避免，僅需強調災難後的處置　(B)重建需針對災害型態進行改良工作　(C)強調災難不可預測性及影響　(D)需進行修補性與關懷性的災難防制工作

解析 (A)災難可以避免，應於災難發生前做好預防、減災規劃。

MEMO

MEMO

國家圖書館出版品預行編目資料

全方位護理應考 e 寶典：精神科護理學／徐
瑩媺、李怡賢編著－第十六版－新北市：
新文京開發出版股份有限公司，2024.09
　　面；　　公分
ISBN　978-626-392-042-2（平裝）

1. CST：精神科護理

419.85　　　　　　　　　　　　113010977

全方位護理應考 e 寶典－精神科護理學　　（書號：B266e16）

編　著　者	徐瑩媺　李怡賢
出　版　者	新文京開發出版股份有限公司
地　　　址	新北市中和區中山路二段 362 號 9 樓
電　　　話	(02) 2244-8188（代表號）
Ｆ　Ａ　Ｘ	(02) 2244-8189
第十一版	2019 年 3 月 09 日
第十二版	2020 年 3 月 13 日
第十三版	2021 年 3 月 26 日
第十四版	2022 年 9 月 20 日
第十五版	2023 年 9 月 10 日
第十六版	2024 年 9 月 20 日

有著作權　不准翻印　　　　　　　　　建議售價：300 元

法律顧問：蕭雄淋律師
ISBN　978-626-392-042-2

New Wun Ching Developmental Publishing Co., Ltd.

New Age · New Choice · The Best Selected Educational Publications—NEW WCDP

新文京開發出版股份有限公司

新世紀・新視野・新文京 ─ 精選教科書・考試用書・專業參考書